U0300432

健康教育专业人员培训教材

健康教育与健康促进
基本理论与实践

编 委 会 主 任：毛群安　李长宁

编委会副主任：石　琦　陶茂萱　姚宏文

编 委 会 委 员（以姓氏笔画为序）：

马迎华	王文娟	王 帆	王志会	王 林	王培玉
毛群安	石 琦	田本淳	田向阳	卢 永	西英俊
吕书红	任学锋	刘 庆	米光明	孙建国	杜维婧
李小宁	李长宁	李英华	肖 丹	肖 瓅	严丽萍
张 巍	陈国永	季莉莉	段 勇	姚宏文	贾炽华
顾沈兵	柴 燕	钱 玲	徐水洋	郭浩岩	陶茂萱
常 春	董胜利	韩 晖	程玉兰	傅 华	解瑞谦

主　　　　审：田本淳　米光明　王培玉

主　　　　编：田向阳　程玉兰

副　主　编：钱　玲　任学锋　顾沈兵　李小宁

编　　　者（以姓氏笔画为序）：

马迎华	王文娟	王 帆	王志会	王 林	田向阳
卢 永	西英俊	吕书红	任学锋	刘 庆	米光明
孙建国	杜维婧	李小宁	李英华	肖 丹	肖 瓅
严丽萍	张 巍	陈国永	季莉莉	段 勇	贾炽华
顾沈兵	柴 燕	钱 玲	徐水洋	郭浩岩	常 春
董胜利	韩 晖	程玉兰	傅 华	解瑞谦	

人民卫生出版社

图书在版编目(CIP)数据

健康教育与健康促进基本理论与实践/田向阳,程玉兰主编.
—北京:人民卫生出版社,2016

健康教育专业人员培训教材

ISBN 978-7-117-22414-7

Ⅰ.①健⋯ Ⅱ.①田⋯ ②程⋯ Ⅲ.①健康教育-岗位培训-
教材 Ⅳ.①R193

中国版本图书馆 CIP 数据核字(2016)第 076248 号

人卫社官网	www. pmph. com	出版物查询,在线购书
人卫医学网	www. ipmph. com	医学考试辅导,医学数据库服务,医学教育资源,大众健康资讯

健康教育专业人员培训教材

健康教育与健康促进基本理论与实践

主　　编:田向阳　程玉兰
出版发行:人民卫生出版社 (中继线 010-59780011)
地　　址:北京市朝阳区潘家园南里 19 号
邮　　编:100021
E - mail:pmph @ pmph.com
购书热线:010-59787592　010-59787584　010-65264830
印　　刷:三河市尚艺印装有限公司
经　　销:新华书店
开　　本:787×1092　1/16　　**印张**:16
字　　数:399 千字
版　　次:2016 年 5 月第 1 版　2023年 1 月第 1 版第 9 次印刷
标准书号:ISBN 978-7-117-22414-7/R・22415
定　　价:43.00 元

打击盗版举报电话:010-59787491　E-mail:WQ @ pmph.com
(凡属印装质量问题请与本社市场营销中心联系退换)

前　言

　　健康教育与健康促进运用倡导、协调和赋权策略,通过改善有益于健康的政策、环境和服务,普及健康知识和技能,帮助人们提高健康素养和自我保健能力,养成科学、文明和健康的生活方式,预防疾病,保护和促进健康。健康教育与健康促进是医疗卫生工作的基础和先导,是提高全民健康素质的优先战略。做好健康教育与健康促进工作对于深化医药卫生体制改革,促进健康公平,保障广大人民群众健康,建设健康文化,推动经济社会和谐可持续发展,具有重要意义。长期以来,我国健康教育与健康促进不仅在公共卫生、爱国卫生、疾病预防控制、妇幼保健、社区卫生服务、突发公共卫生事件防控等方面发挥着重要作用,同时也对改善医患关系、提高医护质量、促进基本医疗卫生服务均等化起到了积极的推动作用。早在1977年,世界卫生组织就把健康教育列为实现"人人享有卫生保健"的第一要素。1986年,世界卫生组织又把健康促进确定为21世纪人类健康全球战略。美国、法国、德国等西方发达国家先后采用立法手段,确保健康教育与健康促进工作得到全面深入开展,并成立专门的机构、配备必要的专业人员,统筹、协调、指导不同场所、不同人群和不同健康问题的健康教育与健康促进工作。

　　我国党和政府历来十分重视健康教育与健康促进工作,《中共中央国务院关于深化医药卫生体制改革的意见》明确提出健康教育和健康促进的目标任务,强调要"全面加强公共卫生服务体系建设","建立健全疾病预防控制、健康教育等专业公共卫生服务网络,加强健康促进与教育,提高群众的健康意识和保健能力",同时明确将健康教育列为国家基本公共卫生服务项目重要内容之一。《中华人民共和国执业医师法》规定医务人员有向患者开展健康教育的责任和义务,原卫生部颁布的等级医院评审标准把健康教育与健康促进作为其中的重要内容。教育部于2007年发布《中小学健康教育指导纲要》,提出中小学健康教育的内容和课时要求。2010年,原卫生部印发《全国健康教育专业机构规范》,明确规定健康教育专业机构的职责。我国还先后实施了亿万农民健康促进行动、《全国健康教育与健康促进规划纲要2005～2010》、全国健康素养促进行动和健康中国行等全国性健康促进行动,建立了覆盖城乡居民的健康教育与健康促进工作网络,形成了一支强有力的健康教育专业人员队伍,使我国的健康教育与健康促进事业得到了长足的发展。

　　但同时也应该清醒地看到,我国的健康教育与健康促进工作,体制尚有待健全,体系尚有待理顺,定位尚有待厘清,也还存在方式方法单一、机构人员能力薄弱、专业学科体系不完善、理论和科学研究滞后等诸多问题,距欧美等发达国家和地区的水平仍存在较大的差距,尚远远不能满足党和政府对健康教育工作的总体要求和广大人民群众日益多样化的健康教育服务需求,广大健康教育与健康促进人员需要不断学习,不断提高为人民大众健康服务的能力。

　　随着我国经济社会的快速发展,城市化、老龄化和生态恶化形势严峻,不健康的生活方式普遍流行,全民健康素养依然低下,新发再发传染病、慢性非传染性疾病和精神性疾病等健康问题持续流行,人们的健康教育需求日益增长,为健康教育与健康促进工作提出了前所未有的挑战,也为我国健康教育与健康促进工作者的能力提出了新的、更高的要求。

为了加强全国健康教育专业队伍的能力建设和培训,为各级医疗卫生人员提供实用的学习参考,推广应用健康教育与健康促进领域的新理论、新技术和新方法,提升各级健康教育人员和医疗卫生人员开展健康教育与健康促进工作的能力,国家卫生计生委宣传司在财政项目的支持下,委托中国健康教育中心,组织专家编写出版了该书。

健康教育与健康促进既有系统的理论基础,又有方法学和实用性的特点,既是健康教育与健康促进专业人员的必修课,也是包括从事公共卫生、爱国卫生、疾病预防控制、妇幼保健、社区卫生服务、临床与康复等在内的各级医疗卫生人员的重要工具。本教材吸收健康教育与健康促进领域的最新国际进展和优秀经验,系统介绍了健康教育与健康促进的基本理论、基本方法和实践技能,内容丰富,文字朴实,实用性强,既有一定的理论性,又介绍了鲜活的案例,希望得到广大健康教育与健康促进专业人员和各级医疗卫生人员的喜爱。

因成书仓促,错误之处在所难免,敬请广大同行在使用过程中批评指正。

毛群安

2016 年 1 月 15 日

目 录

第一章

健康教育与健康促进概述

培训要点：

1. 健康教育与健康促进的概念。
2. 健康教育、健康传播、健康促进与公共卫生的区别和联系。
3. 健康教育与健康促进在医疗、预防与健康保健工作中的作用。

第一节　健　康　教　育

健康教育（health education）是医学的重要组成部分，是医疗卫生工作的基础和先导。国内外的大量实践表明，健康教育在提高人们的健康素养方面，在促进人们养成有益于健康的行为习惯和生活方式方面，以及在改善疾病防治效果和促进卫生服务利用方面均发挥着重要作用。自 20 世纪 70 年代以来，健康教育在国际上得到了长足发展，逐步形成了其独特的专业理论体系，并被广泛应用到公共卫生、疾病预防、治疗与康复、妇幼保健、学校教育等众多领域。

一、健康教育的概念

顾名思义，健康教育是指为了保护和促进健康而对人们进行教育的过程。健康教育有目的、有计划、有组织地帮助个人、群体和社区学习健康知识，掌握健康技能，树立健康观念，提高健康素养，作出有益于健康的决定，养成健康的行为和生活方式，科学合理利用卫生保健资源，保护和促进健康，提高生命质量。从医学的角度看，健康教育是对人们进行健康知识、技能和行为教育，从而解决健康问题，保护和促进健康的过程。从教育的角度看，健康教育是人类教育的一部分，其实质是把人类有关医学或健康科学的知识和技术转化为人们的健康素养和有益于健康的行为的过程，也是医学和健康科学通过教育活动进行社会化的过程。从狭义上看，健康教育的主要手段包括讲授、培训、训练、咨询、指导等，从广义上看，一切有目的、有计划的健康知识传播、健康技能传授或健康相关行为干预活动都属健康教育范畴。另外，健康教育的核心是有益于健康的行为的养成，所以，为了保护和促进健康，有计划、有组织、有目的地对人们的行为施加影响的活动都属于健康教育的工作领域。

二、健康教育的特点

1. 是就有关健康的议题对人们进行教育的过程　为了生存与发展，人们需要接受文化教育、科技教育、劳动技能教育等多种教育,同样需要接受健康教育。健康教育是国民基础教育的一部分,大多数西方发达国家都把健康教育作为必修课列入中小学教学大纲。对人们进行健康教育的过程,实际上就是运用教育学的理论和方法,帮助人们掌握健康知识和健康技能,提高自我保健能力的过程。所以,"有教无类"、"因材施教"、"学而时习之"、"知行合一"、"建构主义理论"、"人本主义理论"等教育学原理同样适用于健康教育。

2. 以目标人群为中心　健康教育要想取得好的效果,需让目标人群自己认识到健康的重要性,把学习健康知识和技能、树立健康观念、坚持健康行为作为自觉自愿的行动。健康教育不能强加给目标人群,需要调动目标人群自身的主动性、自觉性和积极性,所以,教育干预计划的制定、实施和评价的全过程都需要目标人群的全面参与或"卷入"(being involved)。健康教育活动的目标是否清晰、策略是否合理、信息是否适宜、措施是否可行,目标人群最有发言权。另外,教育干预活动必须具有良好的文化适应性(cultural competence),如,理解和尊重目标人群的文化背景、信仰、观念、态度和行为,使用适宜的语言,并符合目标人群的年龄特点等。

3. 以行为改变为主要工作目标　行为与生活方式是健康的重要决定因素之一。健康教育通过对目标人群开展传播、教育和干预,目的是帮助目标人群减少或祛除危害健康行为,养成促进健康行为,从而保护和促进健康。一切健康教育活动,最终都要落实到目标人群的行为改善上。但目标人群的行为改变应以知情、自愿为原则,健康教育工作者只是帮助者,实施行为干预应遵循伦理学准则。

4. 具有方法学与应用学科的双重性　作为方法学,健康教育与流行病学、卫生统计学等方法学科一样,是所有医疗卫生人员都应掌握的,任何医疗卫生工作都离不开健康教育。而作为应用学科,健康教育通过普及健康知识、理念和技能,帮助人们消除危害健康行为,养成促进健康行为,本身就能达到防治疾病、保护和促进健康的目的。

5. 具有多学科性　健康教育在充分吸收和运用医学、传播学、教育学、心理学、行为科学等多学科理论的基础上,形成自身独特的理论体系,具有交叉学科的特点。需要注意的是,尽管行为医学(behavior medicine)也研究如何通过干预或矫正行为从而达到防治疾病和改善健康的目的,但行为医学主要强调行为科学理论技术在医学中的应用,而健康教育则强调教育学的理论技术在医学中的应用,行为医学是健康教育的基础理论学科之一。

6. 效果具有延迟性　除了突发公共卫生事件发生过程中所采取的应急健康教育措施,或针对某种疾病的临床患者教育,能够产生即时和可测量的效果外,健康教育是一个长期的、持续的过程,其健康结局往往要等到几年、十年、甚至数十年后才能显现,具有延迟性。同时,即使是出现了健康结局,因为健康的影响因素十分复杂,在健康教育效果的归因方面也会存在一定难度。

三、健康教育的目标和任务

1. 健康教育的目标　健康教育的总体目标是通过开展教育活动,帮助人们养成有益于健康的行为和生活方式,维持、促进和改善个人和社区的健康,包括:①培育或激发个人和社区对预防疾病和维持理想的健康状态所应具有的责任感;②帮助个人和社区作出有益于健康的理智的决定和明智的选择;③激发社区对健康议题的重视,包括坚持消费者保护主义(consumerism)、鼓励广泛的参与、实行环境保护和疾病预防措施。

2. 健康教育的任务　健康教育的主要任务可归纳为以下几个方面：①提高人们保护和促进健康的自我效能感；②改善人们的行为，包括激发人们的健康意识、态度和动机；③开展健康传播，提高健康素养；④实施行为干预，消除行为危险因素；⑤组织指导和适宜技术推广；⑥开展健康相关行为的科学研究。需要指出的是，健康教育的核心任务是提高人们的健康决策能力和实施有益于健康行为的能力，尽管知识、态度、知觉和动机都是行为发生、维持和改变的必要条件，但并非充分条件。所以，健康教育的核心任务是帮助人们改变行为，而并非传播知识。

3. 健康教育与健康传播的区别和联系　健康教育是为了提高人们的健康素养，帮助人们养成有益于健康的行为和生活方式，最终改善人们的健康状况，而开展的一系列教育活动，健康传播则是指人们传递、分享、交流健康相关信息和情感的一切社会活动的统称。健康教育的主要策略与方法是讲授、培训、指导、训练、培养和行为干预，而健康传播的主要策略和方法是健康信息的传递、分享和交流。健康教育需由医疗卫生专业人员，针对特定人群，采用特定的方法，以改善健康相关行为为目标，开展系统的教育活动。而对于健康传播活动来说，非医疗卫生人员也可以组织实施，如大众媒体、志愿者团队等。健康教育的效果体现在人们健康素养和健康相关行为的改善，而健康传播的效果则主要体现在人们是否接受或获知了健康信息。健康教育不等于健康传播，健康传播是健康教育所要做的工作的一部分。

第二节　健 康 促 进

一、健康促进的概念

健康促进（health promotion）一词最早出现在 20 世纪 20 年代的公共卫生文献中，19 世纪 80 年代得到较大发展。1986 年，世界卫生组织在加拿大首都渥太华召开了第一届国际健康促进大会，发布了《渥太华宪章》（Ottawa Charter），提出了健康促进的定义、内涵、工作领域和基本策略。《渥太华宪章》指出："健康促进是提高人们改善自身和他人健康能力的过程。"2005 年，世界卫生组织《曼谷宪章》又重新把健康促进定义为："增加人们对健康及其决定因素的控制能力，从而促进健康的过程。"可见，健康促进是一个为了保护和促进人们的健康而开展的社会倡导、跨部门合作和人人参与的社会行动，通过健康政策的出台和健康环境的改善，促使人们能够为了保护和改善自身和他人的健康而掌握健康技能，改变自身的行为和生活方式，并获得公平、可及的健康服务资源。健康促进明确了政府、社区、机构、家庭和个人所应承担的保护和促进健康的责任。多年的国际健康促进实践表明，健康促进是促使人们改善健康支持性环境，形成健康行为和生活方式，培育健康文化，提高健康水平的有效社会行动。20 世纪 80 年代以来，世界各国纷纷把健康促进作为解决健康问题、改善全民健康的国家战略。

二、健康促进的目标和任务—五大工作领域

《渥太华宪章》规定了健康促进的五大工作领域，即通过在五个方面开展促进工作，最终达到保护和改善健康的目标。

1. 促进健康政策的出台（healthy policy）　政策是人们作出有益于健康的选择的重要

保障,一条有益的政策可以规范和改变千百万人的行为和生活方式。健康政策可大可小,保护和促进健康的法律、法规、条例是促进健康的政策,如《传染病防治法》、《环境保护法》;一个机构和部门制定的有益于健康的规章制度也是健康促进的政策,如关于鼓励员工加强体力活动的规定。作为国家战略,澳大利亚对水果销售采取补贴政策,保证人们可以买到廉价的水果,鼓励人们对水果的消费;另一方面,通过增加烟草税收,提高烟草价格,限制人们的烟草消费。这些都是鼓励人们作出健康生活方式选择的支持性政策。

2. 促进健康支持性环境的创建(health-supportive environment)　社会人文环境、治安和安全环境、居住环境、工作环境、生活和休闲环境、体育活动设施、社区卫生服务、自然生态环境、食品和饮水等,都是影响人们健康的重要环境因素,其中有社会环境,也有物质环境,良好的环境是人们获取健康的重要资源和保证。

3. 发展个人健康技能(health skill)　健康技能是人们作出健康的选择、保护和促进自身健康的技术和能力,包括学习和应用健康知识的能力、作出有益于健康的决定的能力、改善行为和生活方式的技术、改善人际关系的技术、应急避险和自救互救技术等。为了保护和促进自身健康,人们不仅应该知道"健康问题是什么",而且应该知道"怎么解决这个健康问题"。科学、准确的健康信息和知识是提高自我保健技术和能力的基础,健康教育通过培训、讲授、指导、训练、咨询等教育手段,提高人们的健康素养,是帮助人们掌握健康技能的重要措施。

4. 加强社区行动(community participation)　社区是人们获取健康信息、作出有益于健康的决定的重要场所,健康促进的重点是社区,需要发动社区的力量,充分挖掘社区资源,共同参与卫生保健计划的制定和执行,帮助社区成员认识自己的健康问题,并找出解决问题的办法。

5. 调整卫生服务的方向(health service re-orientation)　卫生部门不应仅提供疾病治疗服务,还应把以疾病治疗为中心的工作模式转变为以健康为中心的工作模式。个人、社区、机构、团体、卫生专业人员、医疗保健部门和政府机构应共同承担为人们提供卫生保健服务以及保护和促进健康的责任。

三、健康促进的基本策略

1986 年发布的《渥太华宪章》确定健康促进的基本策略包括倡导、赋权和协调。

1. 倡导　倡导(advocate)是指提出有益的观点或主张,并尽力争取其他人给予支持的一种社会活动。健康是社会、经济、个人发展的重要资源,也是生活质量的重要组成部分。政治、社会、文化、环境、行为和生物因素等都有可能对健康产生有益的或有害的影响。健康促进通过倡导,促使人们作出共同努力,主动控制和改变这些影响因素,使之朝着有利于健康的方向发展。

2. 赋权　赋权(empowerment)是提高人们的能力的过程,这些能力包括辨识健康影响因素的能力以及在健康方面作出正确选择和决定的能力。通过赋权,人们在保护和促进健康方面获得责任感、效能感和自主意识,提高管理健康影响因素的能力,并采取有益于健康的决定和行动。社会动员、能力建设、健康传播和健康教育都是为社区赋权的重要方法。健康促进的目标是改善健康公平,为此必须投入资金,创建健康支持性环境,开辟使人们更好地获取健康信息和健康技能的途径,为人们创造选择健康生活方式的机会,提高人们控制健康危险因素的能力,这些都需要"赋权"来实现。

3. 协调　控制健康的影响因素,实现健康的愿望,仅仅靠卫生部门是不能达到的,需要协调(mediate)利益相关各方,建立伙伴关系,共同努力。政府机构、卫生部门和其他社会经济部门、非政府和志愿者组织、地方权威机构、企业和媒体等都是利益相关方,个人、家庭和社区成员都应该参与进来。为了促进人们的健康,专业人员、社会机构和卫生服务人员应承担社会协调责任。同时,在开展社会协调时,应保证健康促进的策略和项目切合本地区的实际需要,并应考虑到不同的社会、文化和经济系统对这些策略和项目的接受程度。

四、健康促进的性质与特点

1. 健康促进是提高人们控制和改善健康的能力的过程　健康促进是增强个人健康技能以及个人、团体或社区成员控制健康影响因素的能力的过程。为了实现健康的愿望,达到生理、心理和社会的完好状态,个人、群体和机构都需具有改善或管理健康影响因素的能力,这些影响因素既包括个人行为和生活方式因素,也包括社会、环境和经济因素。

2. 健康促进更强调社会环境因素对人类健康的影响　健康教育为个人和群体提供正确的知识、价值导向和技能,保证人们能够实施有效的健康行动,而健康促进不仅涵盖了健康教育,也通过促发政治承诺、政策改革、社会行动和服务提供,提高人们对健康的关注,激发人们保护和促进健康的需求。Tones曾提出"健康促进=健康教育×健康的公共政策"的公式,借此表示健康教育与健康促进的区别。根据这个公式,健康教育致力于提高个人的自我保健能力,而有益于健康的公共政策则为鼓励和维持人们的行为改善,提供支持性环境。

3. 社区健康促进强调赋权、社区参与和多部门合作　赋权是提高人们对个人、社会、经济、政治等健康影响因素的分析和控制能力,以改善生存状态的过程。这些能力包括管理社区公共健康事务,解决社区面临的健康问题,与社区成员有效沟通的有关知识和技能。赋权的过程也包括在卫生系统以及非卫生部门开发可持续发展的、促进健康的技能、组织机制、资源和承诺。对社区的赋权情况也是健康促进的效果评价指标之一。

社区参与(participation)是指一些生活在一定区域内的具有共同需求的社会群体,分析自身需求,作出决策,建立机制,不断使自身需要得到满足的过程。社区参与意味着社区成员能够主动挖掘自身的潜能,调动自身的资源和力量,自觉自愿地采取健康行动。社区成员的广泛参与是健康促进项目成功的关键。

鉴于健康影响因素的复杂性,需建立多部门合作机制(multidisciplinary collaboration),调动各方资源,共同促进健康问题的解决。健康促进是帮助、促使或支持人们实现其自身健康目标的过程,所以,不是指对目标人群做了什么,而是促使目标人群自己在保护和改善他们的健康方面做了什么。英国"塑造健康促进未来组织"(Shaping the Future of Health Promotion)指出:"帮助人们成为自己健康的主人,让选择健康变得轻松自如。"通过与社区成员进行充分沟通,在保护和促进健康方面达成共识,寻求共同目标和利益,建立合作伙伴关系(collaborative partnership),越来越被认为是健康促进和公共卫生的核心策略。

4. 强调健康责任　健康促进通过实施倡导、赋权和协调的基本策略,广泛动员社会各相关部门、社区、家庭和个人,使其履行各自对保护和促进健康所应承担的责任,共同维护和促进健康。健康促进与公共卫生的区别在于,公共卫生强调政府和卫生部门为公众提供公平、可及的健康保障和服务,而健康促进则强调公众和社会各系统自身是否履行了自己对健康所应负有的责任,是否主动参与到消除健康危害因素,保护和促进健康的行动中。提高人们的对健康的责任感是健康促进的重要目标之一。

5. 注重把健康促进理念应用到不同的场所 健康促进的目标之一是促使人们居住、生活、工作和休闲的场所成为保护和促进人们健康的资源。1986 年第一届国际健康促进大会以来,《渥太华宪章》中规定的健康促进思想和理念被世界各国广泛应用到医疗卫生实践中,实施了健康促进学校、健康促进医院、健康社区和工作场所、健康城市、健康市场、健康村等场所健康促进行动。

6. 推动全社会健康文化的形成 健康促进的重要目标之一是推动健康文化的形成,即人人爱护健康、崇尚健康,人人都能做到积极主动地保护和促进健康。将健康理念融入所有政策,融入社会和个人生活的方方面面,人人坚持健康的生活方式,积极承担对保护和促进健康所应负有的责任,这些都是健康文化的具体体现。

第三节 健康教育的专业与工作定位

一、健康教育的研究领域

1. 研究健康相关行为对健康的影响及其发生、发展和变化的规律 不同的行为对健康会产生不同的影响,一个行为的发生和发展可能会对人的健康产生促进和改善作用,也可能会起到有害的作用,会对健康产生影响的行为统称为健康相关行为(health related behavior)。健康相关行为又可被分为危害健康行为、促进健康行为和致病性行为模式。健康教育的目的是促使人们的行为朝着有益于健康的方向发生改变,所以,必须研究健康相关行为发生、发展和分布的规律,研究健康相关行为对健康产生影响的方式、途径和程度,同时也要研究影响健康相关行为的环境和学习因素等。

2. 研究传播、教育和干预的适宜技术和方法 健康教育运用传播学、教育学和行为科学的方法,通过提高健康素养和改善行为,达到保护和促进健康的目的,有其区别于其他医疗卫生措施的独特理论体系、策略、技术和方法,包括健康传播的载体、渠道、策略、方式、方法和传播技术的适宜性、有效性等,人们学习和接收健康信息的动机、态度、偏好以及影响因素等,不同内容和场所健康教育效果的监测与评价技术,健康相关行为的干预技术,健康素养促进及其影响因素干预技术等。

3. 研究不同场所的健康教育 不同的场所有不同的特点,对健康教育的内容、方式方法和措施也会有不同的要求,如社区、医院、学校、工作场所、公共场所等。

4. 研究不同人群的健康教育 不同人群面临的健康危害因素不同,对健康教育服务的需求不同,健康教育的策略和方式方法也不同,包括儿童青少年、老年人、妇幼人群、职业人群和流动人口等。

5. 研究不同健康问题和危险因素防制的健康教育 研究不同健康问题防制及其危险因素干预的策略与方法,包括传染病与慢性病的预防、治疗与康复、吸烟、药物滥用、营养、身体活动、环境保护、心理卫生、生殖健康、突发性公共卫生事件防控等。

二、健康教育专业学科

1. 国内外大专院校健康教育专业的开设情况　20世纪80年代中期到90年代中期,我国很多重点高等医学院校和某些中等卫生专业学校设立了健康教育专业,成立了教研室,组建了师资队伍,开设健康教育学、健康传播学、健康心理学、社会医学、美学、行为科学等健康教育专业课程,10多年中,为我国培养了一大批至今活跃在健康教育工作岗位上的专业技术人员。自20世纪90年代后期以来,尽管受到我国学科和专业合并政策的影响,但到目前为止,部分综合性大学的医学部(院)仍设有专门的健康教育教研室,在医学、预防医学、护理学等专业开设健康教育课,给学生讲授健康教育的理论知识。美国自20世纪20年代起,就在一些高等院校中开设健康教育学课程。当前,有千余所高等院校将行为科学与健康教育学列为专业课或选修课,约300所高等院校设有健康教育专业并可授予健康教育学士学位,20余所大学可以授予健康教育学硕士、博士学位。近几十年来,行为科学和社会科学的不断发展,积累了大量研究成果,为健康教育学理论体系逐步完善提供了源源不断的动力,健康教育学科建设与职业发展速度空前。

2. 健康教育学相关学科　健康教育是医学的一个分支,是研究如何通过改变人们的行为从而保护和改善健康的科学理论体系,其基础学科主要包括行为科学、传播学和教育学等。

(1)行为科学:广义的行为科学包括心理学、社会学、人类学和医学等,狭义上,行为科学是指研究个体与群体行为发生、发展和变化规律的科学。行为科学理论中的社会学习理论、需要与动机理论、人际关系理论、人类需要层次理论和群体行为理论等可被有效应用在健康教育领域,是健康教育学的基础学科之一。行为医学(behavioral medicine)是行为科学在医学中的应用,是研究如何通过行为干预和矫正,改善治疗、预防疾病、保护和促进健康的科学理论体系。心理学是研究人的心理现象发生和发展规律的一门科学,包括心理过程(感觉、知觉、记忆、思维、想象、情感)和个性心理特征(如能力、气质和性格)。心理学和行为医学都是健康教育的重要基础学科。

(2)传播学:是研究人类传播行为发生、发展规律及其与人和社会之间关系的科学,其研究内容包括传者、受传者、传播过程、传播渠道以及传播效果,其研究领域涉及大众传播、人际传播、群体传播、组织传播等。传播学中的5W传播模式、施拉姆的双向传播模式、拉扎斯菲尔德的两级传播模式、创新扩散理论等传播学理论和方法被应用在健康信息传播活动,逐步形成了健康传播学,而健康传播学又为健康教育学提供了丰富的理论和方法的营养。

(3)教育学:教育是指通过有目的的指导、训练和培养,促进人的全面发展的活动。教育学是研究人类教育现象、教育问题、教育规律的一门科学。健康教育本质上就是有关健康的教育,教育学中的直观性原则、启发性原则、因材施教原则、理论联系实际原则、反馈调节原则等,可被直接应用到健康教育的理论发展和实践中。

三、健康教育职业

（一）健康教育专业机构

目前,世界大多数国家均设有国家级或地区级的健康教育专业机构,我国共有包括国家健康教育中心在内的各级独立的健康教育专业机构数百个,绝大多数疾病预防控制机构、妇幼保健机构和大型综合性医院均设有健康教育所(科),专门从事健康教育工作的专业技术人员近万名。为了规范健康教育专业机构的工作任务和工作内容,2010年5月,原卫生部专门下发了《全国健康教育专业机构工作规范》。规范明确规定,健康教育专业机构的工作职责和任务包括:

1. 技术咨询与政策建议　开展健康促进与健康教育理论、方法与策略研究,为卫生行政部门制定相关的法律、法规、规划、部门规章和技术规范等提供技术咨询与政策建议。

2. 业务指导与人员培训　负责辖区内医疗卫生机构、机关、学校、社区、企业、媒体及下级健康教育机构的业务指导,组织开展健康促进与健康教育有关人员的培训。

3. 总结与推广适宜技术　开展健康促进与健康教育研究,总结成功经验,向全社会推广健康促进与健康教育适宜技术。开展健康传播活动,向公众传播预防疾病、促进健康的相关理念、知识和技能,提高公众健康素养。

4. 信息管理与发布　收集、加工、整理和发布健康促进与健康教育的核心信息;拟定健康促进与健康教育信息规范和标准,对社会上健康相关信息进行监测、评估和引导。

5. 监测与评估　开展健康危险因素和健康素养监测,开展健康促进与健康教育需求与效果评估,及时发布监测与评估结果。

《规范》同时也明确,不同层级的健康教育专业机构和医疗卫生机构开展健康教育的内容和重点任务各有侧重。

（二）健康教育专业人员

健康教育专业人员是指运用预防医学、临床医学、健康教育学、行为科学、管理学、教育学和传播学等多学科的理论与方法,传播健康知识,普及健康技能,开展健康相关行为或行为危险因素干预,促进健康行为形成,提高健康素养,防治疾病,保护和促进健康的专业人员。

1. 国外健康教育专业人员管理　不同的国家有着不同的健康教育专业人员分类管理办法。美国实施健康教育师(health educator)职业认证和行业准入制度。在美国,健康教育师是指设计、引导和评估健康相关活动以提高全人群健康水平的专业人员。健康教育师从事的工作领域包括患者教育、健康教育教师、健康教练、社区组织者、公共卫生教育者、健康项目管理者等。美国国会于1974年通过《美国健康教育规划和资源发展法案》,将健康教育列为国家优先健康项目之一。1997年,美国职业分类标准政策研究委员会通过了"健康教育师为一种新的、独立的职业"的决定,健康教育逐渐发展为完整的职业体系,目前美国已颁布与健康教育工作有关的规范,如,《健康教育工作者的职责和能力》、《健康教育专业的伦理准则》、《学生健康教育的国家标准》,还发展出以技术为基础的一系列职业能力要求,严格的质量保证系统和健康教育师资格认证系统等。

2. 我国健康教育工作人员分类　根据工作性质和工作内容的不同,我国从事健康教育与健康促进的工作人员可粗略分为以下四类:

(1)行政管理人员:主要在卫生计生行政机关的健康促进部门(处)工作,负责健康教育与健康促进工作的行政协调、督导督办、标准规范和计划规划的制定与发布、工作效果的监测评估等。

（2）专业技术管理人员：主要在健康教育专业机构、疾病预防控制机构和医疗保健机构中的健康教育所（科）工作，负责健康教育工作规范标准、计划规划的组织实施和业务技术指导与管理，以及健康教育项目、活动的组织开展。

（3）科学研究人员：主要在健康教育专业机构、疾病预防控制部门和医疗保健机构中的健康教育所（科）工作，主要负责健康教育与健康促进的政策、策略、方法和技术的应用性研究和推广。

（4）健康教育医师：直接面对目标人群开展指导、讲课、健康咨询、医学科普、卫生新闻宣传报道、编辑等。

3. 我国健康教育医师职称　我国的健康教育医师是指具有预防医学或公共卫生教育背景，取得公共卫生执业医师资格，并在医疗卫生机构中从事健康教育工作的专业人员。各医疗卫生机构对健康教育医师施行专业技术职称管理，工作岗位和薪酬待遇与职称对应，健康教育医师的专业技术职称分初、中、高三档，分别为健康教育医师、健康教育主管医师、健康教育副主任医师和健康教育主任医师。国家卫生和计划生育委员会每年组织全国统一的公共卫生职业医师资格考试和健康教育医师职称考试。

四、健康教育、健康促进与公共卫生的区别和联系

教育（education）和促进（promotion）是两个不同的概念。作为汉语词汇，教育是指有目的、有计划、有组织地对目标人群施加影响，传授知识和技能，进行长期、系统的指导、训练和培养的过程，促进则是指"促使前进"、"推进"、"加快"、"推动向前发展"的意思，在英文中，promotion 的意思是"促销"、"晋升"、"鼓舞"、"推进"或"宣传"。健康促进（health promotion）通过倡导、赋权和协调，促使人们承担对健康所应负有的责任，推进有益于健康的政策改革和支持性环境的创建，推动有益于健康的社会行动的实施。健康促进实质上是为了保护和改善人们的健康所开展的宣传、鼓动、推进等社会行动，健康促进不等于促进健康（to improve health），其效果主要体现在健康文化的形成。而健康教育是帮助群体和个体掌握健康知识和技能，提高健康素养和自我保健能力，养成的有益于健康的行为和生活方式的过程。健康教育是健康促进的重要策略和方法之一，是重要的基础和先导，融合在健康促进的各个环节之中。无论是健康政策开发还是社会动员，无论是倡导还是赋权，都要首先对人们进行健康教育，帮助人们树立正确的健康意识，掌握必要的健康知识和技能。

公共卫生（public health）是指通过有组织的、社会、机构、公私组织、社区和个人主动参与的，预防疾病、延长寿命和促进健康的科学和艺术。公共卫生的主要任务是通过卫生政策措施的实施和推广，健康保障制度、机制和渠道的建立，防病和保健服务的提供，减少或消除健康危害因素，预防疾病，保护和促进健康。公共卫生与健康促进的区别在于：公共卫生强调政府、组织机构和社区作为"供方"在保护人们的健康方面做了什么，如，出台了哪些健康政策，采取哪些防病措施，提供了哪些健康保障和服务；而健康促进则强调社会机构和个人作为"需方"自己为了自身和他人的健康做了些什么，如，个人是否主动参加体育锻炼？坚持平衡膳食？一个机构是否制定政策保证为每个职工提供健康体检？政府是否为民众提供健康保险？市长在进行城市规划和建设时是否考虑到对全市居民健康的影响？公共卫生与健康促进都是为了保护和促进公众的健康而采取的社会行动，目标是一致的，只不过实现目标

的路径是不同的。健康教育、健康促进与公共卫生的区别见表1-1。

表 1-1　健康传播、健康教育、健康促进与公共卫生的区别和联系

区别点	健康传播	健康教育	健康促进	公共卫生
目标人群/工作对象	所有有健康信息需求者	所有人	所有人,同时注重决策者、政策制定者、管理者等	所有人
工作目标	健康认知水平;健康理念;	健康素养;健康技能;自我保健能力;健康行为	有益于健康的政策制定、环境改善、社会变革和社会行动,以及健康文化的形成和生活质量的改善	发病率;患病率;死亡率;平均期望寿命;健康公平
工作内容	健康相关信息、知识	健康相关知识、技能、行为	健康政策、环境、技能、社区行动、健康服务	政策;保障;服务;健康危害因素
策略与方法	传递;分享;交流	传播;指导;训练;培养;咨询;干预	倡导;赋权;协调	监测;监督;执法;干预;保健;研究
工作人员	医疗卫生人员和健康教育专业技术人员,以及在医疗卫生人员帮助下开展健康信息传播者	医疗卫生人员和健康教育专业技术人员	任何人	医疗卫生人员;决策者、政策制定者、管理者
专业特性	有专业学科	有专业学科	社会行动	社会行动

五、健康促进政策与实践

(一) 国际健康促进的起源与发展

自 20 世纪 70 年代以来,健康促进在全球范围内得到了前所未有的快速发展。1974 年,加拿大卫生部发布了第一份关于健康促进的报告(Lalonde report)。芬兰政府自 1972 年开始实施了全球首个著名的"北卡健康促进项目",在心脏病预防方面取得了举世瞩目的成就。1986 年,加拿大卫生部发布了 Epp 报告(简称,即加拿大健康与福利部部长 Jake Epp 于 1986 年发布的"实现人人健康:健康促进框架"报告),提出健康促进的三个机制:"自我保健"、"互助"和"健康环境"。同年,世界卫生组织在渥太华召开了第一届国际健康促进大会,发布了《渥太华宪章》,确定了健康促进的概念、工作领域和基本策略,此后每两年一届的大会为各国的健康促进实践起到了持续不断的重要导向作用。世界卫生组织还先后提出、倡导并推动了世界卫生日、世界结核病日、世界献血者日、世界无烟日和世界艾滋病日等全球性健康促进行动,以及健康城市行动、健康促进学校、工作场所健康促进和健康村项目等,对于改善全球卫生和健康状况起到了巨大的推动作用。1990 年,美国开始实施《健康的人民 2000》十年规划。总部设在法国的国际健康促进与健康教育联盟(IUHPE),打造了国际健康教育与健康促进大会、国际健康促进医院大会等国际健康促进专业人员学术和信息交流

的平台。截至目前,世界各国均成立了由政府主导的健康促进管理机构或部门,各种健康促进民间组织如雨后春笋般纷纷建立。

2013 年世界卫生组织在芬兰赫尔辛基召开了第八届全球世界健康促进大会,在总结历届健康促进大会提出的健康促进策略和实践的基础上,明确提出"将健康融入所有政策"(Health in All Policy,HiAP)的理念。强调人类的健康受社会、经济、环境、个体因素和行为等的影响,很多健康决定因素和人群中的健康不公平都有其社会根源,超出了卫生部门和卫生政策的范畴。各个部门制定的公共政策都会对人群健康和健康公平产生深刻的影响。实践证明,实施 HiAP 策略,一方面可在社会各个层面的政策制订过程中,增强政策制订者对健康的责任,创造跨部门和全社会合作共赢的机会;另一方面,HiAP 强调公共政策带给卫生体系、健康决定因素和健康的影响,通过制定有利于健康的公共政策,有助于从根本上应对和解决健康问题,是维护和改善人群健康的有效途径。

(二)我国健康促进实践

1. 爱国卫生运动 爱国卫生运动是由我国政府主导的以防病、防疫和促进健康为主要内容的全民参与的群众卫生运动,无论是在革命战争年代还是在和平发展时期,爱国卫生在促进全民健康方面都发挥了重要的作用。建国初期实施的"除四害"运动,使我国的环境卫生和传染病防治情况得到极大改善。20 世纪 60、70 年代开展的全民卫生宣传活动和在农村实施的"两管五改"行动(管水、管粪,改水井、改厕所、改畜圈、改炉灶、改造环境),极大提高了人们的卫生防病意识,使农村卫生面貌发生了天翻地覆的变化。1989 年国务院发布了《关于加强爱国卫生工作的决定》,要求各级政府把爱国卫生工作纳入社会发展规划,切实加强领导,使卫生条件的改善及卫生水平的提高与"四化"建设同步发展。自此,我国的城市爱国卫生运动以创建卫生城市为主,农村的爱国卫生运动则以"改水改厕"为主要工作内容。爱国卫生运动是中国政府解决健康问题,保护和促进人民群众健康的创举,也是健康促进思想和理念的具体实践,是全球健康促进行动不可分割的一部分。

2. 创建卫生城市与健康城市行动 1989 年,经国务院批准,全国爱国卫生委员会开始在全国范围内组织开展创建国家卫生城市活动,发布《全国城市卫生检查评比标准》和《国家卫生城市检查考核标准实施细则》,实施"国家卫生城市"创建和评价考核工作。卫生城市的工作内容包括爱国卫生组织管理、健康教育和健康促进、市容环境卫生、环境保护、公共场所、生活饮用水卫生、食品卫生、传染病防治、城区除四害、单位和居民区卫生等。截至 2014 年底,全国爱国卫生运动委员会已累计命名国家卫生城市 216 个、国家卫生区 42 个、国家卫生县城 230 个、国家卫生乡镇 449 个。我国的卫生城市实践是健康城市的基础,20 世纪 90 年代与世界卫生组织的合作项目正式引入"健康城市"的概念,该项目在北京市的东城区、石景山区、上海市等城市开展了健康城市试点。其后,上海、杭州、苏州等城市自发开展健康城市创建工作。

3. 中国公民健康素养促进行动 健康素养是指个人获取、理解和应用健康信息与服务,管理健康影响因素,保护和促进自身健康的能力,是个人和人群健康的重要决定因素。提高人们的健康素养是健康教育与健康促进的重要工作目标之一。世界卫生组织指出:"各国政府应将提高公众健康素养水平作为卫生和教育政策的一项明确目标"。我国于 2007 年引入健康素养的概念,于 2008 年 1 月由原卫生部以公告的形式发布了《中国公民健康素养—基本知识与技能(试行)》,向全国下发《中国公民健康素养促进行动工作方案(2008—2010 年)》,启动"中国公民健康素养促进行动",并由中央财政以转移支付的形式支持中西部地区落实行动计划。为了进一步整合国家级健康教育与健康促进资源,进一步推动全国健康素养促进行动,国家卫生计生委于 2014 年制定下发了《全民健康素养促进行动规划(2014—2020 年)》,明确提出到 2020 年我国公民健康素养水平达到 20% 的目标。其工作重点包括健康素养知识与技能的宣传推广、健康促进县区、健康促进医院、健康促进学校、健康促进机关、健康促进企业、健康社区和健康家庭建设,以及控烟履约(国际烟草控制框架公约)和健康素养监测等。

4. 其他全国性健康促进项目　我国开展的其他全国性健康促进项目还有很多。如,我国于 1995 年利用世界银行贷款,开始实施第一个以慢性病预防控制和性病/艾滋病预防为主要内容的健康促进项目(简称"卫Ⅶ项目"),正式引入健康促进的概念。该项目在行为危险因素干预与监测、健康政策开发、社会环境改善等方面开展了大量工作,成为我国从健康教育时代向健康促进时代过渡的标志。在此项目的基础上,在广泛调查和论证的基础上,我国原卫生部于 2004 年发布了《全国健康教育与健康促进行动规划纲要(2005—2010)》,提出了一系列工作目标,包括建立和完善工作体系,配置健康教育专业技术人员,做好重大疾病和突发公共卫生事件的健康教育与健康促进,推进"全国亿万农民健康促进行动",深入开展城市社区的健康教育与健康促进,开展以场所为基础和重点人群健康教育与健康促进等。同期,我国还与世界卫生组织合作开展了健康促进学校项目等。

第四节　健康教育与健康促进在医疗和预防保健工作中的作用

一、健康教育与健康促进是实现医学核心价值的根本策略

1. 医学是保护和促进健康的科学　1946 年,世界卫生组织在综合全球医学专家观点的基础上,第一次提出了健康的定义,即健康不仅是指免于疾病和虚弱,也包括生理的、心理的和社会适应的完好状态(wellbeing)。这也是人类有史以来首次从生理、心理和社会整体层面提出健康的定义。健康定义的提出,改变了传统的医学观,人们不再仅仅单纯从生物学、生理学意义上的疾病、残疾和伤害的角度考虑一个人是否健康,而是从生物、生理、心理、行为、社会等多角度来看待健康。医学既不是生物学,也不是疾病学,而是保护和促进人类健康完好的科学。解决人们的健康问题不能仅仅依靠传统的生物医学技术,也要运用社会的、文化的、经济的、教育的等综合措施,特别是要通过健康教育和健康促进帮助广大公众掌握医学科学知识和自我保健技能,每个人都承担起对于健康的责任,积极主动地改善社会环境,去除健康危害因素,养成科学、文明、健康的行为习惯和生活方式。自 20 世纪中叶以来,健康教育与预防性服务一直是公共卫生行动的主要工具。1923 年,Winslow 在公共卫生的定义中指出:"教育是现代公共卫生行动的核心(keynote)"。1978 年,第 31 届世界卫生大会把健康教育定为实现"人人享有初级卫生保健"(HFA)全球战略目标的重要策略。美国医学会(ADA)在进行了多年的研究后,得出结论认为:无论未来国民健康水平如何得到促进,都不可能来自生物医学技术的突破,而几乎全部得益于人们在具有了健康的态度、信念和知识后,所主动进行的自身行为的改善。

2. 医学科学知识的价值在于其是否能够转化为人民群众保护和促进健康的能力　医学的终极目标是实现全民健康和生命完好,把医学科学知识转化为人民大众保护和促进健康的能力,而不仅仅是治好已病者的疾病,医学、医务人员和医疗机构绝不只是为患病的人

而存在的。解决人们的健康问题需要全社会的共同努力,需要依靠人民大众,需要综合运用临床医学、预防医学、公共卫生、健康促进等医学策略。原卫生部部长陈竺曾经指出:"13 亿中国人的健康不可能靠打针吃药。"美国的一项研究指出,美国近一个世纪以来平均期望寿命延长了 30 岁,而其中的 25 岁要归功于公共卫生,包括健康教育与健康促进。即使是在临床实践中,也需贯彻整体健康观,向患者、陪护的家属传授健康保健知识和技能,开展心理疏导、健康行为与生活方式指导。不仅要治好患者现患的疾病,防止现患疾病的复发,也要做好相关疾病的预防,做到治疗和预防并重。

二、健康教育与健康促进是培育健康素养和健康文化的重要措施

1. 健康教育与健康促进是提高个人健康素养的重要措施　世界卫生组织认为,健康素养至少有六个方面的重要意义:①健康素养水平显著影响人群健康水平;②健康素养低下会引发不良健康后果,包括发病率和死亡率的增加;③健康素养低下显著增加慢性病的发病率;④健康素养低下显著增加医疗费用负担;⑤健康素养水平影响人们对健康信息的需求;⑥人群健康素养水平是健康公平的重要影响因素之一。提高健康素养是健康教育的重要目标和任务之一。健康教育通过健康传播,与目标人群分享、交流有关疾病预防、健康保健和卫生服务的信息,增加目标人群的健康知识水平。健康教育运用教育学的理论方法,传授健康技能,改善健康观念;通过行为和生活方式的干预或指导,帮助人们实践健康理念和健康技能。健康教育还可以通过不同的场所和渠道增进人们的健康素养,包括学校健康教育、医院健康教育、社区健康教育、工作场所健康教育和大众媒体健康传播等。

2. 健康教育与健康促进是塑造社会规范、缔造健康文化的有效策略　社会规范(social norm)是指一个社会群体所具有的成文或不成文的规矩或规则,很多情况下,社会规范主要是通过社会暗示、"潜规则"、心照不宣的形式影响人们的行为,实际上是一个群体的价值取向。社会规范包括礼仪习俗等强制性规范、对他人如何行事的心理预期的期望规范、政策法规等公开性规范、群体心照不宣的暗示性规范等。社会规范不是一成不变的。健康教育与健康促进工作者的重要任务之一,就是要在不同的群体中,维护已有的、有益于健康的社会规范,消除那些不利于健康的社会规范,创建有益于健康的新的社会规范。

文化则是指长期形成的、被人们所共同遵守的价值体系,包括风俗习惯、生活方式、宗教信仰等,而健康文化则是指人们关于健康的价值体系。健康促进通过社会动员,广泛激发社会各界的力量,人人承担自身对健康所负有的责任,寻求共同的健康目标和愿景,共同努力,有效推进健康文化的形成。同时,健康促进运用传播学方法,在健康政策、项目、立法、理念、行为的改变方面开展广泛的倡导,促进全社会对健康行动的支持,引导健康文化的发展方向。

三、健康教育与健康促进是疾病治疗和康复的重要组成部分

1. 医院健康教育与健康促进是法律赋予医护人员的职责　开展健康教育与健康促进是法律赋予医务人员的职责。《中华人民共和国执业医师法》第二十二条:"医师在执业活动中履行下列义务:(五)宣传卫生保健知识,对患者进行健康教育"。《中华人民共和国执业护士法》第二十二条:"护士有承担预防保健工作、宣传防病治病知识、进行康复指导、开展健康教育、提供卫生咨询的义务"。《中华人民共和国传染病防治法》第二章 第十三条:"各级人民政府……进行预防传染病的健康教育,倡导文明健康的生活方式,提高公众对传染病的防

治意识和应对能力"。另外，"国家基本公共卫生服务规范"、"国家等级医院评审标准"、"国家卫生城市评审标准"中都明确列出健康教育与健康促进的有关内容。

2. 健康教育本身就是一种治疗手段　有关疾病、诊断和治疗方案的知识和信息本身就是医疗保健的重要组成部分，针对患者所患疾病的病情进行教育、咨询和指导，与药物和手术治疗一样具有重要作用。大多数医护人员认为，在开展临床治疗和预防保健服务的过程中，应该为患者开具信息处方(information therapy)。特别是对于糖尿病等慢性病的治疗和管理，健康教育是不可或缺的重要组成部分，对患者开展个体化的用药和生活方式指导，对于疾病的治疗和康复会产生显著的效果。在西方发达国家的一些医院中，在对患者进行会诊时需有健康教育医师在场。一些医院还规定，所有医护人员每年必须接受健康教育方面的继续医学教育学习或培训才允许继续执业。而对于心理咨询、心理治疗来说，其主要工作就是对患者进行心理健康教育。

3. 患者教育对医护质量会产生显著影响　对患者进行有针对性的健康教育，有利于调整患者情绪，促进患者对治疗信息的理解，更好地确定患者的需求、观念和心理预期，有益于提高医患双方的满意度，有利于医生产生更高的工作满意度，使自身工作的压力感和疲劳感减轻。研究证明，医务人员的健康传播技术与患者对治疗建议的依从性、慢性病的自我管理和采纳预防性健康行为之间存在显著的正相关关系。同时，过去30年的研究也证实，医务人员的解释、倾听和同情心在患者生理性和功能性行为表现方面，在患者满意度和就医感受方面，会对患者造成显著影响。

(1)依从性：研究表明，医患之间信息分享活动开展得越多，患者关于自身疾病的知识越多，患者越可能遵守医嘱。

(2)患者满意度：患者的满意度主要表现在对待治疗效果的良好心理预期和对待治疗决策的自我控制感。在诊断结果、治疗建议、遵医治疗等方面能与医护人员进行良好交流的患者，对治疗措施的满意度往往也会更高。

(3)患者安全感：研究表明，三分之一的医疗事故源自人为或机构差错。美国开展的研究显示，1995～2005年10年间，66％的医疗差错源自无效的医患沟通。

(4)预后：研究表明，在诊疗过程中，医生越能够根据患者的需求提供治疗信息，患者的病情预后越好，包括生理性和功能性指标的改善。

(5)医患纠纷：患者对医学局限性认识不足，同时对医疗技术存在过高期望，是医患纠纷的重要原因之一。向患者传播与其所患疾病相关的科学知识，会使其客观正确地认识医学科学的局限性和治疗效果的偶然性，减少发生医患纠纷的风险。

四、健康教育与健康促进是公共卫生的基础和核心

1. 健康教育与健康促进是公共卫生的核心组成部分　公共卫生是通过预防医学、传染病控制、卫生措施的采取以及环境危害因素的监测等措施，保护和改善社区健康的一门科学和实践活动(The American Heritage Dictionary)。公共卫生在政府主导下，通过采取综合的社会策略，消除、减少和控制健康的危害因素，预防疾病，保护和促进公众健康。公共卫生的三个核心功能是：①对社区和人群的健康危害因素进行评估和监测，确定健康问题和优先领域；②制定解决地方和全国性健康问题的优先公共政策；③保证所有人群都能得到适宜的、符合成本效益原则的健康保健，包括健康促进和疾病预防服务，同时对这些健康保健的效果进行评价(medicinenet，smart medicine，medical term)。健康教育和健康促进强调的是

社会支持性环境的建立、行为危险因素的消除和行为与生活方式的改善,是公共卫生措施中消除健康危害因素的重要措施之一,是公共卫生的重要组成部分。健康问题的解决最终依赖于人们自身的健康觉悟和行为的改善,如果没有人们的积极配合,任何公共卫生措施都是不能奏效的。

2. 健康教育与健康促进是实现公共卫生策略的重要方法　任何公共卫生措施和策略都要通过大众的自身行为实践得以实现,公共卫生策略必须最终转化为大众预防疾病、促进健康的能力和行动。健康教育与健康促进通过健康保健知识和技能的传播,通过支持性环境的改善,使人们的行为朝着公共卫生要求的方向发生改变,保证了公共卫生策略和措施的实现。

3. 健康教育与健康促进调动了大众的自身积极性　健康教育与健康促进采用社会动员的方法,使人们充分认识到维护健康的重要性,获得保护和促进健康的知识和技能,开发有利于健康的社会资源,调动个人、家庭和社会的积极性,使大众自觉行动起来,共同努力,消除影响他们健康的危害因素,预防疾病,保护和促进健康。

4. 健康教育与健康促进促进了大众对公共卫生措施的配合　健康教育与健康促进以健康知识、健康信息和健康技能的传播为切入点,改善大众基本健康素养,提高健康知识水平和健康技能,使大众能够更好地理解和配合各种公共卫生措施的采取。公共卫生政策、疾病预防、妇幼保健等公共卫生资源和服务只有在被人们充分和合理利用的情况下,才能发挥其促进公众健康的作用。比如,尽管我国政府为公众提供了结核病免费治疗的政策,但是如果不通过健康教育与健康传播的方法使人们了解症状、传播途径等结核病防治的基本知识,使公众形成早发现、早诊断、早治疗的意识,人们很难主动到有关机构就医,很容易造成结核病的加重和扩散。

五、健康教育与健康促进是预防疾病的重要措施

1. 传染病的预防控制　传染病一直以来都是人类健康的重要威胁,尽管人类已经消灭了天花,基本消除了鼠疫,但新发再发传染病大规模流行的隐患依然存在。结核病、艾滋病、甲流、肝炎、性传播疾病等传染病疫情依然大量存在。众所周知,传染病预防控制的关键措施是保护易感人群、切断传播途径和隔离传染源。这三个环节中的每一个都离不开健康教育。保护易感人群,要通过健康教育,提高大众的传染病防控意识和预防传染病的责任意识,帮助公众养成良好的卫生习惯,掌握必要的自我防护技能,科学合理地利用免疫接种服务。切断传播途径也需要通过健康教育帮助公众避免接触病原体或传染源,采取必要的个人防护措施,进行疫源地的"消杀灭"等。隔离传染源需要通过健康教育增强传染病患者避免病原体传播的责任意识。通过健康教育,普及传染病防治知识,还能够使人们及时发现、识别病原体和传染源,及时采取措施,避免其传播扩散。

2. 慢性病的预防控制　根据联合国 2010 年的统计数据,全球每年有 3600 万人死于慢性非传染性疾病(non-communicable chronic diseases),占全球总死亡率的 63%。2011 年 9 月 19～20 日,联合国非传染性疾病峰会(UN Summit on NCDs)把癌症、心血管疾病、慢性呼吸系统疾病和糖尿病列为四种需重点控制的慢性非传染性疾病,把吸烟、酗酒、不健康饮食、缺乏身体活动(physical inactivity)四种不健康的生活方式作为需优先控制的危险因素,并指出健康教育是重要防控策略之一。尽管慢性病的发生和发展有人类生物学因素(如,遗传、增龄、感染)、卫生服务因素以及社会和物质环境因素的影响,但主要是因为长期持续的

不良生活方式所造成。半个多世纪来的国际实践表明,健康教育与健康促进通过普及慢性病防治知识,传授健康技能,祛除不良行为习惯和生活方式,建立健康支持性环境,出台有益于慢性病预防控制的政策,可有效预防其发生和发展。芬兰北卡项目、美国斯坦福"5城项目"等多个项目的实施结果表明,健康教育与健康促进是减少心脑血管病、糖尿病等慢性病发生的有效措施。国内外多项研究同时表明,健康教育在心理健康、伤害预防等方面也发挥着重要作用。

3. 突发公共卫生事件防控 突发公共卫生事件是指突然发生的,造成或者可能造成社会公众健康严重损害的重大传染病疫情、群体性不明原因疾病、重大食物和职业中毒以及其他严重影响公众健康的事件。健康教育与健康促进在突发公共卫生事件防控中发挥着至关重要的作用,具体表现在:①在没有突发公共卫生事件发生时,通过传播突发公共卫生事件应急知识与技能,提高公众的应急意识和能力,做好防范。在突发公共卫生事件发生时,通过应急健康教育和健康传播,使公众尽快了解突发公共卫生事件的性质、特点等信息,快速掌握自我防护技能,避免或减少突发事件带来的危害,积极配合有关部门的应急处置措施,防止危害范围的扩大和蔓延;②在突发公共卫生事件处置过程中,通过风险沟通、权威信息发布等,可强化正向舆论引导,稳定公众情绪,能够保证应急处置工作科学有序进行,保证社会稳定。

思 考 题

1. 健康教育的主要任务有哪些?
2. 健康教育与健康传播的区别和联系是什么?
3. 我国健康教育专业机构的主要任务有哪些?
4. 健康促进的策略有哪些?赋权指的是什么?
5. 健康促进与公共卫生的区别和联系有哪些?
6. 为什么说健康教育与健康促进是医学社会化和实现医学核心价值的根本策略?

参考文献

1. Karen Glanz, Barbara K. Rimer and K. Viswanath. Health Behavior and Health Education: Theory, Research, and Practice. Jossey-Bass, 4th Edition, 2008. ISBN: 078799614

2. Joint Committee on Terminology. Report of the 2000 Joint Committee on Health Education and Promotion Terminology. American Journal of Health Education, 2001, 32(2): 89-103.

3. 吕姿之. 健康教育与健康促进(高等医药院校教材). 北京: 北京医科大学中国协和医科大学联合出版社, 1998.

4. Lawrence W Green, Judith M. Ottoson, et al. Diffusion Theory and Knowledge Dissemination, Utilization, and Integration in Public Health. Annual Review of Public Health. 2009; 30: 151-174.

5. Ottawa Charter for Health Promotion. WHO, Geneva, 1986. Available at: http://www.who.int/healthpromotion/conferences/previous/ottawa/en/

6. Nutbeam D. Evaluating health promotion-progress problems and solutions. Health Promotion International. 1998; 13: 27-44.

7. Kickbusch I. "The contribution of the World Health Organization to a new public health and health promotion" (PDF). Am J Public Health. 2003; 93 (3): 383-388.

8. Jenni Judd, C James Frankish, Glen Moulton. Setting standards in the evaluation of community-based

health promotion programmes-a unifying approach. Health Promotion International. 2001；16（4）：367-380.

9. Flowers R，Waddell D. Community Leadership Development Handbook. Center for Population Education UTS，Broadway NSW，2004.

10. Winslow，Charles-Edward Amory. "The Untilled Fields of Public Health". Science. 1920；51（1306）：23-33.

11. New South Wales Health Department. A framework for building capacity to improve health，2001. Available at：http：//www. health. nsw. gov. au/pubs/f/pdf /frwk_improve. pdf

12. Glasgow RE，Terborg JR，et al. Modifying dietary and tobacco use patterns in the worksite：The Take Heart Project. Health Education Quarterly，1994，21：69-82.

13. Burns R. Two tales of a healthy city. Health Visitor. 1990；63（8）：276-278.

14. Heath GW，Fuchs R，et al. Changes in blood cholesterol awareness：final results from the South Carolina Cardiovascular Disease Prevention Project. American Journal of Preventive Medicine. 1995；11（3）：190-196.

15. Lalonde M. A new perspective on the health of Canadians. A working document. Ottawa：Government of Canada，1974.

16. Kumpusalo E，NeittaanmaÈki L，et al. Finnish Healthy Village Study：impact and outcomes of a low-cost local health promotion programme. Health Promotional International. 1996；11，105-115.

17. Sellers DE，McGraw SA，McKinlay JB. Alliances and partnerships for health promotion 119 Does the promotion and distribution of condoms increase teenage sexual activity? Evidence from an HIV prevention program for Latino youth. American Journal of Public Health. 1994；84：1952-1959.

18. Kviz FJ，Crittenden KS，et al. Use and effectiveness of buddy support in a self help smoking cessation program. American Journal of Health Promotion. 1993；8：191-201.

19. Armstrong R，Doyle J，et al. Multi-sectoral health promotion and public health：the role of evidence. Journal of Public Health. 2006；28：168-172.

20. Potvin L，Richard L. The evaluation of community health promotion programs. In Rootman，I.，Goodstadt，M.，Hyndman，B.，McQueen，D. V.，Potvin，L.，Springett，J. and Ziglio，E.（eds）Evaluation in Health Promotion：Principles and Perspectives. World Health Organization，Copenhagen，2001.

21. Green L，Kreuter M. Health program planning：An educational and ecological approach. 4th edition. New York，NY：McGraw-Hill，2005.

22. Green LW，Ottoson JM. Public health education and health promotion. In L. F. Novick，C. B. Morrow，& G. P. Mays（eds.）. Public Health Administration：Principles for Population-Based Management. Boston：Jones & Bartlett Publishers，2008，pp. 589-620.

23. Kwan B，Frankish J，Rootman I（2006）. The development and validation of measures of "health literacy" in different populations. Vancouver：University of British Columbia Institute of Health Promotion Research & University of Victoria Centre for Community Health Promotion Research.

24. Institute of Medicine. Health Literacy：A Prescription to End Confusion. Washington，DC：National Academies Press；2004.

25. Parker R，Kindig D. Beyond the Institute of Medicine Health Literacy Report：Are the Recommendations Being Taken Seriously? J Gen Intern Med. 2006；21（8）：891-892.

26. Rootman I.（2009）. Health Literacy：What should we do about it? Presentation at the University of Victoria，BC. Canada.

27. Mayagah K，Wayne M. Promoting Health and Development：Closing the Implementation Gap. Working document for discussion at the 7th Global Conference on Health Promotion，Nairobi，Kenya，26-30 October 2009.

28. Donald WK, Molly M. Information Therapy: Prescribed Information as a Reimbursable Medical Service. Healthwise. 2002; ISBN 13: 9781877930881; ISBN 10: 1877930881.

29. 马骁. 健康教育学. 北京: 人民卫生出版社, 2004.

30. 黄敬亨. 健康教育学. 上海: 复旦大学出版社, 2003.

31. 程玉兰, 侯培森, 田本淳, 等. 美国健康教育工作规范简介. 中国健康教育, 2002; 18(4): 229-231.

32. NCHEC. The National Commission for Health Education Credentialing, Inc(EB). http://www.nchec.org

33. 夏庆华, 马骁, 杨开选. 美国职业健康教育工作者执业资格认证简介. 疾病控制杂志, 2004; 8(6): 239-240.

34. 国务院. 中共中央、国务院关于深化医药卫生体制改革的意见. 2010-11-02. 参见: http://www.chinanews.com.cn/gn/news/2009/04-06/1633673.shtml

35. 陆江, 李浴峰. 中国健康教育史略. 北京: 人民军医出版社, 2009.

36. 田本淳. 健康教育与健康促进实用方法. 北京: 北京大学医学出版社, 2005.

（田向阳）

第二章

健康传播基本理论

培训要点：

1. 传播、健康传播的基本概念。

2. 健康传播活动的分类及其各自特点。

3. 认知主义学习理论、议程设置、把关人理论、使用与满足理论、叙事医学理论、前景理论的要点及其在健康传播中的应用。

第一节　传播学基本知识

一、传播的概念

传播是指人与人之间传递、扩散、交流信息（包括知识、情感、思想）的行为和过程。英文中的传播（communication）还包含有"共享"、"交流"、"交通（流通）"的意思。

传播学是研究人类传播行为和传播过程发生、发展规律以及传播与人和社会的关系的科学。传播学发源于 20 世纪 30 年代，它既吸收政治学、经济学、人类学、社会学、心理学、哲学、语言学、管理学等社会科学的原理、技术和经验，也借鉴信息论、控制论、系统论等自然科学理论，但传播学又是具有其特定研究对象、研究内容和研究方法的学科和理论体系。其研究领域涵盖传播过程中各基本要素的相互联系与制约，信息的产生与获取、加工与传递、效能与反馈，信息与对象的交互作用，符号系统的形成及其在传播中的功能，传播媒介的功能与地位，传播制度、结构与社会各领域各系统的关系等。

二、符号、信息与讯息

1. 符号　符号（symbol）是指信息表达、传播的外在形式和载体。人类语言是听觉符号系统，文字是视觉符号系统，动作、表情、体态、音调、图形、图片、影像等同样是符号系统。符号是人类传播的基本介质，没有符号就不可能进行传播。符号在人类传播中发挥着三种功能，一是表述和理解功能，二是传达功能，三是思考功能。人与人之间的传播活动实质上是符号化和符号解读的过程。人们要把信息或意义传播出去，必须首先把需要传递的信息或意义变成符号，如语言、声音、文字、影像等，即符号化。受传者在接收到传播符号后，必须对符号进行阐释和理解，弄清楚符号所承载的实际意义和信息，即对符号进行解读。符号的传达功能主要表现在，信息必须变为符号才能突破空间和时间的限制，使信息能够被记录、保存和传播。人类的思维活动正是构建符号和解读符号的过程,人类必须借助于符号才能进行思考。

2. 信息 信息(information)是用于消除对客观事物认识不确定性的符号、信号或消息,是指客观事物运动的状态和规律的表征或知识,是客观世界的基本属性,普遍存在于自然界、人类社会和人的思维之中,没有信息就没有人类社会。1950年控制论创始人 N. 维纳认为,信息是人们在适应客观世界的过程中与客观世界进行交换的内容。20世纪80年代哲学家们提出广义信息的概念,认为信息是描述客观世界的,把信息作为与物质并列的概念范畴纳入哲学体系。信息、物质和能量并列构成客观世界的三大基本元素。

3. 讯息 讯息(message)是指信息与表达或承载信息的载体(符号)的结合体,是表达或承载所要传递的信息的符号系统,如一段文字、一张传单、一段录像、一幅图画等。信息总是经过编码(符号化)成为讯息以后,才能经由媒介传播,而受传者接收到讯息后总是经过译码(解读)才能获取其中的信息。

三、传播要素

美国传播学家拉斯韦尔(Lasswell)在1948年首次提出传播过程的"5W"模式,对传播过程的结构和性质作出解释:"谁(who)→说什么(says what)→通过什么渠道(through which channel)→对谁(to whom)→取得了什么效果(with what effects)",即一个完整的传播过程必须包括传播主体、传播内容、传播媒介、传播受众和传播效果五个要素。

传播主体是传播行为的实施者;传播内容是传播媒介采集、制作、传播的各类信息;传播媒介又称传播渠道、手段或工具,是将传播过程中各种因素相互连接起来的纽带;受众是指信息的接受者或传播对象;传播效果指受众接收信息后所产生的变化。

传播学家威尔伯·施拉姆(Wilbur Lang Schramm)在传播五要素的基础上增加了"反馈"这个要素,使传播模式成为双向交流的模式。这个双向交流模式对于健康教育工作具有非常重要的意义。传播要素和过程模式见图2-1。

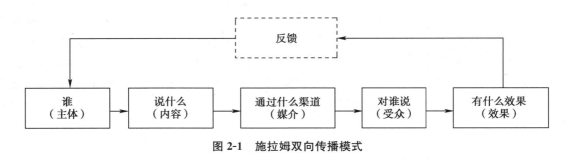

图2-1 施拉姆双向传播模式

第二节 健康传播的概念、分类和研究领域

一、健康传播的概念

健康传播(health communication)是指为维护和促进人类健康而收集、制作、传递、分享健康信息的过程。健康传播学是研究如何通过运用传播学的策略与方法有效传播健康信息

的学问,是传播学在健康领域的应用。健康传播方法不仅是健康教育工作的基本手段之一,而且也在提高患者依从性、医患沟通、应对突发公共卫生事件以及风险沟通等方面发挥重要作用。

二、健康传播影响态度和行为的机制

健康传播活动通过影响人们的态度和行为,并最终影响人们的健康。健康传播影响态度和行为的途径和机制包括:

1. 即时影响　人们的态度和行为直接受到健康传播活动或传播内容的影响。
2. 延迟影响　人们在接受健康信息后经过一段时间转化为自己的态度和行为。
3. 泛化型影响(generalized learning)　人们不但接受健康信息本身的影响,也会受到与健康信息相关的信息的影响。
4. 社会扩散　健康传播信息在社会群体中经过扩散后影响人们的信念。
5. 机构扩散　在公共机构对信息进行强化扩散后影响人们的态度和行为。

三、健康传播的分类

(一) 根据传播内容和目的分类

根据传播活动的内容和目的,美国CDC把常见的健康传播活动分为:

1. 医患传播(doctor-patient communication)　针对患者的有关促进疾病康复、坚持执行治疗方案,以及理解备选方案的信息,包括健康教育资源开发、医患传播和医疗卫生人员之间的传播。进行有效的医患沟通,能够促使患者彻底说出自己的病情,有利于医生作出准确的诊断,并有益于进行患者同意的、恰当的治疗。医生须确保患者完全理解自己的患病情况以及治疗方案的原理。医患双方都应该保证履行各自的义务和责任,医者必须提供必要的咨询,患者有义务遵守治疗方案。作出诊断并开具治疗处方后,医者应为患者推荐具体的行为改变建议,具体的实施步骤,以防止复发的措施。除了应制定出供患者选择的治疗方案,医者也有激励患者遵守医嘱的责任。医者应确保患者完全明白怎么服用药物,必要时应让患者重述商定的治疗程序。患者应被鼓励尽可能多地提出问题,并应被告知:如果症状持续,应及时回到医者那里。医患沟通中,医者应该做到以下三点:①自始至终与患者建立积极的关系;②与患者进行恰当的沟通以作出准确的诊断和适当的治疗;③随时为患者提供咨询建议,以确保其完全理解所患疾病情况和治疗原则及方案。

2. 健康教育　通过有计划地向个人和群体传播健康信息和知识、传授健康技能、实施健康相关行为干预,促使人们产生有益于健康的态度和价值观,养成并保持有益于健康的行为和生活方式。

3. 健康促进　是提高人们保护和促进自身和他人健康能力的过程。健康促进致力于调动社会、机构和每个人的积极性,运用倡导、赋权和协调策略,动员自身的资源,采取有益于健康的行动,保护和促进健康。健康促进的工作领域包括制定、出台或改革有益于健康的政策、建设健康支持性环境、发展个人健康技能、提供以预防为导向的健康保健服务等。

4. 公共卫生　在个体层面,有效的健康传播可以较好地提高人们的健康意识,帮助人们获取解决健康问题所需的信息和技能。还可以促进人们合理使用健康保健服务,帮助人们制定健康保健方案、选择适合自己的健康保健服务和临床治疗服务。在社区层面,有效的健康传播可以影响社区发展规划的制定,使社区在制订规划时考虑到其实施可能对人们的健康所造成的影响;倡导有益于健康的政策和活动;促进社会经济和物质环境朝着有益于人们健康的方向发生改变;促进公共健康服务的提供;培植有益于健康和生活质量的社会规范。

5. 风险传播(risk communication) 是指促进社区参与对环境或其他健康危险因素的讨论并消除这些危险因素的过程。

6. 社会营销(social marketing) 是指在社区干预中运用商业营销的原则和方法,促使人们改善或保持有益于健康的行为的传播活动,通常使用大众传播媒介。

7. 倡导(advocacy) 利用大众传播媒介传播宣传有益于健康的政策、规定或项目。

8. 消费者健康信息(consumer health information) 帮助人们认识自己的健康,为自己和家人作出健康的决定,包括选择合适的自我保健计划、医疗资源、健康保险、预防措施、健康管理、疾病治疗方案和终生保健方案。

9. 医学教育 对个人进行系统的医学理论、方法和技能的培训和教育的过程。

(二) 根据传播方式和渠道分类

1. 人内健康传播 主要研究传播者的健康信念、态度、价值等心理过程及其对健康保健服务供给的影响。人内健康传播的主要任务是学习健康相关政策、法规、理论和证据,作出有益于保护和促进健康的决定。

2. 人际健康传播 研究人际传播对健康的影响,关注医患关系、健康教育、健康促进,开展患者咨询、健康咨询、行为指导、健康保健技能传授等。人际健康传播的主要障碍是社会距离,即医疗保健人员与患者/目标人群之间因经济、社会和文化背景不同而造成的沟通差异。医患双方都应努力通过建设性对话和交流的方式消除鸿沟,从而使医患沟通更通畅。医者应鼓励患者坦诚和直率表达自己的需求。另外,消弭医患鸿沟的一个有效办法是进行诊断性的角色扮演,即医者或健康保健人员把自己作为社区中的一员,考察和体验他们的文化、信念和真实需求,找到能够有效改变他们的态度的办法,劝说他们养成负责任的健康行为。这种考察、体验和对话可在居民家里以及其他有益于这么做的任何场所进行。

3. 群体健康传播 主要研究医护人员、健康保健人员、社会组织、伦理学委员会和家庭等群体成员之间,通过分享健康信息作出健康保健决策的过程,以及在此过程中传播活动所应发挥的作用。

4. 组织健康传播 研究如何运用传播活动,在复杂的医疗保健系统中,协调不同组织机构、动员专家、分享相关健康信息,以促使多学科健康服务的提供和相关健康危险因素的防控。

5. 社会健康传播 研究健康相关信息的编写、发送和应用,这些信息往往通过大众媒体传播,以改善健康教育和医疗保健实践。与社区密切合作,让社区全面参与到传播活动中,是提高传播效率的关键。应注重传播那些能够激发行动的讯息而不是仅仅传播知识。最好教会人们怎么做,或接受某种具体的健康行为,而不必让人们系统地掌握某一方面的知识。把健康传播活动与当地社区中的文化娱乐活动相结合,如社区短剧、滑稽剧、庆祝活动等。

四、健康传播的热点研究领域

健康传播自诞生以来,就朝着人际传播和媒介传播两个大的方向发展。健康传播在人际传播方面较典型的研究议题是医患沟通与传播;媒介方向的健康传播应用较为广泛,在公共卫生、健康传播运动与健康风险传播等各个领域快速发展,尤其是在健康教育领域。

具体地说,健康传播的研究领域可归为以下一些热点:

1. 医患关系与医患沟通 主要研究医患关系的现状,医患沟通对治疗效果的影响,对医护人员和患者的传播训练,以及医患沟通效果等;

2. 突发公共卫生事件 主要研究医疗卫生系统如何应对突发公共卫生事件,如何与政府、媒体、民众沟通,以及对健康事件的公众反应和危机传播等;

3. 全媒体与健康传播 主要研究在全媒体环境下,如何运用多种媒体平台进行有效的健康促进和健康干预,以及各种媒体在健康传播中的组合与效果;

4. 特殊议题健康传播 主要研究特殊议题在国内的传播与效果,例如控烟、控酒等;特殊议题还包括特殊人群相关议题的健康传播,如城市农民工、老年人、留守儿童等社会弱势群体;

5. 社区健康传播 主要研究基于社区的慢性病健康促进与自我健康管理,以及以社区为依托开展的健康城市的传播和干预工作等;

6. 健康传播运动与评估 主要研究以大众传媒配合的健康传播运动对公众的重要影响,以及健康传播运动的设计、实施和效果评估的过程。

第三节 传播学与健康传播的相关理论

虽然人类传播活动纷繁复杂,但仍然有其自身的规律可循。数百年来,通过大量的社会学者和传播学者的研究和总结,形成了许多具有广泛社会影响的传播学理论,这些理论对于深刻理解传播活动的本质和内涵,指导开展有效的健康传播活动,具有重要的参考和应用价值。

一、认知主义学习理论

主要包括布鲁纳(J. S. Bruner)的认知结构学习理论、奥苏伯尔(D. P. Ausubel)的认知同化学习理论和加涅的信息加工学习理论等。

认知主义学习理论认为:①人的学习并不是机械的和被动的刺激(S)-反应(R)的简单过程;②学习是人主动认知的过程,而非盲目的试错;③学习是人通过对新知识主动获取、转化和评价从而形成新的认知结构的过程;④学习是人在原来的认知基础上对新知识进行内化的过程;⑤学习是人对信息进行加工的过程,包括动机、了解、获得、保持、回忆、概括、操作、反馈八个阶段。

在确定传播活动的内容时,首先要考察目标人群的认知情况,针对不同的认知水平设计传播内容;第二是根据目标人群的认知经验和特点设计内容的呈现方式和刺激物;第三步是设计便于目标人群对信息编码、加工和存储的情境,并重视场景的真实性;第四步是鼓励目标人群把获取的信息在真实的环境中进行运用和实操;第五步是让目标人群通过自我评价,获取满足感和成就感,以促进进一步的学习。

二、施拉姆大众传播模式

威尔伯·施拉姆是当代传播学的创始人之一。施拉姆认为:①大众传播媒介(机构)在获取或接到信息源发出的信息后,要经过译码者、释码者和编码者的加工和整理,从而变成可以被传播出去的符号(信息);②受传者都属于一定的社会群体,他们在接受和传播该信息时会受到其他群体成员的影响,信息传播是双向循环的过程,每个成员既是传播者也是受传者;③信息在群体中的传播过程中,会得到再解释或加工;④大众传播的受传者在接到信息后,会向传播者发出反馈信息;⑤每个受传者和传播者都扮演着译码、编码和释码的角色。

与传统的单向线性传播模式相比,施拉姆的传播模式(图 2-2)虽然有了突破,强调了信息传播的双向性,信息在传播过程中会得到再加工,受传者在接到信息后会对传播者产生反馈,但施拉姆的传播模式仍然属于线性传播模式。

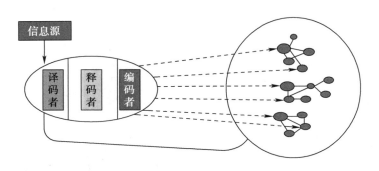

图 2-2 施拉姆大众传播模式

三、拉扎斯菲尔德的两级传播模式

美国著名社会学家保罗·拉扎斯菲尔德(Paul F. Lazarsfeld,1901—1976)提出了"两级传播"和"多级传播"理论,为传播效果、传播机制研究开辟了道路。他还提出了"既有政治倾向的作用"、选择性接触机制和意见领袖等概念。

拉扎斯菲尔德于 1940 年主持的一项研究发现,人们的选举意向、购物、时尚、观念、生活方式等并不是听从了大众传媒的宣传,而主要是因为家庭、亲戚、朋友、团体的劝服影响。在总统选举中,选民们的政治倾向很少直接受大众传媒的影响,人们之间直接的面对面交流,即人际传播,似乎对其政治态度的形成和转变发挥着更为关键的作用。有关候选人和选举的信息和想法都是先从某一个信息源(如某一个候选人)那里通过大众媒介达到所谓的"意见领袖(opinion leader)"那里,然后再通过意见领袖把信息传播到普通民众那里。前者作为第一个阶段,主要是信息传达的过程,后者作为第二阶段,则主要是人际影响的扩散。信息从大众传媒到意见领袖,再由意见领袖传播给其他人,构成两级传播,说明大众传播媒介和人际传播渠道在人们获取信息、态度形成和转变以及具体的行动中发挥着不同的作用。大众传播主要在信息传播的广度上发挥作用,而人际传播主要在传播的深度上发挥作用。人们对信息的获知主要靠大众传播,但发生态度和价值观的转变,并最终产生行为,主要是人际传播发挥作用。

意见领袖(opinion leader)又叫舆论领袖,是指在信息传递和人际互动过程中少数具有影响力、活动力,既非选举产生又无名号的人,他们是在人际传播中经常为他人提供信息、同时对他人施加影响的"活跃分子",他们在大众传播效果的形成过程中起着重要的中介或过滤作用,由他们将自己所获得的信息扩散给其周围的受众,形成两级传播过程。社会知名人士、技术专家、各类名人和明星、宗教领袖、部落首领和生活经验丰富的长者等都可以充当意见领袖,他们在社会群体中有较高的威望和影响力,其观念、态度、行为习惯和生活方式往往是其他人追随和效仿的对象。

意见领袖作为媒介信息的中继和过滤环节,对大众传播效果产生了重要的影响。许多人的信息来源往往是那些意见领袖而不是大众传媒。有的信息即使直接传达到受众,但由于人的依赖、合群、协作心理,促使他们在态度和行为上发生预期的改变,还须由意见领袖对信息作出解释、评价,在行为上作出导向。意见领袖并不集中于特定的群体或阶层,而是均匀地分布于社会上任何群体和阶层中,每一个群体都有自己的意见领袖,他们与被影响者一般处于平等关系,而非上下级关系,并且意见领袖也是不断发生变化的。时空条件的变换、人际关系的变化、社会地位的升降、社会参与频率的增减、人员背景的改变等,都可能促使此时此地此事的意见领袖成为彼时彼地彼事的被影响者。

一般来说,意见领袖具有以下特征:

1. 具有较高的社会经济地位 能成为某特定人群中的意见领袖者一般具有较高的社会经济地位,他们的行为和生活方式会经常受到人群的关注,他们的意见和建议易于被其他人所接受和采纳。

2. 与公众联系密切,有较高的威望 意见领袖一般博才多学、见多识广,常常是某个领域的权威,经常对社区成员提供重要的信息和意见,在社区中有较高威信,拥有较大的影响力和号召力。

3. 社会阅历广,公信力高 意见领袖一般具有较广的社会阅历和丰富的生活经验,能对社会问题作出合理判断和解释,处理问题较为理智和恰当,对媒介信息比较敏感,易得到别人信任,容易说服别人。

4. 具有创新思想 意见领袖思想活跃,勇于创新和接受新生事物,常常是新观念、新产品的带头者、尝试者和鼓动者。

四、议程设置模式

麦克姆斯和肖于1972年提出议程设置理论,该理论中的议程设置是大众传播媒介影响社会的重要方式,其主要观点包括:

1. 大众传播媒介往往不能决定人们对某一事件或意见的态度和看法,但是可以通过有意识地提供某些方面的信息和安排特定的相关议题,有意地影响人们关注某些事实和意见,并引导他们谈论这些话题的先后顺序。

2. 大众传媒对某些事物和意见的报道和强调程度与受众对这些事物和意见的重视程度成正比,该理论强调受众的态度和行为会受到大众媒介设置的议题的左右和影响。

3. 经常接触大众传媒的受众会更多地受到大众媒介议程设置的影响,其态度与大众媒介具有更多的一致性。

4. 受众不仅关注媒介强调的议题,而且关注媒介对这些议题的主观倾向性和态度。

应用议程设置模式,能够通过议程设置,在不同的团体和群体之间建立共识、实现对话,能够实现对公众的舆论引导,并能够通过对报道和新闻事件的构造,应用于公共传播活动对人们注意力的吸引。

"议程设置"理论重新揭示了大众传媒对受众的影响力,重新提出了大众传播过程背后的控制问题,即可以通过传播议程的设置达到引导社会舆论的目的。

五、大众传播中的"把关人"理论

在社会生活和工作中,人们之所以关注新闻,是因为要了解新近发生的事件,调整自身的应对性心理和行为反应。大众传媒并非会把所有新近发生的事实作为新闻进行报道,大众传媒具有自己的筛选标准,在新闻被传播出去之前要经过记者、编辑等的层层把关,这就是新闻的"把关人"理论。"把关人"的概念最早由美国社会心理学家、传播学的奠基人之一库尔特·卢因提出,他指出,只有符合群体规范或"把关人"价值标准的信息才能进入传播渠道。1950 年,传播学家怀特将这一概念引入新闻研究领域,明确提出新闻筛选过程的把关模式(gate-keeping)。

新闻价值是指对一个新闻是否具有报道和传播价值的判断,新闻价值决定于两个客观属性,一是是否真实,二是是否有时效性。根据把关人理论,以下七个要素影响着新闻的选择、加工和发布的过程:

1. 时间跨度(time-span)　媒介更关注适合自己时效特点的新闻事件,如电视、日报、周报等都会更倾向于报道不同的新闻事件。是否能被作为新闻事件,决定于事件的强度或阈值(intensity or threshold value)即有震动性或轰动性的事件,或重要性在短期内突然增大的事件,更能引起媒介的关注。

2. 明晰性(clarity)　事件的意义越清晰、模糊性越低,越适合作新闻报道。

3. 文化近似性(cultural proximity)　媒介更关注接近受众文化特点或兴趣的事件。

4. 预期性(consonance)　符合受众心理期待或预想的事件更容易被报道。

5. 出乎预料性(unexpectedness)　事件越不同寻常,出乎意料,越容易被报道。

6. 连续性(continuity)　一旦某个事件被认为有新闻价值,就会引起媒介的持续关注和报道。

7. 组合性(composition)　与某些新闻事件相呼应的事件会得到与新闻事件一样的报道。

8. 社会文化价值(socio-cultural values)　受众或"把关人"的社会文化价值观会影响对新闻的选择。

六、使用与满足理论模式

"使用与满足理论"通过分析受众使用媒介的动机和在个人需求方面得到的满足来考察大众传播给人类带来的心理和行为上的效应,它强调受众在大众传播过程中所发挥的作用和重要地位,认为受众完全根据自身的需求和愿望来选择并影响着媒体的传播。

传统的传播理论认为媒介在传播过程中发挥着说服受众的主导作用,受众是被动的,而"使用与满足"理论则认为,受众根据自身的"需求"接触或选择媒体,并通过接触和选择特定的媒体使自己的特定需求和动机得到"满足"(gratification obtain)。

现代使用与满足理论的代表人物 E. 卡茨认为,受众对媒体的选择和接触可以表述为:"(社会因素＋心理因素)→媒介期待→媒介接触(选择)→需求满足"的因果连锁过程,其主要观点包括:

1. 人们使用媒介的目的都是为了满足自己的需要,这种需要与社会因素(如年龄、职业、家庭背景、受教育程度等)和个人心理因素(如意愿、需求、动机以及态度等)有关。

2. 人们接触和使用传媒需具备两个条件:①媒介的可及性;②媒介印象,即受众对媒介是否能够满足需求的评价,是在过去媒介使用的经验基础上形成的。

3. 人们通过对媒介是否能够满足自己的需求的评价,决定了今后对媒介的接触和选择。

七、叙事医学理论

叙事(narrative)一词来源于拉丁文 *narrare*,原意为"详述",是指用以描述行为、动机、后果以及互动、关系和情感的结构性语言,是为了记录或告诉某人发生了什么事的一系列口头的、符号的或行为的序列的组合,是人们将各种经验组织成具有现实意义的事件的基本方式,这种方式向我们提供了了解世界和向别人讲述对世界的了解的途径。简单地说,叙事就是"讲故事",是从自己的主观视角、带着自己的感受、看法、理解、情绪和情感所讲述的"故事"。叙事法除了被广泛应用于文学艺术领域外,也被应用于科学研究,叙事法使科学证据更容易理解,使科学数据、公式、理论变成故事情节。叙事是人类传播活动的基本方式之一,在文字还没有出现的时候,人们就已经开始"叙事"了。

叙事医学(narrative medicine)是指把文学叙事理念和方法应用于医疗实践的医学,叙事医学通过对患者经历、感受、情感的叙述,即对患者的故事进行认知、吸收、阐释、同理,从而进行诊断和治疗的过程。"叙事医学"概念和理论框架由美国哥伦比亚大学医学院的普通内科医师和临床医学教授 Rita Charon 博士,于 2001 年首次提出。Rita 根据跟踪研究和自己的临床实践探讨了文学叙事与医学的关系,通过叙事,医生可以了解患者内心的伤痛、绝望、希望、道德上的痛苦等,这些因素既可能是疾病的结果,也可能是疾病的原因;患者的叙事提供了一个全方位了解患者疾病的框架,可为正确的诊断治疗提供重要信息,叙事医学不仅关注患者叙事,也研究医生叙事、疾病叙事、叙事伦理、叙事与健康等内容。为此,医生除了要掌握生物医学诊疗技术外,也要提高对患者疾病叙事的倾听能力,对患者关于疾病描述的"画外音"的洞察能力,感知患者探索疾病意义的能力等。"叙事能力"是"吸收、解释、回应故事和其他人类困境的能力"。要求医生不仅对患者进行症状、体征、生理和生化指标的检查和诊断,并根据诊断结果进行药物和手术的治疗,也要关注患者的心理感受、情绪和情感体验。叙事医学理论和方法在提高临床诊断质量和效率,改善治疗效果和医患关系等方面,都起到了重要的促进和改善作用。

叙事医学认为,应该把疾病(disease)与"病痛(illness)"区分开来,疾病归属医生的客观诊治范畴,而病痛则归属患者的主观感知世界。疾病主要依赖仪器和技术进行观察、记录、诊断和治疗,而病痛则是患者的感知、体验和叙述的心理和情绪体验。从某种程度上说,设备和技术只能解决患者的生理或器官问题,但这仅仅是"患病"的一个方面,还需要解决患者的心理、情感、文化、价值等问题,应把生理上的疾病与社会中的人放在一个整体中进行考虑;应用技术,更应有关爱;注重证据,也要听患者的故事;有临床干预,也要有对患者的尊重和对生命的敬畏。

目前,叙事医学理论不断丰富和完善,国外健康和医学从业者越来越多地认识到叙事和叙事能力对卫生工作实践的重要性,用叙事学理论指导开展疾病诊疗,已经成为人文医学的热点。很多美国医学院校都开设相关课程,据美国医学院协会的统计,2009 年被调查的 125 所医学院校中,有 106 所开设了此类人文医学课程,至少有 59 所将某种形式的叙事医学作为必修课。从现象学、心理分析、创伤研究、美学等训练出发,来提升医学生观察、倾听、讲述疾病的"叙事能力"(narrative competence)。

八、前景理论

前景理论(prospect theory)认为说服性讯息可分为两类:一类是"如果不采取某种行为会招致损失",另一类为"如果采取某种行为会给你带来益处"。这些讯息设计原则会显著影响人们与健康相关的决策,常被用于预测在不同的情境下,人们如何作出有关健康的决定,如涉及对其他个人或群体具有远期影响的公共政策,或对决策者自己具有直接健康影响的健康决策。

前景理论可有效应用于健康讯息设计(message framing),即在设计健康讯息时要么强调损失(loss),要么强调获益(gain)。对于同一个健康风险设计健康讯息,强调损失的设计会有利于人们采取冒险行为,而强调获益的讯息则更有利于人们采取风险规避行为。人们对损失的敏感性要远远大于获益,如果一个人被告知将遭受损失,就更倾向于采取冒险的态度,即使他知道冒险行为可能带来更大的损失;而一个人为了避免失去既得利益,会采取更保守的态度,不愿再去冒险,即使知道冒险也许会带来更多的收益。如,一个人被罚款 1000 元,但同时得到一个机会,即他可以用这 1000 元赌一把,赌赢了可以赚回 1000 元,多数人会选择赌一把。无论如何,赌一把还有一点机会,不赌输定了。一个人得到 1000 元奖金,但同时给他一个机会,即他可以用这 1000 元去进行风险投资,这项风险投资有可能会给他带来 2000 元的收益,但也可能血本无归,一般来说人们不会选择风险投资,毕竟"百鸟在林不如一鸟在手"。

根据前景理论,人们对不同的健康讯息会作出的不同反应。在设计健康讯息时,要么设计为某种行为或行为改变能够带来益处(获益设计),要么设计为采纳或不采纳某种行为带来的害处(损失设计)。研究发现,前景理论主要影响人们的疾病筛查行为和预防性行为。人们之所以愿意去做筛查检测,是因为他们被告知自己的健康可能已经出现了问题,所以即使查出不良后果会让自己更沮丧,也应该去查一下(如乳腺检查)。预防性行为是指对健康具有保护和促进作用的行为(如佩戴太阳镜),是为了维持或改善已拥有的健康(收益)(而不愿去冒因不戴太阳镜而损害眼睛的风险),所以更乐于为之。所以,损失设计的健康讯息更适合于促使人们的疾病筛查行为,如睾丸自查、HIV 筛查、血脂检测、皮肤癌自查等;而获益设计讯息更适合于人们采纳预防性健康行为,如佩戴太阳镜、体育锻炼、轿车配置儿童座椅。

九、沟通适应理论

沟通适应理论(communication accommodation theory,CAT)认为,人们会针对环境及沟通行为的认知进行语言调整,即会为了满足互动目标,而就不同沟通对象调整并改变自己的口语风格,以适应或包容他人,从而增加沟通的效果和认同感。该理论在人际交往方面,尤其是跨群体人际传播研究中经常使用。在具体的医疗行为中,患者到医院"求"医,在与医生的沟通过程中,由于和医生在专业知识上有很大的差距,再加上有求于人的心态,具有"改变自己的口语风格,以适应或包容他人"的可能,而医生具有专业知识,但面对普通的患者,也需要调整说话方式,以便使患者能够听懂、提升患者的依从性。因此,在医患关系的患者沟通部分,使用该理论可以强调沟通双方的主观能动性和可变性,以便提升医患沟通效果。

健康传播在医患沟通中的应用,主要有两个方面:一是需要为医生开展基本的人际传播能力培训,编写医患对话手册,提高医生沟通能力,减少医患沟通障碍;二是要加强患者教育,开展广泛的健康教育工作必不可少。

参考文献

1. 张国良.传播学原理.上海:复旦大学出版社,1995.

2. 郭庆光.传播学教程.北京:中国人民大学出版社,1999.

3. 帕特丽夏.盖斯特,马丁,沙夫,等.健康传播:个人,文化与政治的综合视角.北京:北京大学出版社,2006.

4. 米光明,王官仁.健康传播学原理与实践.长沙:湖南科学技术出版社,1996.

5. 涂光晋,张媛媛.中国健康传播运动实践研究.国际新闻界,2012,34(6):11-18.

6. 刘瑛.美国之健康传播研究.华中科技大学学报:社会科学版,2011,25(5):99-106.

7. 郑频频,史慧静.健康促进理论与实践.上海:复旦大学出版社,2011.

8. 张自力.健康传播学:身与心的交融.北京:北京大学出版社,2009.

9. 陈小申.中国健康传播研究:基于政府卫生部门的考察与分析.北京:中国传媒大学出版社,2009.

10. 韩纲."传播学者的缺席:中国大陆健康传播研究十二年——一种历史视角."新闻与传播研究,2004,11.1:64-70.

11. 臧芝红.论健康传播的演进及前瞻.全民科学素质与社会发展——第五届亚太地区媒体与科技和社会发展研讨会论文集,2006.

12. 张自力.健康传播研究什么——论健康传播研究的 9 个方向.新闻与传播研究,2005,12(3):42-48.

13. 燕晓英.萌芽中亟待关注的研究领域——我国健康传播的现状分析和前瞻.新闻记者,2003,11:22-23.

14. 田本淳.健康教育核心信息的编制.中国健康教育,2011,(12):942-942.

15. Thompson,Teresa L. ,Roxanne Parrott,and Jon F. Nussbaum,eds. The Routledge handbook of health communication. Routledge. New York,NY:Taylor & Francis,2011.

16. McGuire W J. Public communication as a strategy for inducing health-promoting behavioral change. preventive medicine,1984,13(3):299-319.

17. Strecher V J,Rosenstock I M. The health belief model. Cambridge handbook of psychology,health and medicine,1997:113-117.

18. Ajzen I. The theory of planned behavior. organizational behavior and human decision processes,1991,50(2):179-211.

19. Berger C R,Chaffee S H. The study of communication as a science. handbook of communication science,1987:15-19.

20. Rogers E M. The field of health communication today. American Behavioral Scientist,1994,38(2):208-214.

21. Rice,Ronald E. ,and Charles K. Atkin,eds. Public communication campaigns. Sage,2012

22. Chapman S. Advocacy in public health:Roles and challenges. International Journal of Epidemiology 2001;30:1226-1232.

23. McCombs M E,Shaw D L. The agenda-setting function of mass media. public opinion quarterly,1972,36(2):176-187.

24. McGuire W J. Public communication as a strategy for inducing health-promoting behavioral change. preventive medicine,1984,13(3):299-319.

（傅　华　王　帆　田向阳）

第三章

健康相关行为与行为改变理论

培训要点：
1. 健康相关行为与致病性行为模式的概念和特点。
2. 用于个体行为改变的理论。
3. 用于群体行为改变的主要理论。

研究行为发生、发展和变化的规律，有效开展传播、教育、干预活动，帮助人们消除危害健康行为，养成科学、文明和健康的生活方式，促使组织机构和社区采取有益于健康的社会行动，是健康教育与健康促进的核心任务。健康相关行为的发生、发展和改变有其自身的规律，多年来，各国学者通过对健康相关行为及干预效果的研究，发展出了多个理论模式，帮助解释和预测健康相关行为的演变，分析内外部影响因素对行为的作用，探索行为改变的动力和过程，以及帮助评价健康教育干预的效果。理论源于实践，又反过来指导实践。在健康教育与健康促进实践中，常用的健康相关行为理论可分为个体、人际和社区/群体三个水平。但需要指出的是，一项实际工作往往不只运用某一种行为理论或模式，因为没有哪一个理论或模式能适用于所有的情况。根据关注的对象不同和关心的行为类型的不同，需要应用不同的理论或同时运用多个理论。

第一节　人类行为的定义、特点、发生与发展

一、行为与健康相关行为

行为是指具有认知、思维、情感、意志等心理活动的人对内外环境作出的能动反应。人的行为由五个基本要素组成：①行为主体——人；②行为客体——行为的指向目标；③行为环境——主体与客体发生联系的客观环境；④行为手段——主体作用于客体所应用的工具或使用的方法；⑤行为结果——主体预期的行为与实际完成行为之间的符合程度。

行为的形成与发展是指个体出生以后，随着生理的发育、心理的成熟以及社会交往的不断扩大，个体行为逐渐产生、不断变化和维持的过程。

（一）个体行为发生的心理机制：条件反射与学习理论

有两个著名的行为形成的理论，一个是经典条件反射理论，另一个是操作性条件反射理论。经典条件反射行为形成理论认为，人的行为的形成是条件刺激与非条件刺激引起的躯

体反应之间的联系被反复强化的结果,比如婴儿在第一次见到护士时,因为打针遭受疼痛而哭泣,哭泣(行为)是对打针引起的疼痛(非条件刺激)的躯体保护性反应。去医院打针的事件反复几次以后,只要婴儿一见到护士就会哭泣。"哭"这个行为的形成与受到的外在的条件刺激(护士的出现)有关。操作性条件反射理论认为,人的行为的形成是一个试错的过程,行为的形成决定于行为的后果或对行为后果的预期,如果发生或出现某种行为后,个体受到奖励,这种行为则会被强化,否则,则会被减弱。操作性条件反射理论认为,人的行为并非先天形成,而是在试错的过程中被行为后果所鼓励或强化而被固定下来的。

经典性条件反射和操作性条件反射理论奠定了行为学习理论的基础,即人的行为是习得的,并受到环境条件刺激和行为后果的影响,也是可以通过改变条件刺激和行为后果而改变的。条件反射理论在心理治疗领域得到了广泛的应用,如对恐怖症的"系统脱敏疗法",精神病的"代币疗法",对抑郁症和焦虑症的认知疗法,对高血压等心身疾病的"生物反馈疗法"等,同时也构成了健康教育和健康促进健康相关行为改变的理论基础。

(二) 人类行为的影响因素

行为的形成和改变是人类自身遗传因素、环境因素和学习因素相互作用的结果。在遗传因素相同的情况下,同卵双生子可能因为生活环境不同而形成不同的行为习惯和生活方式;相反,当环境因素基本一致的情况下,人们也可能因为遗传因素不同而表现出不同的行为。

对于健康教育与健康促进工作者,重要的是要研究影响行为和生活方式发生、发展和维持的环境因素,通过改变环境因素反过来促使人们改变危害健康行为,养成促进健康行为和有益于健康的生活方式。

行为的环境影响因素又可分为自然环境和社会环境两种。人类行为会受到诸如气候、地理特征、居住状况等物质环境的影响,同样也会受到社会环境因素的深刻影响。社会环境因素又可被分为小环境和大环境两种。小环境包括家庭、学校、工作单位等,行为的形成和改变主要受到人际环境的直接影响。社会环境中的大环境包括文化、社会制度、经济状况、就业、道德、法律法规、文化、教育、社会风气等。

PRECEDE-PROCEED 模式把行为的影响因素归纳为倾向因素(predisposing factors)、促成因素(enabling factors)和强化因素(reinforcing factors)三类。倾向因素是为行为改变提供理由或动机的先行因素,促成因素是允许行为动机或愿望得以实现的条件,即实施某行为所必需的技术和资源,强化因素指实施某行为后所得到的加强或减弱性因素。

(三) 行为的可改变性

健康教育与健康促进的目的是要改善人们的行为和生活方式,根据行为的可改变性又将人的行为分为高可改变行为和低可改变行为。

1. 高可改变行为 与人的本能、文化习俗关系不大、刚刚发生、环境不支持的行为。青少年尝试吸烟行为、公共场所吸烟、婚外性行为、静坐的生活方式等均为高可改变行为。

2. 低可改变行为 与人的本能、文化习俗密切相关、持续较久已形成习惯、且没有成功改变的先例的行为。酒精依赖、吸毒等成瘾性行为、长期吸烟和过咸饮食习惯等均属低可改变行为。需要指出的是,所谓的低可改变行为,是相对而言的,只要干预方法得当,干预技术适宜,持续时间足够长,干预的频率足够多,所有后天习得的行为都是可以改变的。

二、健康相关行为

从行为的产生来看,可把人们的行为分为本能行为和习得(社会)行为两大类。摄食行为、性行为、睡眠行为和防御行为是人类与生俱来的,可以被称为本能行为。而工作行为、人际交往行为等是在人们为了适应不同的社会环境通过学习而形成的行为,所以也可以叫习得行为或社会行为。无论是本能行为还是社会行为,均会对人们的健康产生显著的影响,这些与健康相关或能对健康产生影响的行为统称为健康相关行为。在健康相关行为中,对健康有益的行为被称为促进健康行为,而对健康有危害作用的行为又被称为危害健康行为,而能直接导致疾病的行为又被称为致病性行为模式。

1. 促进健康行为　使人们为了保护和促进自身及他人健康所主动采取的行为和生活方式,如忠于婚姻和家庭、坚持平衡膳食、适量运动、作息规律、保持充足的休息、晒太阳、讲究个人卫生、定期体检、主动接受免疫接种等,这些行为对个体而言起到了预防疾病、保护和促进健康的作用,也是健康教育与健康促进所要倡导的行为和生活方式。

2. 危害健康行为　有可能已引起健康问题、对人们的健康有直接或间接不良影响的行为统称为危害健康行为,如吸烟、酗酒、吸毒、性乱、缺乏身体活动、高脂膳食习惯、过咸饮食习惯、不良就医行为、自杀、不遵守交通法规等,而这些行为正是健康教育行为干预的目标行为。

3. 致病性行为模式　有的专家把人的行为分为 A 型行为和 B 型行为。详见本章第二节。

第二节　行为危险因素与致病性行为模式

一、行为危险因素

(一) 行为危险因素的定义和概念

1. 危险因素的概念和内涵　危险因素是指增加死亡、疾病和伤残等健康结局发生概率的因素。生态学模型中的"流行病学三角"认为,健康结局是宿主、病因和环境之间相互作用的结果;而其中的"轮状模型"认为,环境因素包括生物、理化和社会环境,宿主还包括遗传内核,各种危险因素围绕宿主和遗传内核呈车轮状展开。病因网络模型(web of causation)认为,健康结局的多种危险因素之间相互交织、互相关联,形成由多种关系链组成的网络。测量危险因素与健康结局之间联系的强度,一般用归因危险度(attributable risk,AR)、相对危险度(relative risk,RR)、病因学分数(etiological fraction,EF)、最少暴露人数(number need to harm,NNH)、机会比(比值比)(odds ratio,OR)等指标。

2. 行为危险因素的概念和内涵　人类行为与健康密切相关,危害健康行为增加了患病、残疾或死亡的风险,是健康结局的重要危险因素,所以也被称为行为危险因素(behavioral risk factors)。行为危险因素的其他定义包括:①"指对行为的度量,这些行为能够引起青少年发生事故、伤害、疾病或死亡,能增加成年人的致残率和死亡率,或成为发生以上情况的重要影响因素";②"影响一个人健康的行为或习惯,如吸烟、不戴安全带、缺乏身体活动等";③吸烟、酗酒、缺乏身体活动、共用注射器等都属于行为危险因素。

（二）行为危险因素的特点

1. 潜伏期长　人群长期、反复暴露于行为危险因素之后才会引发健康结局,潜伏期长且不易确定。由于潜伏期漫长,且有的行为危险因素已变成个人习惯和生活方式的一部分,甚至变成一个人群的文化现象而被人们所普遍接受,长时间以后才会出现的健康结局常常不能引起人们的重视,说服人们放弃行为危险因素有一定难度。但是,由于行为危险因素流行的长期性,同样也为长期实施行为危险因素干预提供了机会。

2. 联合作用明显　多种危险因素同时存在,可明显增大出现健康结局的概率。如,吸烟者同时接触石棉和其他有害金属粉尘,肺癌的发病概率要比单纯吸烟者增加几倍或十几倍。吸烟伴酗酒习惯比单纯吸烟或单纯酗酒,会显著增加患肺癌的风险。

3. 特异性弱　一个行为危险因素往往与多种疾病相关联,一种疾病往往与多个行为危险因素存在联系。如,吸烟是引起肺癌、支气管炎、心脑血管系统疾病和胃溃疡等多种疾病的危险因素。食物中纤维素减少,是结肠癌、糖尿病和冠心病的危险因素。冠心病发生又与高脂饮食、盐摄入量过多、吸烟、精神心理紧张和静坐生活方式和肥胖等多种因素有关。

4. 广泛存在　行为危险因素往往是潜在的、不明显的,广泛存在于人们日常生活之中。有的行为甚至已成为文化的一部分,如,斐济等太平洋岛国,居民们以胖为美,导致糖尿病高发。

二、致病性行为模式

（一）致病性行为模式的概念和内涵

与特异性健康结局直接相关的行为模式或特征,研究较多的是 A 型行为模式(type A behavior pattern,TABP)和 B 型行为模式(type B behavior pattern)。也有人把行为模式分类为 A-Ⅰ、A-Ⅱ、B-Ⅲ、B-Ⅳ 和 X 型五种类型,A-Ⅰ 为典型的 A 型行为模式,A-Ⅱ 以 A 型行为模式为主型,B-Ⅲ 以 B 型行为模式为主,而 B-Ⅳ 是典型的 B 型行为模式。

1. A 型行为模式　A 型行为模式是一种与高血压和冠心病的发生密切相关的行为模式,又被称为"冠心病易发性行为",其行为特征包括成就渴求(achievement striving)和紧迫激惹(impatience-irritability)两个方面,最明显的特点是时间紧迫感强,雄心勃勃,渴求成功,争强好胜,醉心于工作,缺乏耐心,容易产生敌意情绪,做事动作快,想在尽可能短的时间内完成尽可能多的工作,为达目的甚至不惜利用他人或不择手段。其核心行为表现为不耐烦和敌意。A 型行为者的冠心病发病率、复发率均比非 A 型行为者高出 2-4 倍。有的 A 型行为是性格使然,而有的 A 型行为是因为受到职业和环境的要求而被迫形成的。

2. B 型行为模式　是一种与肿瘤的发生有关的行为模式。不具备所有 A 型行为模式的特征,竞争性和进取主动性弱,情绪好压抑,喜欢自我克制,表面上处处依顺、谦和善忍、回避矛盾,内心却是强压怒火,爱生闷气。研究表明 B 型行为可促进癌前病变恶化。B 型行为者宫颈癌、胃癌、食管癌、结肠癌和恶性黑色素瘤的发生率比非 B 型行为者高 3 倍左右,并易发生癌的转移。

（二）致病性行为模式的测量

在 20 世纪 60 年代后期,美国医学心理学家詹金斯(C. D. Jankins)编制了用于测量 A 型行为的 TABP 自陈量表,即詹金斯活动性量表(Jenkins Activity Survey,简称 JAS),该量表推出后得到了广泛的应用。此外,用于测量 A 型行为模式的还有弗雷明翰 A 型量表(Framinghan Type A Scale,简称 FTAS)和得克萨斯 A-B 型行为测验(Texas A-B Index,简称

TAI)等。简化版 A 型行为量表一般包括两个模块,成就渴求模块有七个问题,主要测量人们与成就相关的态度和行为情况,如,"目前,你认为自己进取心很强,还是很放松或随性?""你怎样看待自己的工作?"紧迫-激惹因素测量有五个问题,如,"你做事总是很急促吗?""一般情况下,你很容易被激怒或生气吗?"每个问题的答案选项从"从不"到"经常"分为五个水平,分别被赋予 1~5 分的分值,总分得分越高说明其 A 型行为模式的特征越明显。

20 世纪 80 年代,我国学者张伯源在国外量表的基础上,结合中国人的特点,编写了中国版的 A 型行为量表。量表共包含 60 个题目,分成 3 个因子:

TH:共有 25 个项目,表示时间匆忙感(time hurry)、时间紧迫感(time urgency)和做事快节奏(do something rapidly)等特点。

CH:共有 25 个项目,表示竞争性(competitive)、缺乏耐性(impatience)和敌意情绪(hostility)等特征。

L:共有 10 个题目,作为测谎题,用以考查被试回答量表问题是否诚实、认真。

该问卷具有较好的信度和效度。对冠心病患者的测试证实其在 A 型行为类型问卷上的 TH、CH、TH+CH 得分均显著高于正常人。

第三节　个体行为改变理论

个体水平的健康相关行为和行为改变理论主要包括知-信-行理论、健康信念模式(health belief model)、理性行为理论(theory of reasoned action)、行为的阶段变化理论[trans-theoretical(stages of change)model]。人际水平的理论模型包括社会认知/学习理论(social learning theory)等。

一、知-信-行理论

"知"即知识和学习,是行为改变的基础;"信"即正确的信念和积极的态度,是行为改变的动力;"行"即行动,是目标。知-信-行理论(图 3-1)将人们行为的改变分为获取知识、产生信念及形成行为三个连续的过程。知识是行为改变的必要条件(但不是充分条件),通过学习来获取健康有关的知识和技能。信念和态度是人们对自己生活的信仰和应遵循的原则,它与人们的感情和意志一起支配人的行为。信念和态度是在对知识进行积极思考的基础上而逐渐形成的。当知识上升为信念和态度时,人们就可以将已掌握并且相信的知识付诸行动。

知-信-行理论直观明了,但不足之处也一目了然,从具备知识到行为形成或转变之间存在难以逾越的鸿沟,知识、信念和行为之间并不存在简单的线性逻辑关系,常出现"知而不行"的情况,如果只把健康教育与健康促进工作简单地放在知识的传播上,实际效果往往并不明显。所以,知-信-行理论目前已较少使用,其基本思路往往被并入其他理论模型,作为整体考虑中的一部分内容。

主要以知识和信息传播为主的健康教育活动也被称为 IEC 模式,即仅仅开展信息(information)、教育(education)和传播(communication)活动,因为知识传播活动操作起来比较简单易行、容易取得即时效果(并非具有好的效果),而且不用进行复杂的效果评估,所以被普遍采用。但正因为如此,IEC 模式只是在提高人们知识方面会发挥一些作用,而在促使人们行为改变方面难有作为。有的专家提出,应把 IEC 模式转变为 BCC 模式,即行为(behavior)、变化(change)和传播(communication)。BCC 模式的重点是要关注人们的行为,需要知道通过采取什么措施才能使一个人的行为发生变化,需要做哪些传播和沟通工作。

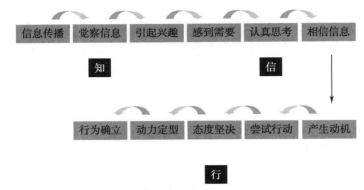

图 3-1　知信行理论

二、健康信念模式

健康信念模式(health belief model,HBM)是心理动力学理论在健康相关行为干预和改变中的应用。健康信念模式把行为的影响因素归结为人们是否意识到某种行为后果的危险性、严重性和易感性,通过提高这些认知,促使人们产生改变危害健康行为或养成促进健康行为的信念,帮助人们获得克服行为障碍的信心和自我效能感,最终改变行为,保护和促进健康。健康信念模式认为,人们要接受医生和健康教育人员的建议而采取某种有益于健康的行为或放弃某种危害健康的行为,需要具有以下几方面的认识:

1. 知觉到某种疾病或危险因素的威胁,并进一步认识到问题的严重性

(1)对疾病严重性的认识(perceived seriousness of the condition):指个体对罹患某疾病的严重性的看法,包括人们对疾病引起的临床后果的判断,如死亡、伤残、疼痛等;对疾病引起的社会后果的判断,如工作烦恼、失业、家庭矛盾、社会关系受影响等。

(2)对疾病易感性的认识(perceived susceptibility to an ill-health condition):指个体对自己罹患某疾病或陷入某种疾病状态的可能性的认识,包括对医生指导的接受程度和自己对疾病发生、复发可能性的判断等。

2. 对采取某种行为或放弃某种行为的后果的预期

(1)对行为益处的认识(perceived benefits of specified action):指人们对于实施或放弃某种行为后,能否有效降低患病的危险性或减轻疾病后果的判断,包括减缓病痛、减少疾病产生的社会影响等。只有当人们认识到自己的行为有效时,才会自觉地采取行动。

(2)对实施或放弃行为的障碍的认识(perceived barriers to take that action):指人们对采取该行动的困难的认识。如,有些预防行为花费太大,可能带来痛苦,与日常生活的时间安排有冲突,不方便等。对这些困难的足够认识,是使行为巩固持久的必要前提。

3. 效能期待　指对自己实施或放弃某行为的能力的自信,也称为自我效能(self-efficacy)。自我效能指一个人对自己的行为能力有正确的评价和判断,相信自己一定能通过努力,成功地采取一个导致期望结果(如戒烟)的行动。自我效能的重要作用在于,当认识到采取某种行动会面临的障碍时,需要有克服障碍的信心,才能完成这种行动。人们的自我效能感会受到性别、年龄、文化程度、个性等个体因素的影响。

4. 提示性因素（cues to action）　人们事先是否曾接受过有关该内容的教育、是否出现了症状、大众媒体中是否传播这方面的信息等，都对人们在具备了上述 1～3 方面的因素后，是否采取实际行动产生提醒作用。

健康信念模式是一个试图通过干预人们的知觉、态度和信念等心理活动，从而改变人们的行为的健康教育模型。HBM 的理论假设是：一个人的行为会发生改变，如果他：①感到某种疾病或残疾是可以预防或避免发生的；②意识到只要采取建议的措施（行为）就可以避免其发生；③自信能够成功地改变这种行为。

HBM 自创建以来，被广泛地应用于控烟、营养、性病艾滋病、高血压筛查、安全带使用、乳腺自检、锻炼等众多的健康教育与健康促进项目和活动的计划、设计和实施工作之中。HBM 模型的基本思路可以用图 3-2 表示。

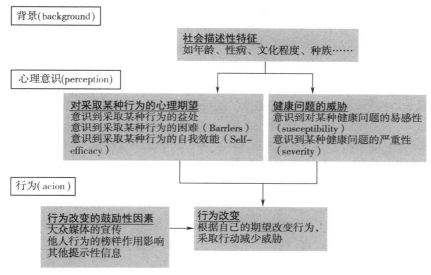

图 3-2　健康信念模式

HBM 模型也存在一些缺点，主要包括：①即使人们认识到了威胁、严重性和易感性等，也未必一定会改变行为；②作为一个心理学的行为改变模型，未考虑到其他因素对人们行为的影响，比如环境因素、经济因素等；③未考虑社会规范、同伴压力对人们行为的影响。

三、行为的阶段改变模型

行为的阶段改变模型（stages of change model）将行为变化解释为一个连续的、动态的、由五个阶段逐步推进的过程，此过程包括十个认知和行为步骤。在认知层面有 6 个步骤，即提高认识、情感唤起、自我再评价、环境再评价、"自我解放"和"社会解放"，在行为层面有 4 个步骤，包括反思习惯、强化管理、控制刺激和求助关系。

行为的阶段改变模型认为，人的行为变化通常需要经过以下 5 个阶段：

（1）无转变打算阶段（pre-contemplation）：没有在未来六个月中改变自己行为的考虑，或有意坚持不改。要想使一个人产生行为改变的想法（意识），走出此阶段，进入下一个阶段，必须要开展三项工作（过程）：①通过传播知识和信息提高行为改变的认知水平（consciousness raising），如可以借助发放肥胖危害健康有关知识的小册子、举办有关讲座等，使干预对象产生肥胖危害健康的意识；②角色扮演（dramatic relief，role playing），如可以让肥胖者参加正常的社交活动以使其产生"不方便"的感受、让肥胖者参观康复中心以使其产生肥胖会引发脑血管病等严重的健康问题的想法;③环境再评估(environmental reevaluation):如让干预对象意识到如果不改变现状会产生很多社会适应问题,比如参加社交活动的便利性受到限制、周围有很多肥胖者已经采取减肥行动等,从使干预对象产生要进行行为改变的压力。

(2)打算转变阶段(contemplation):在未来(六个月内)打算采取行动,改变危险行为。干预对象已意识到了自己某种行为问题的严重性,也已经清楚改变行为所带来的好处,但也很清醒要改变现状自己所要付出的代价,已考虑要改变这种行为。在此阶段,干预对象开始产生要改变行为的情感体验(self-reevaluation),在内心中对行为改变进行权衡,出现矛盾的心态。

(3)转变准备阶段(preparation):将于未来一个月内改变行为。干预对象已完全意识到某个行为问题的严重性,已决定要在下个月改变它。有的人已经打算加入减肥培训班、购买有关减肥的书籍、主动向医生咨询等。甚至一个人已经开始部分地尝试某种行为,如肥胖者已开始尝试去散步,但还没有全面实施有效的减肥行为(减少油炸食品和高糖食品的摄入、进行有效的体力活动等)。在此阶段,人们已经完全放弃了不打算进行行为改变的想法(self-liberation),并作出严肃的承诺要进行行为改变,并且也已完全相信自己有能力改变当前的行为。

(4)行动阶段(action):在过去的六个月中目标行为已经有所改变。干预对象已采取全面的行为改变的行动,但改变后的行为还没有持续超过六个月。如肥胖者已全面开始实施减肥计划:每日平衡膳食、不吃油炸食品和油料作物、每天进行有规律的中等强度的运动、每天监测体重变化情况等,但这些行动还没有达到六个月以上,还不能认为已经达到了减肥的理想标准。在此阶段,要采取以下措施以使干预对象巩固其行为改变:①采取强化管理(re-inforcement management),如可以对其行为改变的行动进行奖励和表彰,既可以是物质的也可以是精神的;②帮助其建立关系(helping relationships),如可以为干预对象建立社会支持(如社区、家庭成员、同事的支持等)、帮助其建立自助互助小组等;③防止其出现反复(counter-conditioning:alternatives for behavior),如试图放弃爱吃油炸食品的习惯等;④控制环境刺激物(stimulus control:avoid high-risk cues),如家庭成员不再购买油炸食品和含糖食品,避免为干预对象提供行为反复的机会。

(5)行为维持阶段(maintenance):新行为状态已经维持长达六个月以上,已达到预期目的。如,通过持续半年以上的减肥行动已使肥胖者的体重开始有规律地下降,此阶段重要的是要不断增强干预对象的信心。

行为的阶段改变理论也有其局限性,主要为:①对环境的影响作用考虑较少;②此模式是对行为变化的描述性解释,而不是原因性解释;③各阶段间的划分和相互关系不够明确。

四、理性与计划行为理论

理性与计划行为理论(TRA&TPB)是理性行为理论(theory of reasoned action,TRA)和计划行为理论(theory of planned behavior,TPB)的整合。

1. 理性行为理论　该理论的两项基本假设是:①人们大部分的行为表现都是在自己的意志控制下进行的,而且是合乎逻辑的;②人们的行为意向是行为是否发生或转变的直接决定因素。在决定某行为的发生或改变是否发生的心理过程中,最直接的因素是行为意向,即人们是否打算实施这个行为。决定行为意向最重要的因素是个人对此"行为的态度"和"主观行为规范"(subjective norms)。其中态度由个人对预期行为结果的相信程度和对这个结果的价值判断来决定;主观行为规范由个人的信仰决定。理性行动理论建立了动机、态度、信仰、主观行为规范、行为意向等各种因素和行为之间的逻辑关系。

2. 计划行为理论　该理论是在理性行为理论的基础上,加上一个"自觉行为控制"因素。自觉行为控制是指个人对于完成某行为的困难或容易程度的信念,包括对洞察力和控制力的信念。该信念来自过去的经验和预期的障碍。当一个人认为他拥有的资源与机会越多,所预期的障碍越小,自觉行为控制因素就越强。

由此可见,理性与计划行为理论由"对行为的态度"、"主观行为规范"和"自觉行为控制"三部分组成。这三者又决定了"行为的意向"和随后的行为改变,人们的一切行为都是人们在综合了自身价值判断、估计了别人可能会产生的看法和综合考虑了社会规范后,经过理性思考最终作出的决定。

3. 理性与计划行为理论的要素　根据理性与计划行为理论的原理,其构成要素主要包括:

(1)行为(behavior):指在一定的时间内(time),一个人在某个环境中(context)采取的有指向性的(target)行动(action)。

(2)意向(intention):是一个人是否采取某种行为的直接决定因素。

(3)态度(attitude):一个人对于采取某种行为的积极的或者负性的感觉(feelings)。

(4)行为信念(behavioral beliefs):指的是一个人对某种特定行为后果的信念和对行为后果的主观估计。

(5)规范(norms):一个人关于别人对某种行为的评价的想法(perception)。如"我这么做,别人会怎么想? 别人也许会认为这么做是不道德的。"

(6)遵从信念模式(normative beliefs):指的是一个人在权衡了自己的观念模式与别人可能会产生的看法后,所持有的信念模式。如:"尽管别人认为这么做不值得,但对于我来说,这么做是很重要的。"

TRA 理论的主要缺点是没有充分考虑环境因素对人们行为的影响,另外,有的时候人们可能先是有了某种行为,然后才改变了态度和观念。如,《道路交通安全法》规定使用安全带,所以一个人在驾驶机动车时,尽管感觉很不好也不得不照做,但当他习惯了佩戴安全带后,觉得戴安全带还是很值得的。

五、社会规范理论

每一个社会群体都有自己成文或不成文的规矩或规则,大家共同遵守,违反这个共同规则就得不到大家的认同,会受到群体成员的排斥,甚至会被清除出该群体。这种在一个群体中大家都必须遵守的、成文或不成文的规矩或规则,就称为社会规范(social norm)。社会规范是一个社会学和社会心理学领域的概念,在很多时候,社会规范主要是通过社会暗示、"潜规则"、心照不宣的形式影响人们的行为,实际上是一个群体的共同价值取向。

社会规范包括:

1. 强制性规范(injunctive norms)　对实施某些行为必须经过群体的允许的认识。比如,加入基督教,必须要接受洗礼;参加重要的大会或会谈需要穿着正装等。

2. 期望规范(descriptive norms)　对群体中的其他人如何行事的认识。比如,认为春节期间聚会时人们都会喝酒。

3. 公开性规范（explicit norms）　文字性或口头性的行为准则。比如，一个国家的法律法规，一个机构的规定和规章制度等。

4. 暗示性规范（implicit norms）　没有明确的文字或口头的表述，但当一个人违反时会得到群体反对的信息。比如，在公共场合男女之间过分亲昵的行为，虽然没有明文规定不允许，但如果这么做，会遭到别人的侧目。在公共场所无遮掩的打喷嚏和咳嗽，虽然没有明文规定不允许，但如果这么做，会遭到他人的厌恶。

5. 主观规范（subjective norms）　对群体中的重要成员如何看待某个行为的心理预期。

6. 个人规范（personal norms）　个人自身的行为准则。

社会规范不是一成不变的，时间的推移、群体之间的交流、社会的融合都会使社会规范发生改变。社会规范理论可被有效地应用于健康教育与健康促进领域。健康教育工作者的重要任务之一，就是要在不同的群体中，维护已有的、有益于健康的社会规范，消除或改变那些不利于健康的社会规范，创建有益于健康的、新的社会规范。

六、人际水平的行为改变理论：社会认知/学习理论

社会认知理论是有关理解行为改变的认知、情感和行为本身等影响因素的理论模型，认为行为的改变是环境、人和行为三者之间相互作用的结果。社会认知理论解释人们如何养成并维持一定的行为习惯，为干预策略提供理论基础，为健康教育的行为研究提供了新的思路，也为健康教育与健康促进行为干预项目的设计、实施和评价提供了一个理论框架。

社会认知理论中的环境是指影响行为的外部因素，包括社会环境和物质环境。社会环境包括家庭成员、亲朋好友、同事等。物质环境包括居住状况、环境温度或饮食条件等。情境与环境不同，它是指物质环境在人们的心理上引起的反应。

环境为行为提供模板。当一个人看到别人的行为时会进行观察学习（observational learning），经过强化就成为自己的行为。行为能力（behavioral capability）是指如果一个人准备实施某个行为时，他必须充分理解这个行为意味着什么，并且具有实施这种行为的技能。

社会认知理论认为一个人之所以产生或维持某种行为，主要受到以下因素的影响：

1. 环境（environment）　是指影响人们行为的外在因素，为人们实施行为提供机会和社会支持。

2. 情境（situation）　是指人们对环境的主观心理感受。正向的心理感受促使人们纠正错误观念，促进有益于健康的行为习惯。

3. 行为能力（behavioral capability）　实施某种行为的知识和技能，可通过知识传播和技能训练促使其掌握有关实施某种行为的能力。

4. 期望（expectation）　对行为结果产生的心理预期，对行为结果的良好心理预期促使健康行为的积极性。

5. 效能预期（expectancies）　一个人对自己是否有能力实施某种行为的心理预期，教育和引导会使一个人产生能够成功改变行为的自信和积极的效能预期。

6. 自我控制（self-control）　是一个人为了实现目标行为所进行的自我调节，如果帮助他提供自我监测的技能、分析和确定行为目标、解决问题和自我奖励的机会，将有利于行为的最终实施。

7. 观察学习(observational learning)　一种新的行为会通过对他人的行为和行为的结果的观察和学习而形成。

8. 强化(reinforcements)　增加或减少行为再发生可能性的措施,如促进个人进行自我奖励,并提供外部激励等。

9. 自我效能(self-efficacy)　一个人实施某种特定行为的自信心,为此,分步骤地、逐步实施某种行为可以较好地保证最终行为改变的成功。

10. 情感应对反应(emotional coping responses)　当一个人作出了行为改变的决定或实施了某种行为后,很可能产生负性的情感反应,从而产生心理压力,阻碍行为的改变或维持,为此应为个人提供用于解决不良情感反应的策略,必要时为个人改变行为提供训练和压力管理。

11. 交互决定机制(reciprocal determinism)　人们在实施某种行为时,个人、行为和环境都会产生持续的相互作用和影响,为使人们的行为发生变化,应考虑采用环境、技能和个人改变的各种措施。

七、综合模式

之所以有多个行为改变的理论模型,是因为人们试图从不同角度或使用不同的方法促使人们的行为发生改变。在实际工作中,很少使用单一的理论模型,针对不同的目标行为,人们往往会综合考虑所有模型的思路进行干预。为了综合现有所有理论模型,Fishbein 于2000 年提出了一个行为改变的综合模型(integrative model of behavior,图 3-3),主要包括以下几个基本观点:

1. 强烈的意愿是特定行为形成的前提,而强烈的意愿源自对待实践某种行为的态度(持久的情绪性的心理倾向)、规范(norms)和自我效能。

2. 具有实践该行为的技术和能力。

3. 没有阻碍其实施行为的环境限制因素。

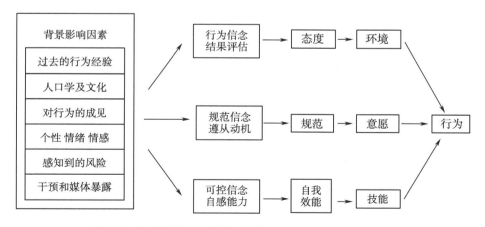

图 3-3　综合行为改变模型(Fishbein,2000,Fisbbein,et al)

第四节　群体行为改变理论

群体行为改变理论和模式包括创新扩散理论(diffusion of innovation theory)、社区或组织改变理论(model of organizational change)和社会市场学理论(social market)等,其主要用于群体、组织机构和社区行动的健康促进。

一、创新扩散理论

创新扩散(diffusion of innovation theory)指一项新事物(新理论、新方法、新技术等)通过一定的传播渠道在社区或某个人群内扩散,逐渐被社区成员或该人群成员所了解与采纳的过程。法国社会学家盖布莱尔·塔德(Gabriel Tarde)曾经指出:社会学就是研究人们之间的心理互动,特别是模仿(imitation)和创新(innovation)的科学。1962年,埃弗瑞特·罗杰斯(Everett Rogers)在此基础上创建了创新扩散理论模型。罗杰斯研究认为,根据对新的发明或理念的接受情况,可把人们分为先行者(innovators)、早期少数(early adopters)、早期多数(early majority)、晚期多数(late majority)和滞后者(laggards)五种。先行者(innovators)受过良好教育、有探索精神、信息来源广泛、勇于冒险,对新生事物非常敏感,他们最早注意到并很快接受这些新的发明和理念,这些人约占人群的2.5%。早期少数(early adopters)一般是受过良好教育的领导者或公众人物,他们也能够较快地接受新的发明或理念,这些人占全人群的(13.5%)。早期多数(early majority)(34%)在面对新生事物的时候会表现得谨慎小心、深思熟虑,但他们会有很多非常规的社会交往活动,会接触到创新。晚期多数(late majority)(34%)是人群中的怀疑派,他们乐于保守传统,一般来说,他们的社会经济状况较低。滞后者(laggards)的主要信息来源是邻居或朋友,对新生事物和改变现状有着恐惧心理。

罗杰斯提出了从对信息的知晓到接受的五阶段创新扩散理论模型:

1. 知晓　知晓创新(新理论、新观念、新技术、新方法等)的存在和功能;
2. 说服　理解创新的价值,作出接受创新的承诺;
3. 实施　把创新付诸实践;
4. 确认　全面接受(或彻底拒绝)创新;
5. 维持　维持对创新的执行。

罗杰斯认为创新的社会传播速率符合S型曲线的变化规律,早期的接受者首先选择新的观念、理论或技术,被多数人追随,最后被公众所普遍接受。新的信息和技术的采纳决定于接纳开始时的速度和晚期采纳的速度。如果一个信息比较简单,很容易做到,那么会很快被人们接纳;如果一个信息相对比较复杂,开始时的传播速度不一定很快,但随着社会网络的传播作用,后期的传播速度会很快。

创新扩散理论的主要观点包括:

1. 大众媒介与人际传播的结合是新观念传播和说服人们利用创新的最有效的途径,大众传播可以较为有效地、有力地提供新信息,增加人们的认知,而人际传播对改变人的态度和行为则会发挥关键的作用。

2. 创新的传播在开始时速度较慢,当其扩大至目标人群的一半时,速度加快,而当其接近最大饱和点时,又会慢下来。

3. 大众传播和人际传播的结合是创新扩散和说服人们采纳的最有效途径。

创新扩散理论提示我们在创新扩散过程中,最初应尽量发挥大众传播媒介及时、迅速、广泛的优势,而当人们对新事物普遍了解、充分把握以后,尽量调动人际渠道的积极性,借助人际网络传播劝服性信息,以产生预期效果。

罗杰斯的创新扩散理论试图揭示传播活动的规律,其在健康教育领域得到了广泛的应用,是开展健康传播活动的重要理论模式。但是,由于缺少反馈环节和与实际情况不吻合等原因,创新扩散理论也有着一定的局限性。

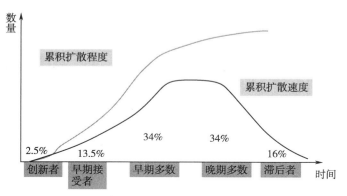

图 3-4　创新扩散理论横型示意图

二、社区与组织改变理论

有共同目标的组织和个体组成了社区。人们对健康行为的选择,除了决定于自己外,他们所在组织的内环境,特别是人际环境的影响,起着非常重要的作用。组织是分层次的,从宏观环境,到组织结构及其内部的管理,到工作组,一直到每个个体成员水平。

社区与组织改变理论(theory of organizational change)解释了社会或组织机构如何创立新的目标、项目、技术和观点的过程。该理论认为,任何改革和创新都要经历一系列的步骤或阶段,为了创新的发展和成熟,在每个阶段都需要一套相应的策略。在其中某个阶段有效的策略可能并不适用于另一个阶段,从而使创新无法发生。因此,必须对一项创新目前所处的发展阶段进行准确的评价,并根据这个特定的阶段的特点选择有针对性的策略。

组织的创新要经历如下 7 个阶段:

1. 意识到系统已经无法满足需求　系统的某些部分运作存在问题或潜在的问题。

2. 寻找解决问题的方法　系统中的成员尽力寻找解决在第一阶段意识到的问题的办法。

3. 评价解决问题的方法　比较不同方法的预期效果。

4. 决定采纳一系列行动　从评价过的方法中选择一种,确定目标和步骤,实施系列行动。

5. 在系统内发起行动　为产生改变而形成政策或其他指导性策略,并提供采取行动所必需的资源。

6. 创新的实施　根据创新的实施情况,对资源进行分配。

7. 创新的制度化　创新在组织内得到确立,成为常规社区或组织活动的一部分。

三、社会市场学理论

社会市场学源自西方市场经济学理论,最初由 Philip Kotler and Gerald Zaltman 在 1971 年提出。结合了商业推广、广告学理论和技术的社会市场学最初的定义是:旨在增加某种社会观念或行为在目标人群中可接受性的活动的设计、实施和控制。

社会营销理论运用的商业策略包括：制定可测量的目标、进行市场调研、生产和提供真正适合需要的产品和服务、通过广告宣传创造需求、最终通过营销网络以适当的价格销售出去，以达到销售目标。社会市场学与商业营销的区别在于前者推广的是一种无形的观念和行为模式，而后者推广的是一种可以感知的商品和服务。健康教育与健康促进项目计划、设计与评价的过程，正是社会市场学理论的具体应用。

在斯里兰卡曾发生过麻风病的流行，起初人们认为这是上帝的惩罚，是年轻时干坏事的结果。针对这种情况，社会市场学推广两种产品：①观念：麻风病是一种传染病，并不是上帝的惩罚，麻风病不可怕；②正规的治疗完全可以治愈，麻风患者应寻求并服从治疗。在向公众推广传播上述的观念的情况下，同时推荐 MDT 综合治疗方法。

社会市场学旨在改变目标人群的观念和行为。所以第一步就是要进行市场调研：包括经济状况、动机、价值观、行为习惯、社会心理学特征和需求。市场调研不但在计划阶段至关重要，在实施阶段也是这样，因为人们的需求会发生不断的改变。

社会营销学注重一切以人们的需求为出发点。产品、服务或观念的推销者只与对象谈论他们的需求。对于不同的人群运用不同的营销渠道，在城市地区采用的渠道与农村地区完全不同。营销方式也应该不断发展变化，以免人们对这些宣传熟视无睹。另外就是价格的适中，需要注意的是，如果因为要适应大多数人的需求而定价过低，人们就会怀疑产品的质量，所以可以采用对富人高定价，穷人低定价的办法。

如果目标是利润的最大化，应考虑不同的价格水平对消费需求的可能影响。如果目标是降低或减少需求，应采用高定价。在定价的过程中应重点考虑人们消费行为的影响因素，如时间、经济收入、传播渠道、足够的信息暴露、心理期望值等。

社会市场学理论认为，产品的设计、生产、销售过程是一个不断激发和满足人们社会、心理需求的过程。社会营销人员要研究人们的社会文化背景、价值取向、生活需要等，通过收集这方面的信息来提高产品的生产设计（product）、订价（price）、销售（place）和推广宣传（promotion），在这个过程中还要通过社会、生活和工作理念的宣传，激发和提高人们的购买欲望。围绕这个过程，社会营销理论形成了 4P 核心理论。但是 4P 理论仍是以营销者为中心的理论体系。随着社会营销理论的发展，后又逐渐形成了 4C 理论，即社会营销活动应该一切以顾客（customer）为中心，4C 的含义是：①顾客（consumer），顾客的欲望和需求（consumer wants and needs）；②成本（cost），顾客欲望和需求的满足成本（cost to satisfy the wants and needs）③购买的便利性（convenience to buy），消费者更注重考虑购买的便利性；④沟通、交流（communication）。

社会市场学理论同样可应用于健康教育与健康促进，健康教育与健康促进要对人们的健康需求进行调查了解和分析，根据调查结果，确定适合目标人群实际需求的健康教育与健康传播的内容、方式方法和措施。

思　考　题

1. 人类行为的影响因素有哪些？
2. 行为危险因素有哪些特点？
3. 健康信念模型的变量有哪些？
4. 影响个人健康相关行为改变的主要因素有哪些？

5. 创新扩散理论中的意见领袖有何特点?

参考文献

1. Pavlov, I. P. Conditioned Reflexes: An Investigation of the Physiological Activity of the Cerebral Cortex (translated by G. V. Anrep). London: Oxford University Press. 1927.

2. Kolb B, Whishaw I. An Introduction to Brain and Behavior. New York: Worth Publishers. 2001. ISBN 0-7167-5169-0.

3. Clinical epidemiology(Third Edition)Robert H Fletcher

4. 李立明.流行病学(第四版),北京:人民卫生出版社,1999.

5. 张伯源.医学心理学.北京:北京大学出版社,2010.

6. Bill Thornton, Richard M Ryckman, Joel A Gold. Competitive Orientations and the Type A Behavior Pattern. Psychology. 2011;2(5):411-415.

7. Spence JT, Helmreich RL, Pred RS. Impatience ver-sus achievement strivings in the Type A pattern: Differential effects on students' health and academic achievement. Journal of Applied Psychology, 1987;72: 522-528.

8. Janz, NK, Becker MH. The Health Belief Model: A Decade Later, Health Education & Behavior, 1984;11 (1):1-47.

9. Sheppard BH, Hartwick J, Warshaw PR. The theory of reasoned action: A meta-analysis of past research with recommendations for modifications and future research. Journal of Consumer Research, 1988;15: 325-343.

10. Prochaska JO, Butterworth S, et al. Initial efficacy of MI, TTM tailoring and HRI's with multiple behaviors for employee health promotion. Prev Med, 2008;46(3):226-31.

11. Bandura, A. Social Learning Theory. General Learning Press, 1977.

12. Green, L. W. Toward cost-benefit evaluations of health education: some concepts, methods, and examples. Health Education Monographs, 1974;2 (Suppl. 2):34-64.

13. "Community Mobilization and Participation". Women and Child Development Department, Govt. of Orrissa. pp. 197-205.

14. Rogers, Everett M. Diffusion of Innovations. New York: Free Press, 1983. ISBN 978-0-02-926650-2.

15. Perkins, H. W. The Social Norms Approach to Preventing School and College Age Substance Abuse: A Handbook for Educators, Counselors, and Clinicians. San Francisco: Jossey-Bass, 2003.

(田向阳)

第四章

健康教育与健康促进项目的设计、实施与评价

培训要点：

1. 健康教育与健康促进项目的计划和设计。
2. 健康教育与健康促进项目的实施和管理。
3. 健康教育与健康促进项目的评价。

项目是指为实现某一个预先设计的目标，需要在一定的期限内完成的计划活动，项目活动与日常的工作内容既相关又不完全等同。健康教育与健康促进项目有多种类型和不同内容，从资金、实施范围、涉及人群数量来看，规模有大有小，既可以是全国性项目，也可是针对某地区、某一人群的小型项目。

一般来说，项目都具有明确的特点。一是具有目标性，即每个项目都需设定所要实现的目标，明确所要解决的健康教育或健康促进领域的具体问题。二是独特性，任何一个项目都应有其不同于其他项目的地方，有特定的目标、目标人群、策略或措施，或与其他项目针对的问题不同，或解决问题的思路不同，或内容相同但受众不同，或内容、受众相同但干预方法或设定的目标不同等。三是时限性，即每一个项目都应该有明确的周期。项目工作量和工作内容不同，周期也不同。有些项目可能持续数年，有些项目则只持续数天或数周。但不管项目持续多长时间，每一个项目都应有始有终。四是制约性，即每个项目都在一定程度上受到客观条件和资源的制约，如人力资源、财力资源、物力资源、时间资源、技术资源、信息资源等。无论什么项目，资源都不可能是无限的，因此，合理地分配和利用现有资源，是项目成功实施的重要保证。

第一节　需　求　评　估

需求评估又称"诊断"，是项目设计的第一步，设计任何一个项目，都首先需要了解目标人群是谁，他们存在哪些健康问题，需要哪些健康知识和技能，喜欢什么传播形式和方法，目前拥有哪些可利用的健康教育技术和资源等。只有对目标人群或干预社区进行全面细致的需求评估，才能使项目计划有的放矢。

目前，最具代表性、使用最为广泛的健康教育诊断的基本思路是以格林（Green L.）为首的美国学者提出的 PREECEDE-PROCEED 模式，又称格林模式（见图 4-1）。

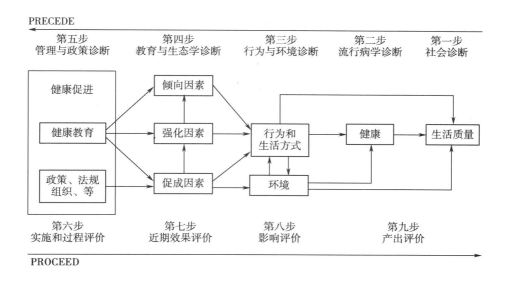

图 4-1　PRECEDE-PROCEED 模式（格林模式）

一、社会诊断

社会环境和健康问题是相互影响的。社会诊断的目的和任务主要有：评估目标人群的生活质量，并找出影响其生活质量的健康问题；了解目标人群所处的社会环境对其健康的影响。

1. 生活质量　健康水平是评价一个人生活质量的重要指标，同时生活质量又会对健康产生重要影响。反映生活质量的指标包括主观和客观两个方面。客观指标包括失业率、居民收入和消费水平、就业情况、居住条件、环境状况、教育程度、卫生服务获得、社会安全和社会保障等。健康教育和健康促进最关心的是影响生活质量的疾病或健康问题指标，如死亡率、患病率、疾病经济负担、期望寿命等。反映这些客观指标的数据主要通过查阅政府及卫生机构统计资料和文献回顾、专家咨询等方式获取，在一些情况下，需要采取现场观察获得。生活质量的主观指标主要包括由某些社会条件、人际关系、社会结构、心理状况等因素决定的生活满意度和幸福感，包括对生活整体的满意度和对某一具体方面的满意度两种指标，考察的是人群对生活质量的主观感受。主要通过调查或访谈、座谈会、小组讨论等半定量和定性方法获取。

进行生活质量评估的目的是从宏观层面，找出影响人们生活质量的主要健康问题，通过采取措施，最终加以干预和解决。同时，也要找出生活质量对人们健康的影响，为制定相应的干预策略提供依据。

2. 社会环境　社会环境指人类生存及活动范围内的社会物质、精神条件的总合。包括社会政策环境、社会经济环境、社会文化环境、社会服务环境等多方面。

（1）社会政策环境：相关政策与法规的制定和执行情况，如是否制定了与项目所涉及问题相关的政策、法律和制度；相关领导对项目所涉及问题是否重视，是否有意愿解决这一问题；是否能与其他相关部门合作开展该项目活动等。

（2）社会经济环境：包括人群对社会问题的关注程度和参与水平、人均国民生产总值、人均年收入水平、消费品零售总额和人均住房面积等。

（3）社会文化环境：包括入学率、文盲率、信仰宗教人数占人口比例、大众传播媒介种类及覆盖和利用情况等。

（4）社会服务环境：主要指健康教育与健康促进可利用的资源、卫生机构的数量和特征、卫生服务的覆盖面和人群利用卫生服务的情况等。

收集社会环境信息资料的主要目的，首先是帮助确定影响生活质量的健康问题，其次是帮助分析健康问题和健康相关行为问题发生发展的原因，特别是与其发生相关的社会政策、经济和文化背景；第三是了解项目可以利用的资源情况，包括政策资源及潜在的合作伙伴等；四是为设计项目的策略和措施提供思路和依据。目前，健康的社会决定因素越来越受到重视，所以在开展健康教育和健康促进项目时，详细了解相关的社会因素，并致力于改善这些因素，对于解决相关健康问题，具有至关重要的作用。

社会环境的客观指标数据主要通过查阅档案资料、回顾文献、专家咨询等方式获取，主观指标或没有统计资料的指标主要通过现场调查或访谈、座谈会、小组讨论等定量、半定量或定性方法获取。

二、流行病学诊断

流行病学诊断与社会诊断是健康教育诊断的两个方面，二者侧重点不同，又相互补充，可结合进行。社会诊断主要是从宏观的社会政策、经济、文化等问题入手，了解健康问题的社会决定因素，从而制定有利于解决健康问题的政策，或创造支持性环境，达到保护和促进人群健康的目的。流行病学诊断要客观地确定目标人群的主要健康问题，这些健康问题在人群中的分布，引起这些健康问题的可能的行为因素和环境因素。在进行流行病学诊断时，应充分利用生活质量诊断和社会诊断的结果，从中找出线索。流行病学诊断最终应回答以下几个问题：

1. 威胁目标人群的主要健康问题是什么？

2. 这些健康问题在目标人群中的分布情况如何？

3. 影响该健康问题的主要因素有哪些？其中什么因素影响最大？这些因素中有哪些是可以改变的？

4. 对哪些危险因素进行干预可能效果最明显？

在流行病学诊断中，可以用现有的政府和卫生机构统计资料进行分析。但更多情况下，应该开展现场流行病学调查。流行病学诊断的结果，除用于确定干预的健康问题和危险因素外，还应该为确定项目目标提供可靠、有效的指标。

三、行为与环境诊断

通过开展流行病学诊断，明确了目标人群中最主要的健康问题和影响因素，接下来就要进行行为与环境诊断。行为和环境诊断的任务主要包括：

1. 明确区分哪些行为和环境因素与我们所关注的健康问题相关。

2. 明确哪些行为或环境因素对该健康问题影响最大或最为直接。

3. 区分哪些行为或环境是容易改变的、哪些行为和环境是不能或难以改变的。

行为诊断通常采用现场调查、文献检索、专家咨询等综合方式进行。在实际操作中，可以将该步骤与社会诊断和流行病学诊断结合进行。

四、教育与生态学诊断

教育与生态学诊断的目的和任务是在确定了要进行干预的行为或改变的环境因素的基础上，对导致行为发生发展的因素进行调查和分析，从而制定健康教育和健康促进干预策略。在格林模式中，将这些因素分为三类，即倾向因素、强化因素和促成因素。

1. 倾向因素　倾向因素是目标行为发生发展的主要内在基础，是为行为改变提供理由或动机的先行因素，包括个人的知识、态度、信念、价值观、自我效能以及行为动机和意向。这一因素主要反映目标人群在多大程度上想要改变现有行为，以及通过何种方式能够提升目标人群改变行为的动机。以戒烟为例，主要考察个人对吸烟危害的认识程度，对戒烟的态度以及是否相信自己通过努力能够成功戒烟。

2. 促成因素　指能够使行为动机和意愿得以转化的因素，即实现或形成某行为所必需的技能、资源和社会条件。促成因素是行为发生或改变的重要条件。以戒烟为例，促成因素应该包括是否掌握了戒烟的技巧，是否在家庭或工作场所形成了有助于其戒烟的环境。

3. 强化因素　强化因素是那些在行为改变发生后，提供持续回报或为行为维持和重复提供的激励。包括他人的赞扬，也包括自己对行为后果的感受。强化因素是维持行为改变的重要手段。

教育与生态学诊断主要采用直接在目标人群中开展定量和定性调查，同时辅以查阅材料、专家咨询、现场观察等方法获取资料。

五、管理与政策诊断

管理诊断的核心是组织评估和资源评估。对于健康教育和健康促进项目来说，组织评估包括两个方面：系统内分析，包括健康教育机构设置情况，该机构开展相应工作的能力如何，现有人力和物力资源情况怎样等。组织间分析，包括将要实施的健康教育项目与本地卫生总体规划是否一致；政府行政部门对该健康问题或项目的重视程度和资源投入状况；其他相关组织机构参与该项目的积极性和既往开展相关工作情况、目标人群接受和参与该项目的意愿和现状等。

政策诊断的主要内容是了解项目地区现有政策状况。如有无与项目内容相关的支持性政策，该政策是否完善等。

管理与政策诊断主要通过查阅资料、专家咨询、定性调查等方式进行。

虽然格林模式将健康教育诊断分为 5 个步骤，但各个步骤之间并不是非此即彼的关系，在实际工作中也不必分别组织 5 轮调查。如果一个健康教育项目需要采用现场调查方式完成诊断，通常是首先做文献检索及专家咨询等，利用已有信息了解项目地区、目标人群、目标健康问题及相关行为等情况，然后再进行社会诊断。在以上工作的基础上，仔细设计综合性调查，尽可能在一轮现场调查中将流行病学诊断、行为与环境诊断、教育与生态诊断所需资料都收集起来。在实际工作中，健康教育诊断常常不是从社会诊断以确定目标疾病或健康问题开始，而是在已明确目标疾病或健康问题的情况下从流行病学诊断开始，甚至从行为与环境诊断开始。但必须明确的是，随着健康教育和健康促进工作模式的改变，社会决定因素对健康行为的影响已经成为健康行为改变必须要考虑的问题，所以开展任何一项健康教育与健康促进项目，都必须要收集社会影响因素的有关资料，以便采取制定支持性政策、建立支持性环境、个体行为干预等综合措施,达到促进健康行为和习惯形成的目的。同时,健康教育干预效果的评价需要基线资料以作为干预效果评价的基础,多数情况下健康教育诊断调查的内容可以包含基线资料。

通过需求评估,明确了需干预的主要健康问题、目标人群特点与需求、重点干预的健康相关行为问题及其影响因素、可利用和需开发的资源,可为制定健康教育和健康促进项目目标和干预计划奠定坚实的基础。

第二节　健康教育与健康促进项目计划设计

根据项目目标规定,对项目实施工作进行的各项活动作出周密的安排,称之为项目计划。一个需要实施的健康教育与健康促进项目确立后,就要为该项目的全面实施制定一份综合性计划。这个计划围绕拟定的项目目标,阐明在未来项目周期内要开展哪些工作,并把工作任务进行分解,具体到各个任务是什么、谁来做、在哪做、何时做、怎么做、做到什么程度、需要哪些资源、存在哪些风险等。一般来说,项目计划应包括项目目标、项目内容和任务、实施进度、项目人员分工、预算、监测与评估方案等。

一、确定项目目标

项目目标分为总体目标和具体目标。总体目标是宏观的、长远的努力方向,项目理想的最终结果,如,降低发病率、改善健康状况、提高生活质量等。具体目标则是项目直接解决的问题,必须明确:对谁?实现什么变化?在多长限期内实现这种变化?变化程度?如何测量该变化?

总体目标可以分解为各方面、各阶段、各层次的具体目标,如,远期的疾病控制目标、中期效果评价阶段的健康相关行为改善目标、短期效果评价的各种教育目标(倾向因素、强化因素、促成因素)、执行阶段的各种工作进度目标等。具体目标必须为实现总体目标服务。

制定具体目标需遵循 SMART 原则,即:

1. 具体(specific-S)　目标要清晰、明确,让考核者和被考核者能够准确理解目标。

2. 可测量(measurable-M)　目标要尽可能量化,最好有明确的数据指标,使制定人与考核人有一个统一的、标准的、清晰的、可测量的标尺。杜绝在目标设置中使用形容词等概念模糊、无法衡量的描述。

3. 可实现(achievable-A)　目标要通过努力可以实现,也就是目标不能过低和偏高,偏低了无意义,偏高了实现不了。

4. 相关(relevant-R)　设定的具体目标要与项目要达到的结果相关,也就是目标为目的服务。

5. 有时限(time-bound-T)　准备在多长时间内完成这个目标,不可能无限期地延长目标的完成时间。

二、确定项目内容和目标人群

1. 确定目标人群　目标人群也可被称为干预对象,是指项目干预的实施对象。目标人群可分为三类:

一级目标人群：项目直接干预的对象，如，糖尿病健康教育项目的一级目标人群是糖尿病患者、糖耐量异常者和具有糖尿病高危因素的人群。

二级目标人群：与一级目标人群有着直接利益关系、对一级目标人群的信念和行为有重要影响的人，如一级目标人群的配偶、父母、子女等。

三级目标人群：一级目标人群信任的、对一级目标人群的信念和行为有较大影响的人，如卫生人员、宗教领袖、宗族和部落首领、当地的名人或权威人士等。

四级目标人群：能够影响一级目标人群行为改变的社会环境，如，当地政府的领导和决策者能够出台支持性政策，改善社会支持环境，为一级目标人群行为改变提供支持。

2. 确定干预内容　根据项目目的（目标）、目标人群特征、环境条件和可得资源等情况选择最佳的干预途径、干预方法、干预时间、场所和人群。干预策略一般分为教育策略、社会策略、环境策略及资源策略。

（1）教育策略：包括信息交流策略、技能培训策略和行为干预策略。

（2）社会策略：即政策、法规、制度、规定及其执行方法等。

（3）环境策略：即旨在改善有关社会文化环境和物质环境的各种策略手段。

（4）资源策略：所谓资源策略即动员、筹集、分配、利用社区中各种有形和无形资源的途径、方法。

3. 确定教育活动日程　健康教育和健康促进项目的活动日程可按程序安排，整个教育活动大致可分为4个阶段。

（1）调研计划阶段：包括基线调查、制定项目计划、制定监测和评价计划。

（2）准备阶段：包括制作健康教育材料和预试验、人员培训、物质资源准备等。

（3）执行（干预）阶段：包括干预活动开展、各种媒介渠道应用，监测与评价计划的执行等。

（4）总结阶段：包括整理、分析所收集的材料和数据，撰写项目总结评价报告，规划今后工作等。

每一项工作都要认真确定起止时间，安排好详细的工作日程，并以图或表的形式加以表示。

4. 确定工作人员队伍　确定项目工作人员队伍是为项目管理和实施提供一份详细的人员需求、来源、安排和使用方案。项目人员计划要说明项目管理各层所需要的人员数量、专业结构、年龄结构、职务职称结构、工作背景和经验及在各个部门和岗位的分布。项目执行人员计划要特别提出每个工作岗位的工作任务和范围，以及与其他人员和岗位的关系。

5. 确定项目预算　制定项目预算是为未来实施项目提供经费保障。项目预算需严格遵守投资方的财务管理规定和经费使用标准，根据项目工作内容合理预算，每项预算有计算依据，应本着成本-效益原则，既要避免经费不足，又要避免经费过剩。

三、制定监测与评估计划

监测与评估是健康教育与健康促进项目的重要工作内容和项目设计的关键环节，在项目设计阶段应明确项目监测评估方法、指标、实施机构、人员、时间及经费。

第三节　健康教育与健康促进项目实施与管理

健康教育与健康促进项目的实施实际上是对已制订计划的实施,因此项目的实施就是将计划转变为行动,按照项目计划开展各项工作,并根据项目实施中发生的实际情况,进一步明确项目计划所规定的任务和范围;采取各种质量保证和监控措施,确保项目能够符合预定的质量标准;提高项目团队的工作效率和对项目进行高效管理的综合能力。所有影响项目进展的活动和因素都属于项目实施的范畴。

一、项目启动

按照相关规定,经过必要的程序,项目计划一旦获得相关部门的批准,就要尽快启动项目。应组织正式的项目启动会,宣传、说服和动员各相关机构开展工作,开展相关的培训,协调项目实施单位在人员、财务、相关业务方面的合作与交流。

二、制定实施工作时间表

实施计划时间表不是一个简单的时间计划,而是一个以时间为引线排列出各项实施工作的内容、具体负责人员、监测指标、经费预算、特殊需求等内容的一个综合执行计划表。时间表是一个项目实施过程的对照表,用来对照检查各项工作计划的完成情况,进展速度和完成数量。

1. 工作内容　指各项具体活动。不必将实施活动进行过细的分解,而是将主要的活动列进去,并且按照活动的先后顺序,将各项工作内容纳入时间表。要充分考虑各项工作所需时间,根据工作内容确定时间跨度,不必平均分配时间,确保重点内容有足够时间执行。另外,需要特别注意的是工作时间应服从于工作质量,不能以牺牲工作质量的方式,争取时间。

2. 负责人员　每项活动应明确具体负责人员。并不是每项工作都需要项目负责人亲自负责,但每项工作的进展都应及时向项目负责人报告,以保证项目总体进度。

3. 监测指标　是监测该项工作是否完成的依据,特别是要做好痕迹管理,如以培训班的通知、培训班总结和学员名单、学员照片等作为培训班的监测指标。每一项工作都需要一个或多个能监测其执行情况的指标,特别是列入时间表的重要活动,应明确完成的指标。

4. 经费预算　是对该项活动所需要的费用的估计。既要保证各项活动有必需的经费,又要做到经费的合理分配和有效使用,尽量避免出现有的活动经费过于充足,而有的活动经费又短缺不足的情况。同时,有些项目(如财政项目),有明确的经费执行进度节点,应在安排经费时予以考虑,确保按进度要求执行预算。

5. 特殊需求　指该项活动所需要的特定设备、资料、场所以及技术支持等特殊需求。

制定时间表的重点是对准备实施的各项项目活动的实施时间进度进行计划,并对经费进项测算。时间表的制定者在计划每项活动的时间时,应考虑其实际操作程序、运作过程、可能遇到的困难等因素。根据这些实际条件,结合以往的经验作出科学的安排。实际工作中许多活动是交叉进行的,在时间上是重叠的,因此除了考虑时间的计划外,必须考虑人员投入,以免力不从心,甚至忙乱不堪,影响实施工作,影响计划的完成。

三、实施的质量控制

在项目的实施过程中,会有很多不可预测的情况发生,包括项目范围扩大或缩小、时间延长、质量达不到预期、费用超出预算和未执行完等情况,为了在项目重要节点进行监督管理,需要利用各种方法及早发现问题。在健康教育和健康促进项目实施过程中,运用过程评估的手段和方法对实施过程进行监测和评估,了解和评估实施的过程及实施效果,发现和解决实施过程中出现的问题,及时调整实施策略、资源分配和工作进度,控制实施质量,以保证计划的顺利实施和取得预期的效果。质量控制的内容包括:

1. 工作进度监测　干预活动是否按时间进度进行是反映项目质量的一个重要方面。符合质量要求的干预项目应该能严格执行进度表上的进程,以保证按时完成干预活动及整个项目。如有特殊情况需要调整干预活动的时间安排,应与项目管理者沟通,统一部署,以免对其他干预活动或整个进程造成不良影响。

2. 干预活动质量监测　各项干预活动都有特定的质量要求,如传播材料覆盖率、活动参与率、培训参与率及知识掌握情况等。对于干预活动的质量监测注重各项干预活动是否按计划执行,并达到预期目标。如发现干预活动质量不能达到技术要求,并影响项目目标实现时,应考虑干预活动的重复进行或调整。

3. 项目工作人员能力监测　项目工作人员的能力会直接影响项目工作的顺利开展和干预活动的进行。在工作人员能力监测方面,主要考察其是否按计划接受了培训;是否有调整人员的必要。

4. 阶段性效果评估　在干预活动进行一段时间后,对产出进行阶段性评估(中期评估),有助于总结经验,及时发现问题、纠正偏差,确保项目目标的最终实现。在阶段性效果评估中通常会对以下内容进行考核:目标人群健康知识水平、态度、信念、健康相关行为,项目执行情况与进度等。

5. 对经费使用的监测　对各分项项目经费使用情况进行监测,有利于及时调整分项预算,控制整体预算支出,保证计划顺利实施。

将监测评估获取的信息,以及各种项目执行过程中的报告、统计数据,与项目计划进行对比,及时发现项目执行结果和预期结果的差异,以获取项目偏差信息,及时纠正。造成项目偏差的责任方通常有卫生管理机构、项目执行机构、项目相关部门和机构及不可抗力等。造成偏差的根源有项目目标不妥的原因、项目理论与项目假设不符的原因、项目计划不完善的原因、项目实施过程中指控不到位的原因等。只有掌握了项目偏差信息,了解了项目偏差的根源,才可以有针对性地采取适当的纠偏措施。而只有明确了造成偏差的责任方和根源,才能分清应由谁来承担纠正偏差的责任和损失,以及如何纠正造成偏差的行为。

四、实施的组织机构

在制定完成了实施计划并实施活动时,首要的任务是建立领导实施工作的领导机构和具体承担实施任务的执行机构,同时还要确定协作单位,建立协作关系。

1. 领导机构　健康教育和健康促进项目可能涉及很大的人群和地域范围,如数个省或全国。一般来说大型项目需要组建领导小组或委员会,主要职责是督导项目实施进度和质量,提供政策支持,研究解决计划执行中的困难和问题等。领导机构的组成需根据工作涉及的范围和内容来确定。一般来说,领导机构应包括该计划实施相关部门领导和主持实施工作的业务负责人。

2. 执行机构　执行机构是指具体负责计划运行和开展活动的机构。执行机构的职责是分解计划中的每项活动,将计划的意图付诸实施,开展活动,实现预定目标。除特殊情况需要另成立跨部门的执行机构外,一般执行机构设置在一个业务单位内,由其中某个或某几个部门来承担实施工作。实施人员大多由该业务单位的执行人员组成。执行机构人员的数量和专业组成需要根据计划内容确定,既要适应工作需要,又要避免过大,专业背景和职务职称等要符合工作开展需要。避免过多的管理人员,整个团队也不能全部由高级专业人员组成,还应包括专业技术骨干,保证团队既有技术指导和把关人员,也有具体的执行人员。同时,执行人员要相对稳定,特别是核心团队必须要稳定,以保证工作的延续性。所以在选定执行人员时就要考虑到主要执行人员是否能够全程、保质保量地参与项目工作。

3. 专家团队　健康教育与健康促进项目往往是一项复杂的社会工程,需要多领域的专家参与和合作。因此在项目执行过程中,应成立多领域专家组成的、相对固定的专家组。专家既可以是项目团队的成员,也可以是团队聘请的专业人员。专家的主要作用是按照项目要求,解决与其专业领域相关的问题,提出项目面临的风险和防控方案。

4. 组织间的协调与合作　由于健康教育与健康促进项目需要多部门的广泛参与,因此有关部门是否真正能参与到项目中来,关系到项目的成败。在项目执行过程中,应充分运用社会动员和行政干预的功能,协调有关部门的关系并建立起多个部门的联合是成功实施计划的重要保证之一。

第四节　健康教育与健康促进项目的效果评价

评价就是比较,包括把客观实际情况与原定计划进行比较,把实际结果与预期目标进行比较。通过比较找出差异,分析原因,解决问题,改善管理,提高执行效率。评价是项目计划设计科学可行、成功实施、实现预期目标的关键性措施,应当贯穿项目活动全过程。

一、项目评价的目的和意义

1. 衡量健康教育与健康促进项目计划的先进性、可行性和合理性。

2. 评价计划的执行情况,包括干预活动数量和质量,以确定干预活动是否适合目标人群,各项活动是否按计划进行,活动的覆盖人群是否达到预期。

3. 衡量健康教育与健康促进项目是否达到预期目标,是否解决了或部分解决了要解决的问题。

4. 评估项目的产出是否有混杂因素的影响,以及影响的程度如何。

5. 向公众和投资者说明项目结果、项目的贡献与价值,为决策者提供决策依据,扩大项目影响,改善公共关系,以取得目标人群、社区、投资者更广泛的支持与合作。

6. 总结项目的成功经验与不足之处,提高健康教育和健康促进专业人员的评价理论与实践水平,在实践中丰富和发展评价理论,完善健康教育与健康促进项目。

二、评价的种类

1. 形成性评价　是对项目计划可行性与必要性进行的评价过程,是一个完善项目计划,避免工作失误的过程,包括评价计划设计阶段进行的目标确定、目标人群选择、策略和方法设计等,其目的在于使计划符合实际情况。此外,在计划执行过程中及时获取反馈信息、纠正偏差,进一步保障计划的成功,也属于形成评价的范畴。因此,形成评价主要发生在项目设计阶段及项目实施阶段。形成评价的具体内容包括:

(1)项目目标是否符合目标人群的特点,如健康知识水平、态度和行为、健康状况和活动的可及性。

(2)了解干预策略的可行性,如目标人群的文化程度、健康教育资源的可及性、政策制定和环境改善的受益人群、影响程度和可行性等。

(3)传播材料、测量工具预试验,及政策制定和环境改善试点等。

(4)是否在最初的计划执行阶段根据出现的新情况、新问题对计划进行适当调整。

在形成性评价中,可采用多种技术,包括文献、档案、资料的回顾、专家咨询、专题小组讨论、目标人群调查、现场观察、试点研究等。形成性评价的指标一般包括项目的科学性、政策的支持性、技术上的适宜性、目标人群对策略和活动的接受程度以及项目目标是否合理、指标是否恰当等。

2. 过程性评价　起始于项目开始实施之时,贯穿于项目执行的全过程。完善的过程评价资料可以为解释项目结果提供丰富的信息。在计划执行阶段,过程性评价还可以有效地监督和保障计划的顺利实施,从而促进项目目标的成功实现。过程性评价的内容包括:

(1)针对目标人群的评价,包括:哪些人参与了健康教育和健康促进项目;接触到哪些干预活动;目标人群对干预活动的反应如何;是否满意并接受这些活动(包括对干预活动内容的满意度、形式的满意度、组织的满意度、对人际关系的满意度等);目标人群对各项干预活动的参与情况如何。

(2)针对项目进程的评价:项目活动的执行率;干预活动的覆盖率;有效指数;资源使用进度指标(项目经费使用率、年度费用使用率、费用进行比等)。

(3)针对组织的评价内容,包括:项目涉及了哪些组织;各组织间是如何沟通的;他们参与项目的程度和决策力量如何;是否需要对参与的组织进行调整,如何调整;是否建立了完善的信息反馈机制;项目档案、资料的完整性、准确性如何。

过程性评价方法可以分为查阅档案资料、目标人群调查和现场观察三类。例如,项目活动进度、目标人群参与情况、费用使用情况可以通过查阅资料获得;目标人群满意度等可以通过目标人群定性、定量调查获得;此外,干预活动执行情况、目标人群参与情况、满意度等还可以通过现场观察来了解。

3. 效应评价　效应评价是评估项目引起的目标人群健康相关行为及其影响因素的变化。与健康结局相比,健康相关行为的影响因素及行为本身较早发生变化,故效应评价又称为中期效果评价。

效应评价常用指标包括:健康知识知晓率,健康素养水平,信念持有率,行为形成率,行为改变率以及是否有新的政策、法规出台,是否有环境、服务、条件方面的改变等。

4. 结局评价　通过项目执行,提高目标人群的健康水平,提高生活质量是健康教育与健康促进工作的最终目的。结局评价正是立足于评价健康教育与健康促进项目所引起的目标人群健康状况乃至生活质量的变化。对于不同的健康问题,从行为改变到出现健康状况改善所需的时间不同,但均在行为改变之后出现,故结局评价也常被称为远期效果评价。

评价内容包括:①健康状况。生理和心理健康指标、疾病和死亡指标;②生活质量,生活质量指数、生活满意度指数等。

5. 总结性评价　总结性评价是对形成性评价、过程性评价、效应评价和结局评价的综合考量,以及对各方面资料作出的总结性概括,能全面反映健康教育与健康促进项目的成功之处与不足,为今后的计划制定和项目决策提供依据。

三、健康教育与健康促进项目的评价步骤和方法

一个完整的健康教育与健康促进项目评价应遵循以下步骤,即全面收集项目信息,分析项目作用机制,判断项目价值,报告和推广评价结果,使评价具有系统性、逻辑性、全面性。

1. 识别项目评价结果的使用者,了解项目信息需求　健康教育和健康促进项目使用者一般可分为 5 类:①政策制定者;②项目资助者;③项目管理者;④项目受益者;⑤项目潜在使用者。

各类使用者对项目信息的需求不同,具体如下:

(1)政策制定者和项目投资者:这两类使用者趋向于得到能够帮助他们解决更广泛健康教育与健康促进问题的项目信息。比如,他们想知道项目是否应该继续或终止、是否能够推广、项目策略是否需要调整、是否需要增加投入等。因此,他们更关注项目的整体效果,希望评价信息能够丰富他们对项目的思考,使他们对项目作出整体性和综合性的判断。

(2)项目管理者:项目管理者的主要任务是按照项目设计方案严格执行项目。因此,他们更关心如何使项目实施得更好,与类似项目相比时会有更好的效果。项目团队最关心的是每天的工作和技术以及与项目实施相关的细节。

(3)项目受益者:项目受益者对项目的效果更感兴趣。这些产出可能增加他的健康水平。同时,他们还希望了解这些服务项目的效果和费用及哪些是具有成本效益的信息。

在项目评价中,正确识别项目评价结果的使用者,明确他们希望从项目中获得的信息,对于项目评价具有重要意义。首先,及时地将评价结果报告给使用者,可以使其掌握项目进展情况,以便加强对项目的控制,及时纠偏;其次,项目评价结果可以帮助决策者对是否继续支持项目作出客观判断;最后,项目评价结果可为扩大项目范围、推广项目经验等提供依据。

2. 确定项目评价问题　项目评价的实施是回答项目评价问题。好的评价问题必须能够说明项目的成效,满足项目利益相关者的信息需求。评价问题是项目评价的核心。要想设计出好的问题,必须了解项目利益相关方对哪些问题感兴趣,将评价问题集中在利益相关者所关注的问题和信息需求上,根据现有评价技术、数据可得性、评价可操作性和社会伦理标准,通过与利益相关者共同协商确定。常用的评价问题包括:

(1)项目有效吗?

(2)为什么有效? 解释项目的有效性和项目有效性形成的机制。

(3)全部效果是什么? 回答全部效果,包括非预期的和长期效果。

(4)项目效果能持续多久? 回答项目效果的持续性。

(5)项目费用多少? 回答项目已经使用的资源量。

(6)项目具有成本效益吗? 与其他项目进行成本效益比较,或进行自身的投入产出

比较。

(7)项目对象或项目人员怎么看待这个项目？判断项目的可接受性和满意度。

(8)项目让其他人群也同样受益吗？判断项目的公平性。

(9)我们应该怎样改进项目？确保项目目标实现。

(10)项目是否达到预定的目标和要求？终止还是继续执行。

(11)怎么促进项目结果推广应用？

项目利益相关者可能会提出更多的评价问题，但项目评价的资源有限，不可能回答所有问题。因此，应事先确定优先回答的问题。这是一项具有挑战性的工作，取决于项目评价目的和评价结果的预期使用，应仅仅围绕项目利益相关者最为关切的问题，确保评价结果能够被他们所应用，促进项目理论的进一步完善。

3. 报告和推广项目评价结果 当评价问题的提出、数据收集、分析和解释完成后，接下来的任务就是撰写评价报告和推广评价结果。评价报告如何撰写决定于评价报告的读者是谁。不同读者对项目会有不同的期待，因此评价报告内容将依读者不同而有所侧重。为满足资助者和项目管理需求，必须撰写一份综合性评价报告。如项目进展情况报告、项目结果或影响报告、项目的公平性报告、政策建议摘要、项目经济学评价报告等。一份完整的评价报告应具备以下特点：

(1)清晰：尽可能使用易于理解的语言，避免使用难懂的统计学、社会理论和参考文献中的专业术语。

(2)图表化：图和表是最直观的信息传递方式。评价报告的读者并不全是本领域的专业人员，因此应避免使用复杂的表格和方程式。

(3)项目理论：报告应陈述项目理论是什么，谁参与这个项目，评价多大程度上检验了项目假设，同时应指出哪些假设在项目中得到支持，哪些假设无效。无效的原因是什么？为什么？有效假设是在什么样的环境下得以支持的？如何支持的？等等。

(4)时间性：当评价报告在项目结束前完成时，这个报告具有很大的影响，显示出报告在决策上的信息优势。报告的及时性能够增加报告对决策影响的概率。如果时间非常有限，可以提交一份关键问题的临时性评估报告，呈现那些能够合理解释的结果，不必阐述分析过程。

(5)评价的优势和局限：评价报告应指出评价的自信等级和局限性，使读者能够合理地应用这些评价结果。同时报告应提出样本代表性、样本量、项目在什么样的环境下进行等问题，使读者能够把握这些评价结果的外推性。

(6)外推性：项目管理人员和政策制定者希望知道这个项目能否被推广到其他地区。评价报告应提供清晰的项目信息，包括项目开展了什么、投入哪些人财物资源、谁是受益者及样本量等。这些信息能够帮助读者掌握这些结果在多大程度上被用于其他具体环境中。

思 考 题

1. 项目的特点有哪些？

2. 项目需求评估都包括哪几方面的内容？

3. 项目执行时间表应包括哪些内容？

4. 项目评价的目的和意义？

5. 项目评价的种类和作用？

参 考 文 献

1. 田本淳.健康教育与健康促进实用方法(第2版).北京:北京大学医学出版社,2014.

2. 胡俊峰,侯培森.当代健康教育与健康促进.北京:人民卫生出版社,2005.

3. 马骁.健康教育学.北京:人民卫生出版社,2003.

4. 吕姿之.健康教育与健康促进(第2版).北京:北京医科大学出版社,2002.

5. 王亚东.卫生项目管理.北京:人民卫生出版社,2013.

6. 朱兆熊,唐秋萍,蚁金瑶译.健康心理学.北京:中国人民大学出版社,2012.

7. 毛群安主审,李英华、程玉兰主译.健康促进评价—原则与展望.北京:中国协和医科大学出版社,2012.

8. 顾沈兵.健康教育评价实用技术.上海:第二军医大学出版社,2014.

(程玉兰　陈国永)

第五章

健康传播常用方法

培训要点：

1. 理解人际传播、群体传播、组织传播和大众传播的特点和适用范围。
2. 掌握人际传播的基本技巧。
3. 掌握组织小组讨论的基本技巧。
4. 掌握组织外传播的基本方法。
5. 了解大众传播的常用方法。
6. 了解健康教育传播材料的制作程序。
7. 了解核心信息的拟定与制作方法。
8. 熟悉大型健康教育活动的策划步骤与组织实施方法。

第一节　人　际　传　播

一、人际传播概述

（一）人际传播的概念

人际传播也称人际交流、亲身传播，是指个人与个人之间进行的直接的信息交流。人际传播是人类最早的、最基本的传播方式，人们相互运用语言和表情、动作、手势等非语言形式来表达思想、意见、事实及情感。随着传播技术的发展，人际传播的方式也发生着变化。除了使用文字借助书信往来进行交流，个人之间还可通过电话、手机、互联网等传递信息，使人际传播这种面对面的直接交流逐渐扩大到借助于非自然媒介的间接传播。

人际传播可分为个人与个人之间、个人与多人之间的交流。个人与个人之间是点对点的交流，如交谈、访视、咨询、通信、打电话等；个人与多人之间是点对面的传播形式，如讲课、讲座等。人际传播是在健康教育活动中广泛应用的基本的信息传播手段。

（二）人际传播的特点

人际传播的主要形式是面对面的直接交流，与大众媒体等其他传播形式比较，有着鲜明的特点。了解和掌握这些特点，有利于发挥人际传播的作用，取得更好的健康教育效果。

1. **直接的人际传播不需要非自然的传播媒介**　人际传播简便易行，不受场所、时空、媒体等条件的限制。

2. **是全息传播**　即信息传递较全面、完整、接近事实。面对面的人际传播过程中，感觉器官的参与度高,要用眼、耳、口等多种感官来传递和接受信息,可以通过大量非语言符号(如语音语调、形体动作、表情变化)传达信息。

3. 信息交流针对性强　以个体化信息为主,情感信息的交流在人际传播中占了很大部分。

4. 双向交流,反馈及时　人际传播过程中,交流双方互为传者和受者,可及时了解对方对信息的理解和接受程度,从而根据对方的反应来随时调整交流方式和内容。

5. 传播具有一定局限性　与大众传播比较,在一定时限内,人际传播的信息量较少,覆盖范围小,速度较慢。口头交流的信息转瞬即逝,不易保存。在多级传播过程中信息内容容易走样。

(三) 人际传播的适用范围

人际传播在健康教育工作中有着广泛的应用,是健康教育人员收集健康信息、进行说服教育、劝导他人改变态度和行为的一种重要、有效的途径和方法。常用形式有:

1. 个人访谈　深入到目标人群生活、工作的场所,如家庭访视,了解人们的健康需求与实际问题,或把相关健康信息传递给教育对象。

2. 健康咨询　为前来求助者答疑解难,帮助其了解科学知识,澄清观念,作出行为决策。

3. 劝服　又称劝导。针对教育对象存在的具体问题,如吸烟、酗酒、医嘱依从性差等,进行利弊分析,说服其转变态度,自愿改变危害健康的行为。

4. 个体化指导　通过个别交谈和技能操作示范,有针对性地向教育对象传授自我保健技能,提高他们的自我保健能力,促进其行为改变和新行为的保持。

5. 专题讲座　根据目标人群的特定需要,针对某一专题,组织面对面的健康教育讲座。例如,针对社区糖尿病患者的系列健康讲座,走进厂矿企业、机关单位的健康大课堂。

二、人际传播技巧

人际传播技巧是指在人际传播活动中为有效达到传播目的而采用的语言和非语言交流的方式方法。用说、听、问、答、表情、动作等来恰当地传达信息,是人际传播的基本方式。

(一) 说的技巧

掌握说话技巧的关键要点,是要使用对方能够理解的语言和能够接受的方式,向教育对象提供适合个人需要的信息。

1. 使用听者熟悉、易懂的语言　应根据交谈对象的身份、文化层次及对健康问题的了解程度,选用适当的专业术语,必要时使用当地的习惯用语。

2. 内容明确,重点突出　一次谈话紧紧围绕一个主题,避免涉及内容过广。

3. 适当重复,加以强化　在交谈过程中,适当重复重要的内容,加以强调,促进理解和记忆。

4. 注意非语言技巧的使用　表情亲切,语气和蔼,吐字发音清晰,保持语速平稳。必要时适当停顿,给对方以提问和思考的机会。

5. 注意观察,及时取得反馈　交谈过程中对方常常会不自觉地以表情、动作等表达出他的感受,要注意观察,这将有助于谈话的针对性和不断深入。

(二) 倾听技巧

倾听是一种积极而非被动的人际交流活动,通过认真听清每一个字句,观察每一个动作、表情的表达方式,借以洞察说话人的真正用意和感情。

1. 主动参与,给以积极的反馈 在听的过程中,采取稳重的姿势,力求与说话者保持同一高度,目光注视对方,不断用点头、发出"嗯、嗯"鼻音或作简单应答,表明对对方的理解和关注。

2. 集中精力,克服干扰 很多主客观因素会打断听的过程,如环境中有噪声,有人打扰,及产生联想、急于表态等主观上的因素。对外界的干扰,要听而不闻;偶尔被打断,也要尽快把注意力集中回来。对于主观因素,要有意识地加以克服和排除。

3. 尊重对方,认真听讲 不轻易作出判断和评论,不要急于表达自己的观点。不轻易打断对方的讲话,但对离题过远或不善言表者,可给以适当的引导。

4. 注意观察,体察话外之音 注意观察讲话人不自觉地以非语言形式表达的内心活动,如迟疑、皱眉等,以捕捉真实的信息。

(三) 提问技巧

提问是交流中引导对方、澄清事实的重要手段。一个问题如何问,常常比问什么更重要。提问方式可大致分为五种类型,每种提问都会产生不同的交流效果。

1. 封闭式提问 把应回答的问题限定在有限的答案中,要求对方作出简短而确切的回答。如"是"或"不是"、"有"或"没有"以及名称、地点、数量等一类问题,如,"您多大岁数了?"、"你今天测量血压了吗?",适用于收集简明的事实性资料。

2. 开放式提问 与封闭式提问相反,所提问题是没有限定的,引发对方说出个人的认识和想法。其常用句式为"怎么"、"什么"、"哪些"等。例如,"你今天感觉怎么样?"、"你平常给孩子添加哪些辅食?"。

3. 探索式提问 又称索究式提问。为了解对方出现某种问题、认识、行为的原因而进一步的发问。也就是在封闭式、开放式提问的基础上,继续了解"为什么"或"怎么样"。如"你为什么不愿吃药呢?"、"请再具体说说你的看法?"

4. 倾向式提问 又称诱导式提问。提问者在问话中表达了自己的倾向,给对方以暗示和诱导。如"你今天感觉好多了吧?"更容易使人回答:"嗯,好多了。"可用于有意提示对方注意某事的场合,如"你今天该测量血压了吧?"但在调查研究、健康咨询等以收集信息为首要目的的活动中,应避免使用此类提问方法。

5. 复合式提问 指在一句问话中包括了两个和两个以上的问题。如"你经常给孩子吃水果和蔬菜吗?"水果和蔬菜是两类食品,是否经常吃则又是一个问题。此类问题易使回答者顾此失彼,导致信息收集不准确、不全面。因此,在任何健康传播活动中,都应避免使用。

一般来说,在实际工作中,以一般性日常问题开始,再逐步引向健康或疾病方面的主题;所提问题要尽可能简短、明了,易于听懂和答复;使用亲切温和的语气,避免用质问的口气;尤其要注意敏感性问题的提问,要逐步深入询问,不要单刀直入;不要连珠炮式发问,令人紧张局促;要注意观察对方的反应和感受,营造轻松舒适的交流气氛。

(四) 反馈技巧

交流过程中,对对方表达出来的情感或言行作出及时、恰当的反应,可使交流进一步深入,也可使对方得到激励和指导。在人际交流中,常用的反馈形式有语言反馈和体语反馈。体语反馈是用动作、表情等作出应答。在不宜用语言和体语进行反馈的情况下,也可用文字或符号来传递反馈信息。

从反馈的不同性质分类,常用的反馈技巧有:

1. 肯定性反馈　对谈话对方的正确言行表示赞同和支持。希望得到他人对自己的理解和支持，是人们在袒露情感、表明态度和采取新行为时的一种普遍心态。在交谈时，适时地插入"对"、"很好"，用点头、微笑等体语来表达，能使对方感到愉快，受到鼓舞而易于接受。

2. 否定性反馈　对对方不正确的言行或存在的问题提出否定性意见，表示不赞同、不支持或者反对。否定性反馈技巧应把握两个原则，一是要首先强调对方值得肯定的一面，力求心理上的接近；二是最好用建议的方式指出问题所在。如"你这样说有一定道理，但是……"，"看来你很关心自己的健康，不过你的做法……"。避免直接地予以否定。否定性反馈技巧的意义在于，使谈话对方保持心理平衡，易于接受不同意见，敢于正视自己存在的问题。

3. 模糊性反馈　向对方作出没有明确态度和立场的反应。如说"是吗?""哦，让我想想。"一般在需要暂时回避某些敏感或难以回答的问题时使用。

4. 情感性反馈　是指对对方表达出来的感情作出恰当的反应。最常见的情感性反馈是以面部表情、头势等微细动作，如皱眉、点头，表示理解和同情。恰当的运用语言技巧作出情感性反馈，可鼓励对方坦然地讲出心里话。

例如，在健康咨询中，来询者不安地说："我真担心我没法对付了……"，可以针对他的话作出以下反应："什么事使你这么担心?"——提出一个开放式问题，鼓励对方表达其忧虑；"看来，你确实感到担心。"——将其情感反馈回去，表示理解；或者，"你很担心? 你觉得无法对付了?"——重复关键词语，表示对其理解并鼓励对方说下去。

在实践中，专业人员有时会作出不恰当的反馈性答复。比如，"别着急，你会处理好的。"——这是对处于压力之下的人的常见劝导。但这种答复会抑制对方进一步表述内心的矛盾，不利于交谈的深入；"你别自寻烦恼"或"你太过虑了"——这种轻率的说法，会使人感到失信和失望；"我料到你会遇到困难，不过我会尽力帮助你的。"——这是庇护的态度，不利于帮助对方依靠自身力量解决问题。这些不良的反馈方式是应加以避免的。

（五）非语言传播技巧

非语言传播是指以表情、动作、姿态等非语言形式传递信息的过程。非语言传播有着丰富而真实的信息内涵，常常是人的心理活动的自然反应。人际交流中，非语言传播技巧应融会贯通在说、听、提问、反馈等交流活动之中。

1. 运用动态体语　即通过无言的动作来传情达意。如用手势来强调某事的重要性；以皱眉、点头来表示对患者的理解和同情；以注视对方的眼神表明在认真地听，而微笑是人际交流的润滑剂。

2. 注意静态体语　个人的仪表形象如仪表服饰、站姿、坐姿等属于静态体语，与行为举止一样，能够显示人的气质、态度及文化修养，有着丰富的信息传递功能。在与人们接触时，衣着整洁大方，举止稳重，易于获得信任。

3. 恰当运用类语言　指说话时的语音、语调、节奏以及鼻音、喉音、笑声等辅助性发音。在交谈中适时适度地运用，可有效地引起注意，加强自我表达。

4. 创造适宜的时空语　时间语对传播效果有潜在的影响。如，不遵守预约时间或无故迟到，会给对方带来不信任、受冷落的感觉。空间语具有同样的意义。安静整洁的环境给人以安全感和轻松感；另外，注意与交流对象保持适当的距离，交往中的人际距离常常受到民族文化和风俗习惯等社会因素的影响。谈话双方的相对高度也是一个空间语要素。一般来讲,人们处于同一高度时,较易建立融洽的交流关系。

(六)人际交流过程中的注意事项

为保证人际交流取得预期效果,应结合交流对象的特点,与其建立良好的人际关系,营造融洽的沟通环境,交流过程中应防止出现一些不良沟通方式。

1. **如何建立良好的人际关系** 建立良好人际关系是人际传播的基础。一般来说,应做到:①使用恰当的称呼语:以便营造一种融洽的氛围,建立良好的第一印象;②以和善的表情待人:无论谈话对方身份如何,均应礼貌待人,平易近人,表示对对方的尊重;③要寻找"共同语言",尽力扩大双方的共同经验范围;④尊重对方的隐私和拒绝回答的权利。

2. **如何避免不良的交流方式** 在交谈过程中,应注意避免:①突然改变话题;②给以不适当的保证和不负责任的承诺;过分表述自己的意见,在交谈中唱"独角戏";③连珠炮式发问,使人难以承受;④对对方提出的问题所答非所问;⑤表现出不耐烦、轻蔑的态度或使用生硬、命令、教训式的语言;⑥不注意观察对方的反应,过早下结论。

案　　例

村医洛桑曼巴的入户家访

根据项目任务要求,村医洛桑曼巴(曼巴是藏族对医生的称呼)深入农户进行家访,传播母子保健核心信息。在出发前,洛桑曼巴首先了解了村民卓玛的情况:她是一位8个月婴儿的母亲,半文盲,在家主持家务。在做了充分的准备之后,洛桑曼巴来到卓玛家中。

洛桑曼巴:你早,卓玛! 在忙什么呢? 能抽个空和我谈谈你家孩子的情况吗?

卓玛:请坐。我家孩子挺好的,没闹病。

洛桑曼巴:那很好! 我想再了解一下孩子喂养情况。

卓玛:啊,我给孩子喂奶,每天都喂上7~8次呢。

洛桑曼巴:嗯,很好。除了喂你的奶,你主要给孩子喂什么食物?

卓玛:糌粑糊糊。

洛桑曼巴:除糌粑糊糊外,还加别的食物吗?

卓玛:有时给他吃个鸡蛋、菜汤什么的。

洛桑曼巴:奥,隔多久给他吃个鸡蛋呢?

卓玛:没准儿,隔个三两天吧。

洛桑曼巴:常给孩子吃鸡蛋、青菜,这样做很好。但是,如果能坚持每天都给他吃的话,孩子会长得更壮实。

卓玛:是这样啊? 那以后我按你说的做。

　　⋯⋯

【点评】

以上案例,我们可以看出洛桑曼巴在家访中做得较好的几点是:

1. 访谈前,洛桑曼巴做了充分的准备工作,了解访谈对象的基本情况,并根据任务要求拟定了访谈的主要内容。

2. 到了家中,洛桑曼巴亲切地称呼卓玛,首先像拉家常一样询问孩子的情况,拉近了与访谈对象之间的关系,创建了融洽的访谈气氛。

3. 访谈开始后,洛桑曼巴提出开放式和探索式问题,运用当地语言,引导访谈对象多说,避免使访谈成为说教。

4. 访谈过程中,洛桑曼巴不断给予卓玛肯定性反馈,如"这样做很好",这些鼓励性的语言有助于访谈顺利进行。

5. 最后,洛桑曼巴恰当地使用否定性反馈,对卓玛的喂养方式给以指导。

（资料来源:根据光彩·西藏和四省藏区健康促进工程. 乡村健康骨干健康教育基本知识和技能培训手册,2014,修订）

三、健康讲座技巧

健康讲座是开展面对面的健康传播活动最常用的形式之一,广泛适用于学校、社区、企事业单位、医院等各类场所。健康讲座是健康教育人员运用语言系统、连贯地向教育对象传授健康理念和知识的过程,属于一对多的人际传播,具有内容系统、参与人数较多、较易组织、反馈及时、针对性较强等特点。专题讲座是以讲授为主要手段,以演讲为主要技巧,对讲座者的语言表达能力有较高的要求。做好专题讲座要注意以下几点。

（一）做好讲座准备

为提高专题讲座内容的针对性和适用性,要做到:①了解讲座对象,评估教育需求。即了解听众的背景情况（如职业、年龄、文化程度等）、相关健康或疾病问题的知识水平、他们需要解决哪些实际问题,以便做到有的放矢;②确定主题和内容,根据听众的需要和接受能力确定讲座主题,收集有关资料。例如,同是"膳食保健"这一专题,针对社区老年人、机关干部或糖尿病患者,选择的讲座内容是不同的;③在了解需求、熟悉材料的基础上编写讲稿和课件;④熟悉讲座场地和设备设施,做好心理准备。

（二）掌握讲座的基本技巧

成功的健康讲座首先要解决两个问题,一是讲什么:内容要符合目标人群的需求,能听得懂、用得上、贴近生活;二是如何讲:采用听众欢迎的演讲方式。讲座的基本要求是:①要目的明确,重点突出。切忌一次讲座涵盖的内容过多,使听众难以理解和接受。例如,围绕糖尿病病防治,可以分成"什么是糖尿病"、"糖尿病饮食疗法"、"糖尿病运动疗法"、"糖尿病的血糖自测方法"、"如何进行胰岛素注射"和"糖尿病足的预防"等不同专题,设计成糖尿病防治系列讲座;②要内容科学,观点明确。无论是对知识的阐述、数据的引用,都应该是来源可靠、准确无误的;③要有系统性和逻辑性。讲授的内容由浅入深,条理清晰,层次分明,要抓住重点和难点,讲透彻、讲明白;④要通俗易懂,语言生动,激发人们的兴趣和共鸣。

（三）适当运用演讲技巧

讲座过程中适当运用演讲技巧可调动听众的积极性。①设计好开场白,以最快的速度吸引听众。常用的方法有开门见山,直奔主题;提问互动,营造氛围;故事奇闻,引人关注;视听材料,吸引耳目;②运用语调、语速、节奏的变化,表达不同的内容和情感;③运用手势、目光、面部表情等辅助性的沟通手段,保持与听众在情感上的交流;④使用打比喻、顺口溜、讲故事等方法,提高讲座的趣味性和吸引力;⑤设计好结束语。结束语是给听众留下的"最后印象",一般应简明扼要,指明今后的行动方向。可采用鼓励法、祝愿法、呼吁法等不同表达方式,把讲座推向高潮。

（四）把握好讲座时间

专题讲座总时长宜控制在 1 小时左右。一次讲座活动中,听众最有效的聆听时间是前15 分钟。因此,较长的讲座应安排适当的茶歇时间,或在讲座中穿插生动活泼的游戏、问答等参与式活动。

（五）恰当使用辅助教具

配合讲座内容适当使用一些教学用具和材料,如视频资料、flash 动画、PPT、挂图、实物模型等,可以使讲解内容形象化,易于为受众所理解。实际工作中最常用的是幻灯片(PPT)。制作 PPT 应遵循简单、直观的原则。幻灯片的数量不要太多,尽可能使用反映讲座内容的图片和图表;标题突出,层次清晰;使用文字,每行最好在 10～15 字,每张幻灯片最好 5～6 行,不超过 10 行,正文字号加粗,不小于 20 号;注意幻灯片背景色与文字、图片的反差。

（六）互动答疑

在讲座结束前,要留出一段时间给听众提问、答疑。可以采用即问即答的方式,也可以让听众事先把问题写在纸条上,讲座者收集汇总后一并给以回答。最后,对大家的参与表示感谢。

第二节　群　体　传　播

一、群体传播概述

（一）群体传播的概念

群体是指具有特定的共同目标和归属感、存在着互动关系的一群个体的集合体。群体传播,又称小组传播,是群体成员之间进行的直接的信息交流活动,这是介于人际传播和组织传播之间的一个信息交流层次。通过群体信息交流的过程,形成群体意识和群体规范。这种意识和规范一旦形成,又反过来制约群体成员的态度和行为,以保证群体的共同性。良好的群体沟通是积极的强化因素,通过语言鼓励、行为示范、群体压力以及群体凝聚力,为促进个人改变不良行为习惯,采纳和保持新行为,提供了良好的社会心理环境。

（二）群体传播的特点

1. 信息传播在小群体成员之间进行,这是直接的面对面的交流互动。信息交流较充分,反馈较及时。

2. 可促进群体意识和群体行为的形成。在群体交流过程中形成的一致性意见会产生群体倾向,它能够为个人采纳和保持健康行为提供所需要的支持和鼓励。群体意识越强,群体的凝聚力就越强,越有利于群体行为目标的实现。

3. 群体中的"意见领袖"对群体成员的认知和行为改变具有榜样和引导作用,他们往往是开展健康教育干预的切入点和先行者。

4. 群体成员有机会共享经验与技能。人们在群体中可以互相交流学习,一个成员所掌握的技能和经验可以传授给群体中的其他人。

（三）群体传播的适用范围

利用群体形式传播健康信息,是健康教育常用的工作方法。

1. 收集信息　通过组织目标人群中的代表,召集专题小组访谈,深入收集所需的信息。这是一种被广泛应用于健康教育需求评估、健康传播材料制作预试验、参与式效果评估等工作中的定性研究方法。

2. 传递健康信息　以小组活动形式传授卫生保健知识和技能。在活动过程中,强调合作与互助,通过交流经验,互帮互学,调动每个人的积极性。

3. 促进态度和行为改变　利用群体的力量来帮助人们改变健康相关行为,是行为干预的一种有效策略。实践证明,对于依靠个人努力难以实现的行为改变,如饮食习惯、戒烟、运动等,在家人、同伴和朋友的督促和支持下,就较容易实现。

二、小组讨论基本技巧

开展群体健康传播活动,最常用的方法是组织小组讨论。小组讨论既可专门组织,也是参与式培训、同伴教育、自我健康管理小组等群体活动的基本形式。小组讨论一般由一位主持人带领,一小组人围绕某个专题进行座谈讨论。

(一) 小组讨论的准备步骤

1. 明确讨论主题,拟定讨论提纲　讨论提纲通常由一组开放式问题组成,问题的设计要紧紧围绕讨论主题,按由浅入深的顺序编排,从日常生活一般话题开始,逐步深入,提出问题。例如,以"如何预防儿童患手足口病"为主题,讨论问题可以是:大家听说过手足口病吗?你的亲友邻居中是否有孩子得这种病?您认为这种病是怎么得的?怎样才能预防孩子得这种病?

2. 组成小组成员　根据讨论主题确定目标人群。讨论小组的参与者应具有同质性,即选择有着相似背景和共同需求与兴趣的人,如关于母乳喂养的专题讨论,可分别组织妇保人员、婴儿母亲、她们的丈夫及长辈等参加。参加小组讨论的人数一般以 8~12 人为宜。

3. 时间和地点的选择　要安排在参与者都认为较为合适的时间,讨论时间的长短一般掌握在 1~1.5 小时,应选择舒适、方便、不受外界干扰的地点。要求室内布置整洁、宽松,安置易于移动的桌椅。

4. 座位布置　座位应围成圆圈式或马蹄形,以利于参与者面对面的交谈和参与,这是保证小组讨论成功的一个要素。

(二) 主持小组讨论的基本技巧

1. 热情接待　主持人应提前到场,对每一个来参加活动的人表示欢迎。在小组讨论正式开始前,可以播放一些音乐,吸引人们的兴趣,调动参与者的情绪。

2. 说好"开场白"　通过开场白向人们做自我介绍,说明讨论的目的和主题。开场白应简单明了,有亲近感,可以拉拉家常或谈一些轻松的话题。

3. 热身活动　请每个小组成员作自我介绍,使人们相互了解;组织人们做游戏、唱歌等,帮助大家放松紧张情绪,尽快熟悉起来。

4. 打破僵局　讨论开始时,常会出现参与者沉默不语的情况。可预先设计一些打破僵局的方法。如,使用宣传海报或播放一段短小的录像片作为引子;采用头脑风暴法,提出一个可以各抒己见的开放式问题;或者讲一个实际案例或故事等。

5. 鼓励发言　根据讨论提纲,依次提出开放式问题,鼓励大家积极发言。对发言踊跃者给以适当的肯定性反馈,可用个别提问、点名法来征求发言不积极者的意见。也可采用轮流发言法,给每人均等的发言机会;分散议论法,先化整为零,组成 2~3 人的小组,分头议论,再集中起来向大组汇报。

6. 控制局面　当大家情绪高涨讨论热烈时,难免出现偏离主题或产生争论的现象。主持人不要急于制止,待每人的见解都已充分表达后,再作出小结,转向其他问题。如果有人非常健谈,形成唱"独角戏"局面,主持人要有礼貌地插话,如"这个想法的确很好,不过我也希望听听其他人的意见。"或者通过向他人提问,改变对话方向。

7. 结束讨论 讨论结束时,主持人应对讨论的问题作出小结,并对大家的参与表示感谢。

案 例

上海市社区慢性病自我管理小组

健康自我管理小组是上海市慢性病社区防控的"秘密武器"。自2007年至2011年6月底,上海市已组建11 860个慢性病自我管理小组,覆盖100%的街道、镇和95.93%的居委会,20余万社区高血压、糖尿病等慢性病患者参加了小组活动。

上海长宁区绿园一村的健康自我管理小组成立于2007年8月,高血压患者成阿姨抱着试试看的心情,成了小组的第一批组员。几年来,除了每月2次到居委会参加固定的健康教育活动外,成阿姨和组员们还在小组指导医生的帮助下,建立了个人健康档案,详细记录家庭用油、用盐量,血压、体质指数、腰围、臀围等指标,并定期拿给小组医生作评估。尝到甜头的成阿姨把自己的老伴儿、同为高血压患者的姚叔叔也拉进了小组。在组员的监督和帮助下,吸烟42年的姚叔叔戒了烟。另一小组组长老董是小区里一名普通居民。他用蜂蜜瓶自制控油瓶送给组员,他还经常组织健康知识竞答和联欢会等,丰富小组活动内容。

健康自我管理小组的组织实施方法包括:

1. 成立自我管理小组 以确诊高血压、糖尿病患者为对象,每个小组10～15名组员,由社区卫生服务中心负责组织成立。每个小组设组长1～2名,要求具备一定的文化程度、组织能力和乐于助人的奉献精神。落实一名全科医生,负责对小组活动进行具体指导。

2. 进行组长培训 由专业人员就活动内容和方法培训组长,然后由组长组织小组成员开展活动。

3. 组织小组活动 每个小组定期组织活动,每次一小时左右。活动内容以高血压、糖尿病基础知识、基本技能为主,每次活动选择一个大家共同关心的主题,采用多样化、个性化的活动形式,在社区医生指导下,通过相互交流,使健康自我管理逐步落到实处。

第三节 大 众 传 播

一、大众传播的概念与特点

大众传播是指专业化的传媒组织或传播机构运用先进的传播技术和产业化手段,以社会大众为对象进行的大规模的信息生产和传播活动,与健康相关的大众传播是以健康信息生产和传播为主的活动。

一般来说大众传播有以下特点:

1. 有专业的传播机构 有专业化的传播机构或媒介组织开展传播活动,如报社、广播电台、电视台以及门户网站。

2. 信息量大 大众传播传播的信息量很大,且不断更新。

3. 传播速度快 大众传播可以在极短的时间里将信息传播到五湖四海。

4. 受众广泛 有很多的受众从大众媒介接收信息,受众的数量庞大。

5. 信息公开 大众传播的信息是公开的,面向全社会人群。

二、大众健康传播活动的组织实施步骤

大众健康传播活动要取得成功,需要周密的设计和策划。大众传播活动的形式和内容多种多样,活动开展的层面和影响范围也有所不同,但活动策划的步骤有一些共同的特点。

1. 确定传播的主题、内容和传播目标　主题的确定要根据活动的目的或公众中存在的主要健康问题,主题确定后要对传播的内容进行选定,一般来说要将计划传播的内容与媒体最感兴趣的内容进行会商和整合。如,关于合理用药主题有十条核心信息,在具体开展健康传播活动时,传播效果最好的是其中的"用药要遵循能不用就不用、能少用就不多用,能口服不肌注、能肌注不输液的原则"。这条信息在国家卫生计生委召开专题新闻发布会后,被中央电视台新闻联播播出,取得了良好的传播效果。

2. 选择合适的媒介　一般来说,应根据媒介的种类,传播活动的目标人群、经费和资源情况,选择一种或者几种媒体。

3. 整合资源,注意积累　没有充分的资源的积累和整合,是难以开展大众健康传播的。与媒体建立的长期、稳定工作关系,可有力促进健康传播活动的开展。

4. 开展大众健康传播,要制定相应的传播策略和方案　如宣传性策略,用于某些信息的广泛告知或吸引公众的注意,主要是单向传播活动;倡导性传播主要是通过制造舆论提倡某种健康行为或者生活方式的养成,比如倡导不吸烟、合理用药等。很多情况下,大众传播也要同时结合其他传播形式开展,人际、群体、大众等多种传播手段并用,已被证明是健康传播最有效的策略之一。

案　　例

中国烟草控制大众传播活动

自 2008 年 7 月 16 日正式启动,这是我国首次由政府发起、覆盖全国的烟草控制媒体倡导与激励活动。活动由国家卫生和计划生育委员会宣传司、中国健康教育中心主办,中国疾病预防控制中心、中国控制吸烟协会、WHO 烟草或健康合作中心协办,中国人民大学新闻学院、无烟草青少年运动、世界肺健基金会支持。

活动开展六年来,通过大众媒体宣传、社交媒体拓展应用等传播策略,开展了一系列媒体动员和宣传活动,向广大人民群众大力普及烟草危害知识,开展戒烟服务,广泛宣传控烟履约政策,在全社会营造了有利于烟草控制的舆论氛围和综合性支持环境,对推动我国控烟履约和公共场所控烟立法起到积极作用,产生了深远的社会影响。

开展的主要活动包括媒体控烟作品征集、评选、表彰、出版;开展媒体人员培训;推动媒体对无烟医疗卫生机构的暗访报道;年度控烟十大新闻事件推选及发布;与网络媒体合作开展控烟宣传;控烟公益广告的播出。

第四节　新媒体传播

20 世纪 90 年代以来,以电子计算机和互联网为基础的新媒介的出现,给信息传播带来了技术上的更新和传播方式的变革。新媒体也被形象地称为"第五媒体",即相对于报纸、杂志、广播、电视等传统意义上的媒体,采用新技术改进和创建的新兴传播媒体。人类进入 21 世纪以来,新媒体往往借助于无线通信的移动互联技术,并以社交媒体的方式被人们所接受

和使用,如博客、QQ群、手机微信等,对社会发展和生活带来新的巨大影响。新媒体具有信息海量、表现形式丰富多样、交互性强、及时性好、参与度高、人人可及等特点,为开展健康传播提供了崭新的、广阔的平台,对健康教育和健康传播产生了重大影响。

一、新媒体的概念

新媒体是指相对于传统媒体(如报纸、杂志、广播、电视等)而言,是利用网络和数字化新技术(互联网、宽带局域网、无线通信网和卫星),以电视、电脑和手机为终端,向用户(即受众)提供视频、音频、语音数据服务、远程教育等交互式信息和娱乐服务,以期达到传播效果的一种传播形式。

其中的社交媒体(social media)是指建立在Web2.0理论和技术上的、基于互联网的,且允许用户生成的内容进行创建和互换的一组应用工具(Internet- based applications)可分为媒体和社交两个维度,媒体相关纬度涉及不同社交媒体与同期面对面交流的接近程度,以及他们减少模糊和不确定性的程度。社交纬度基于Goffman的自我表现学说(Goffman's notion of self-presentation),即人们进行人际互动的目的是尽力控制其他人对他们的印象。

目前,新媒体主要分为八类,分别为:①移动数字电视,包括无线的、车载的;②有线数字电视;③IPTV,狭义上指的是基于TV终端的;④网络广播;⑤网络电视;⑥手机电视;⑦楼宇电视;⑧博客、微博、微信、QQ等社交媒体。

近年来新媒体(社交媒体)中的微博和微信得到了广泛的应用。

1. 微博(weibo) 是微型博客(microblog)的简称,即"一句话博客",是一种基于用户关系,分享、传播和获取简短实时信息的社交网络平台。用户可以通过WEB、WAP等各种客户端组建个人社区,以140字(包括标点符号)的文字更新信息,并实现即时分享。微博的关注机制分为单向、双向两种。微博作为一种分享和交流平台,其更注重时效性和随意性,能表达出每时每刻的思想和最新动态。微博在健康传播领域已经得到开发应用,例如"健康中国"国家卫生计生委微博:http://weibo.com/u/2834480301,其主旨是传递政务资讯,播报行业信息,关注社会热点,听取大众声音。

2. 微信(wechat) 是腾讯公司于2011年1月21日推出的一个为智能终端提供即时通讯服务的免费应用程序,微信支持跨通信运营商、跨操作系统平台,通过网络快速发送免费(需消耗少量网络流量)语音短信、视频、图片和文字。微信提供公众平台、朋友圈、消息推送等功能,用户可以通过"摇一摇"、"搜索号码"、"附近的人"、扫二维码方式添加好友和关注公众平台,同时微信将内容分享给好友,以及将用户看到的精彩内容分享到微信朋友圈。利用微信朋友圈建立健康管理平台,发布和分享健康信息已经成为一种新兴的传播渠道。

二、新媒体的特点

1. 即时性 尽管广播、电视等传统媒体也可以进行现场直播,发布和传播即时新闻信息,但不能做到随时直播,电视观众也不可能随时收听和收看,以移动互联为载体的手机却可以随时通过网络向所有移动互联接入者发布现场信息,而手机用户也可以随时收听收看,做到24小时在线,完全克服了时间的限制。

2. 跨越空间性 只要有一部接入移动互联的手机,就等于有了随时和世界上任何机构和个人进行联系交流的渠道。手机用户只要在网上发布一条信息,就可能在几个小时内传遍全世界,完全跨越了空间的界限。同时,只要你有一部接入移动互联的手机,就意味着可以随时收听、收看、阅读世界各地的最新信息。

3. 交互性 电视、广播等传统媒体必须有固定的信息采编者、审核者和发布者,且信息发布出去以后,几乎不可能了解观众或听众的反应。而移动互联可以通过视频、语言、留言版、私信、评论对所有收听收看到的信息作出即时反馈,且人人都可以接受信息,人人也都可以充当信息发布者,人人都是自媒体,打破了只有新闻机构才能发布新闻信息的局限,真正实现了交互性和信息传播的平等。在传播状态方面,传统媒体采用的传播模式是一对多,而新媒体既可以实现一对多的传播,也可以进行多对多的传播、互动和交流。

4. 分众化 新媒体可通过用户订制的方式向受众投送其需要的信息,也可以根据网上社区的不同类型投送信息,客观上实现了分众化和精准投放,提高了信息传播的效率,也提高了受众查找、获取、利用信息的效率。

5. 多元化 新媒体利用数字技术,实现了信息来源的多元化、传播渠道的多元化、传播内容和受众需求的多元化。

6. 碎片化 人们使用新媒体,很多时候是为了更快地获得自己所需要的信息,在浏览互联网时,人们很难像看一本书一样,进行系统的阅读,为了迎合人们对"信息快餐"的需要,新媒体常提供碎片化的信息。与传统媒体相比,利用新媒体进行健康传播,具有广泛的可及性,任何人群都可以使用。在互联网广泛普及的情况下,新媒体起到了减少健康不公平的作用。社交媒体也可被用于为患者提供同伴、社会和情感支持等有价值的和有用的资源,社交网站具有重要的社会支持特征,包括提供鼓励、激发和经验分享。

三、新媒体在健康传播中的应用

研究证据表明,恰当地应用社交媒体,会起到提高医护质量、医护双方的满意度和改善医患关系的作用。社交媒体的主要用途集中于增加与他人的互动,促进、分享和获取健康信息。患者通过网上论坛、聊天室和即时信息分享经验,或向临床医生进行在线咨询。一些健康专家利用社交媒体收集患者数据,以及利用在线咨询与患者交流。总的来说,新媒体在健康传播中的应用包括以下几个方面:

1. 医疗卫生人员利用新媒体进行医疗信息和健康信息的传播。
2. 医疗卫生人员利用新媒体进行健康咨询(但不适用于进行疾病诊疗)。
3. 医疗卫生人员之间进行信息互动和交流。
4. 普通公众之间或患者之间分享健康信息,交流与健康相关的经验、感受和情感。

四、新媒体传播存在的问题

1. 信息的真伪性、科学性和准确性难以辨别 因为新媒体传播的平民化和草根化,人人都可以称为信息的发布者,使得信息的真伪性、科学性和准确性难以辨别,要求受众具备一定的科学素养,即分析、判断、甄别的能力。

2. 不良信息传播速度快,易造成不良后果 在公众科学素养较低的情况下,一些虚假、不实信息,时常造成误导,且因为互联网信息传播速度快,一些不良信息会很快在网民中大面积播散,引发不良社会后果。

3. 新媒体传播往往缺乏系统性和完整性 由于人们快餐式的信息需求,新媒体常不愿提供某一领域或门类的系统知识或信息。

第五节 组 织 传 播

一、组织传播概述

组织是为了实现某个目标而建立起来的结构严密、管理严格的社会结合体,部门机构、企业、社团等都属于组织的范畴。组织传播是以组织为主体进行的有一定规模的信息传播活动,包括组织内传播和组织外传播两个方面。组织传播的功能主要包括内外协调、指挥管理、决策应变和形成合力。组织传播具有如下特点:

1. 信息流动是沿着组织的结构而进行的 组织内传播包括下行传播,如下发红头文件、传达会议精神,是一种以指示、说服和灌输为主的传播活动;上行传播,如工作汇报、信息反馈,是了解基层情况的重要渠道;横向传播,为了相互之间的协调和配合,同级部门或成员之间互通情况、交流信息的活动。

2. 具有明确的目的性 传播的内容都是与组织的生存与发展有关的。

3. 正式渠道的组织传播,信息流动和反馈是具有强制性的 为了实现一定目的,组织传播要求必须产生相应效果,而受者必须对传者作出反应。

二、组织外传播在健康教育与健康促进中的应用

广义上,健康教育组织机构的任何与外部有关的活动及其结果都带有信息输出的性质。例如,健康教育活动、健康传播材料、健康教育人员的形象和精神面貌,无不传递着丰富的信息。狭义上,组织外传播是指组织的公关活动。在现代社会,有计划、有目的的公关活动,是组织为了与其所处的社会环境建立和保持和谐关系,协调发展的重要活动。

(一)开展日常公关活动

1. **公关宣传** 目的是广泛取得社会的支持和理解,为组织的生存和发展创造有利的外部环境。公关宣传常见的形式有提供社区公益服务及举办大型公共活动,如,利用重大卫生宣传日开展的广场健康咨询活动;主办新闻发布会,为新闻媒体提供报道材料。

2. **公益广告** 指不以营利为目的,通过大众传播媒介所进行的涉及公众利益的广告宣传活动。健康类公益广告旨在宣传健康理念,唤起公众意识,倡导健康行为。公益广告的效果取决于广告主题的确立和广告的艺术表现形式。广告主题关注的是"说什么",是科学性问题,要通过受众分析,依据科学的理论和方法来确定,如,"亿万农民健康路,行动起来共致富","让下一代在无烟环境中成长"等;广告的表现形式要回答的是"怎么说",需要通过广告创意来形成。

3. **组织机构标识系统宣传** 指组织机构使用统一的象征符号系统塑造、保持或更新组织形象的活动,主要是通过行动口号、徽章、LOGO等来体现组织机构倡导的理念、价值和行为。我国健康教育领域创立的健康教育与健康促进知名品牌"亿万农民健康促进行动"、"健康大课堂"、"健康素养促进行动",都运用了这些方法和技巧。

(二)危机沟通

危机是指危及组织利益、形象和生存的突发性或灾难性的事故与事件,危机沟通是危机管理的核心。在应对突发公共卫生事件中,危机沟通是最重要的策略之一,其核心要素是信息公开(information open)。危机沟通中的信息公开包含两个基本要点:

1. 要牢牢掌握信息发布的主动权　要对议程设置有控制能力,能有效引导舆论。从操作上有三个环节:①实施"发言人"制度,用"一个声音"以正视听。发言人应具有强大的沟通和应变能力,能以良好的人格魅力;②"第一领导"与公众的面对面,除了表示对公众利益的关心,还可以树立敢于负责、有诚意、有能力化解危机的领导形象,给人们以信心和力量;③让权威的"第三方"说话。世界卫生组织(WHO)和知名专家学者就属"第三方"。"第三方"说话,不仅能显示出客观、公正,还能带来科学的知识和理念,有利于加速危机的化解。

2. 要尽快、不断、真实发布信息　信息要清晰,使用准确的文字语言。面对媒体时,要满足媒体的采访要求。例如,近些年来,在发生人感染禽流感、H5N1 流感等疫情及重大自然灾害后,我国卫生部门接受 2003 年 SARS 防控的经验教训,及时向新闻媒体通报疫情,由有公信度的专家向媒体发表意见;同时,在多种媒体、多栏目、多时段向广大群众宣传普及疾病防控知识和应对技能,取得了良好的社会效应。

第六节　核心信息设计与开发

一、核心信息的概念

任何健康传播活动,无论规模大小,形式如何,都有其传播主题。在明确了活动目的,分析了目标人群需求,确定了传播主题之后,就需要确定传播的内容,其首要任务是确定核心信息(key message)。

核心信息是指为实现特定传播目标,围绕某一传播主题而确定的关键信息。核心信息是实现传播目标最重要的信息,是目标人群实现行为改变所必须了解和掌握的关键信息。例如,为了提高全民的健康素养水平,2008 年 1 月原卫生部第 3 号公告发布了《中国居民健康素养——基本知识与技能(试行)》,其中涵盖了 66 条健康素养核心信息。

二、核心信息的开发

开发健康教育核心信息是为实现健康教育的目标,即目标人群的行为改变,而拟定出来的关键信息。开发过程需有预防、治疗和康复等相关领域的专家与健康教育专家密切合作才能完成。如,开发传染病防治核心信息,需要传染病防控专家与健康教育专家的合作,而开发针对结核病患者的核心信息,还要有临床结核病专家的参与。

(一) 基本原则

1. 明确对象　要针对目标人群的特点,围绕计划的传播主题,筛选和确定核心信息。例如,关于公众预防艾滋病的健康传播材料,许多材料都是从"艾滋病的医学名称全称是获得性免疫缺乏综合征"这条信息开始的。其实大多数老百姓不需要知道,也不可能记住这条信息。这条信息与他们的日常生活没有关联,与采纳预防艾滋病的行为没有必然的联系。

从核心信息使用者的角度,核心信息可分为两种类型。一类是供专业人员使用的基本信息,这类信息可能需要传播者(如专业人员、媒体人员)在使用前进行再设计,因为其中的有些信息内容虽然简练,但可能并不通俗,还需要加以解释或者改写成几句话,才能被百姓理解和接受。另一类是供基层健康传播人员和群众直接使用的,此类信息应通俗易懂,能够为百姓理解和接受,这就需要信息编制者根据当地群众语言习惯来编制。

2. 科学准确　核心信息内容的选择和确定,要基于专业共识和权威发布,从可靠的信息源中收集、筛选,保证科学性。

3. 简洁通俗 核心信息是为从事健康教育工作的人员和普通公众编制的,表述健康信息的文字语言一定要通俗、简明、扼要。

4. 行为导向 健康教育干预的目标是帮助目标人群改变行为,应尽可能将能够指导人们改变行为的信息列为核心信息。

（二）开发步骤与要求

在明确目的和对象的基础上,核心信息的开发,一般需经过如下步骤。

1. 收集、筛选资料 利用权威信息源,如,通过最新版的医学专业书籍、国家卫生计生委/中国 CDC 网站、WHO 网站,查询新近发布的报告、标准、指南,收集有关主题的信息内容。

2. 提出重点内容 由相关领域医学专家对收集到的信息资料进行加工整理,提炼出与传播主题相关的重点内容,用较为通俗的语言加以归纳、表述。应从信息接受者的角度进行思考,围绕"是什么"、"为什么"、"如何做"三个方面进行提炼,重点是"如何做"。例如,糖尿病防治核心信息,要包括:什么是糖尿病,糖尿病的严重性,哪些人易得糖尿病,以及预防、控制糖尿病的具体措施和方法。

3. 提炼核心信息 召开专家讨论会或以德尔菲法,通过医学专家和健康教育专家的集思广益和思维碰撞,从几十条重点内容中,凝练出最需要向目标人群传递的核心信息。

4. 核心信息表达形式 把握住两个要点:①条目要限定:一个疾病一般不超过 10 条核心信息;对于涉及内容较多的重大健康问题,核心信息的条目可适当增加,但也不宜过多;②语句要简短:每条核心信息尽可能用一句话表达。

【示例】 健康中国行—2014 年度科学就医主题宣传教育活动核心信息
科学就医宣传教育核心信息

一、科学就医是指合理利用医疗卫生资源,选择适宜、适度的医疗卫生服务,有效防治疾病、维护健康。

二、遵从分级诊疗,提倡"小病在社区、大病去医院、康复回社区",避免盲目去大医院就诊。

三、定期健康体检,做到早发现、早诊断、早治疗。

四、鼓励预约挂号,分时段、按流程就诊。

五、就医时需携带有效身份证件、既往病历及各项检查资料,如实陈述病情,严格遵从医嘱。

六、出现发热或腹泻症状,应当首先到医疗卫生机构专门设置的发热或肠道门诊就医。

七、紧急情况拨打 120 急救电话,咨询医疗卫生信息可拨打 12320 卫生热线。

八、文明有序就医,严格遵守医疗机构的相关规定,共同维护良好的就医环境。

九、参加适宜的医疗保险,了解保障内容,减轻疾病带来的经济负担。

十、医学所能解决的健康问题是有限的,公众应当正确理解医学的局限性,理性对待诊疗结果。

（资料来源:中华人民共和国卫生和计划生育委员会 www. nhfpc. gov. cn）

第七节　健康传播材料的制作与使用

一、健康传播材料的概念

健康传播材料是健康传播活动的信息载体。健康传播材料的类型一般分为平面(印刷)材料、声像(音像)材料、实物材料三种。平面(印刷)材料主要包括报纸、刊物、招贴画、海报、折页、传单、手册等印刷材料,也包括手工绘制的墙报、板报、展板等;声像材料主要包括幻灯片、录像带、录音带、电影片等;实物材料是指带有健康信息的实用物品,如扑克、纸杯、雨伞、围裙、月历、台历等。

二、健康传播材料的制作步骤

无论是哪种健康传播材料,都有一些共同的制作思路和步骤。在制作前,健康教育专业人员要思考的问题有:健康传播活动的具体目标是什么?已经确定的传播主题和核心信息是什么?活动的受众是哪些人?他们需要什么样的信息?他们获取信息的渠道有哪些?项目用于开发传播材料的预算有多少?在此基础上才能选择合适的材料形式。传播材料制作的基本思路包括以下几个步骤:

1. 目标受众的需求分析　当准备进行健康传播材料设计时,需要考虑,为了提高传播效果,使用传播材料的受众是什么样的人?(文化水平;媒体使用习惯;信息获取渠道)他们对信息的需求是什么?(对我们需要传播的内容,知道哪些,不知道哪些,我们需要传播哪些)分析受众的目的就是搞清楚最终要向他们传递什么信息,通过什么材料形式和传播渠道向他们传递。

2. 选择和确定信息内容　健康传播材料的核心就是传递健康信息。在设计制作材料时,要确定计划传递的具体信息内容是什么。一般来说,在第一步分析了目标人群的信息需求和材料喜好后,会根据活动的主题、已确定的材料形式,在已开发的核心信息基础上,进行一定程度的再创作。在选择和确定具体信息时,需要健康教育专业人员和健康传播材料设计者之间进行充分的交流和沟通。一般来说,健康教育或者卫生领域的专家往往倾向把知识更全面、更多地传递给受众,而材料的设计人员则更希望信息简洁,更具艺术效果。如何平衡这两者之间的关系,需要充分沟通和碰撞。

3. 材料的制作与修改　在分析了受众的需求,确定传播渠道和传播材料的形式后,下一步就是设计出材料的初稿。一般来说,无论是专业设计人员,还是通过招投标形式选择专业设计公司,在材料的制作过程中,健康教育和具体领域的专业人员一定要与材料设计人员共同工作。

在形成初稿后,应在一定数量的目标受众中进行预试验,从而了解目标受众是否喜欢材料内容的表达方式和表现形式,以及有哪些困惑或者具体的修改意见。材料预试验最好采取个人深入访谈的方法,分别对画面、文字进行深入了解。以文字为主的材料可以让受试者自行阅读一部分,然后了解他们对内容的理解和记忆的情况,并对内容文字的通俗性、有趣性等方面进行意见收集。如果是以画面为主的材料,在预试验时,应先让受试者只看画面,了解他们是否能理解画面要表达的信息,然后再给出文字内容,看他们对整体材料的感受。经过预试验全面收集情况,并对初稿进行修改后,才能最终定稿,启动制作程序。

4. 材料的使用与评估　传播材料制作、生产后,要根据任务的要求通过不同渠道进行投放和使用。在网络时代,信息的流动方式发生了翻天覆地的变化,健康传播材料的投放使用亦随之而变。对于平面材料,可以通过网络将电子版模板发放到各级机构或者网络平台上,各级机构可以随时根据自己的需要,对材料进行一定的修改和再加工。但是,对于材料的使用不单纯是投放的问题,还需要根据材料的种类和内容对使用人员进行必要的培训。培训时,要说明材料的传播目标、适用人群、分发方式及地点、时间和频度等具体要求。

材料使用评估分为过程评估和效果评估,目的是了解材料在投放使用中是否符合计划要求,目标人群对材料的接受情况,以及最终传播效果如何。

5. 健康传播材料制作中的其他问题　我国是一个历史悠久,有着多种民族和文化传承的国家,在开发健康传播材料时应该有所借鉴。特别是在少数民族地区,更要考虑当地的文化习俗与语言特点,通过构思的回归,将现代设计与传统文化传承相融合,既合理利用传统文化的精髓,又适合现代设计信息传播和认知方面的特性。

【示例】　　　　　　　　　宣传海报的设计

海报是众人皆知的广告宣传手段。相对于其他印刷材料,海报版面的设计通常会配有色彩鲜明的图画,视觉冲击力强,适于在公共场所张贴,因而在宣传教育活动中被广泛使用。限于海报版面和篇幅,要求使用简洁的文字传递丰富的信息。因此,海报的设计要将图片、文字、色彩、空间等要素进行完美的结合。好的海报应具有直接简单、色彩鲜明、构图新颖、新鲜独特的特点。具体如下:

布局:标题和版面内容应该吸引眼球。在 A4 纸上进行设计,以便不用改变比例就能方便地放大到最佳尺寸。

颜色:选用彩色的图片和 LOGO,但要避免过于杂乱的背景。

视觉效果:使用图片吸引注意或帮助读者理解信息,图片要清晰,直观,避免不必要的细节。

文字:应注意:使用的字体不超过 2 种;字体必须够大,能让人在 1～2 米外看清楚;空间:海报表面留出 50％的空白;可读性:每个字都应该是相关的、明确的、易读的。

第八节　大型健康传播活动的策划与实施

一、大型健康传播活动的概念

大型健康传播活动是指以传播健康信息、倡导健康生活方式、营造有益健康的社会氛围为目的,有计划地组织相关机构、部门和人员参与的主题健康传播活动。这一定义有三层含义:大型健康传播活动以社会性健康传播为目的;基本条件是有多个相关机构和人员参与;大型健康传播活动是有组织、有计划的社会协调活动。近些年来,广场健康文化活动、大型公益演出等各种多主题、大场面的大型健康传播活动激起强烈社会反响,在健康教育与健康促进的实践领域显示出越来越重要的作用。

大众媒体、非政府组织是健康教育与健康促进的同盟军。为了营造良好的社会氛围,使大型健康传播活动产生较大的社会效应,往往需要与大众媒体和非政府组织的密切合作。而一个大型健康传播活动要取得成功,则需要周密的设计和策划。

二、大型健康传播活动的策划

大型健康传播活动的策划是健康教育专业人员根据项目的目的要求,在调查研究和资源分析的基础上,设计切实可行的活动方案的过程。大型健康传播活动策划应遵循科学性、创新性、时效性、可行性、协作性原则。

大型健康传播活动的形式和内容多种多样,活动开展的层面和影响范围也各不相同,但是活动策划的方式、过程和步骤基本是一致的。

(一)活动策划的方式

通常采取群体策划的方式,这是运用群体智慧形成策划方案的过程,是活动策划的最佳形式。由多学科或相关专业背景的成员组成策划小组,包括管理、健康教育、医学相关专业、媒体、艺术设计等多方面的专家,并需要请经验丰富的一线工作者参与其中。策划小组的工作程序可归纳为5个步骤:分头调研,共享信息,独立思考,小组讨论,专人提炼。首先,策划小组的成员分头收集、整理、分析调查资料;然后,将个人研究的初步结果向小组成员互相通报,信息共享;第三,每人再次独立构思,形成己见;第四,由项目负责人召集策划小组讨论会,通过观点、想法相互碰撞和启发,十分有利于创意产生。最后指定专人将小组讨论的成果整理在案,或者由不同的个人撰写,在提出多个方案的基础上,加以优选或整合,最终形成活动方案。

(二)活动策划的步骤

1. 明确活动目的和主题 活动目的是举办大型健康传播活动的出发点和依据,活动主题是大型健康传播活动的中心思想。主题的选定有两种方法,一是根据政府或权威部门的安排来确定,如,WHO将2014年世界无烟日活动主题定为"提高烟草税 保护下一代"。二是结合当地工作实际确定,如,2007年我国全民健康生活方式行动日的活动主题是"和谐我生活,健康中国人",各地参照该主题,自行确定当地主题,如,北京市的主题为"和谐我生活,健康北京人"。

2. 确定活动口号、活动内容和形式 首先,活动口号需紧密围绕活动主题而提出,可分两种情况。一是权威机构或国家主管部门已确定的活动口号,如,全民健康生活方式促进行动的活动口号是"我行动、我健康、我快乐"。二是各地结合当地实际,自行制定活动口号。活动口号要响亮、朗朗上口,具有较好的倡导和动员效果,能够吸引公众关注和参与。三是确定活动内容和形式,这是活动策划中最需要创意的部分。应根据活动目的和目标人群的特点,确定适宜内容,选择适用的活动形式。

例如,卫生宣传日主题活动可包括:①简单体检和义诊:根据活动主题有选择地开展体重、身高、腰围和血压测量,以及耳鼻喉检查等可在现场快速完成的检查项目;②结合活动主题和内容,发放健康传播材料;③展示健康信息:通过现场悬挂标语口号、布置展板、播放视频资料等向群众进行宣传;④现场体验:通过简单的现场实验,让群众直观地观察某种行为的危害,如吸烟有害健康的小白鼠实验、真假中药材的鉴别、手上细菌菌落的显微镜观察等;⑤健康知识有奖问答:吸引居民参与,给参与者发放小礼品。

3. 整合传播资源 必要的资源是开展活动的基础。资源的整合包括资金、专业人员、媒体人员、媒体可利用版面和时间、场地、设备物资、健康教育材料等。资源是需要开发和整合的,在活动策划阶段就需要运用行政和组织的手段,开展公关传播,动员和协调各相关部门和单位社团,共同参与。

4. 设计技术方案　即根据活动目的和主题讨论拟定活动的具体策划方案。在方案中明确活动的主题、形式、内容、时间、地点、组织者、参与机构和人员、经费预算、效果评估等，形成完整的书面计划。

三、大型健康传播活动的实施

健康传播活动的组织实施是按照计划设计的活动方案采取行动、实现活动目标、达到预期效果的过程。

（一）召开准备会议

在活动方案得到批准后，即应按方案要求着手准备，召开参与机构和相关人员准备会议。由活动主办单位（组织者）详细介绍活动方案，明确主办、承办、协办和支持单位的职责和分工。内容包括流程控制、人员组织、场地管理、设备和传播资料的准备、媒体宣传、安全保卫等。

（二）落实各项准备工作

1. 落实活动场地　与活动地点所属单位、社区联系，现场考察场地形状、面积大小、估计容纳人数、停车场位置和容量。包括舞台大小、灯光、音响能否满足活动要求；明确交通路线，考察入口、出口及消防应急通道。必要时，通过当地政府部门协调活动场地。

2. 起草和发出活动通知　内容包括活动时间、地点、主题、内容、与会专家、针对的目标人群、活动现场路线图。

3. 联系和确定与会专家和领导　通过电话沟通或发邀请，发出时间一般提前 7～10 天，要有专人负责跟进。

4. 开发健康传播材料、问卷调查资料。

5. 购置和准备设备设施和办公用品　如桌签、签到簿、小礼品等。户外场地大型健康传播活动还需考虑背景墙、拱门、立柱、飘球、宣传条幅的设计和准备。

6. 准备主持词、领导发言稿和新闻通稿　新闻通稿是新闻发布的一种手段，其作用是提供新闻事实，供媒体转载和发布。内容包括活动的主题、意义、时间、地点、主承办单位、出席领导、专家和参加人员、活动规模、活动影响和效果等。其基本要求包括：严格保证信息的准确性；告知更新的或最新的信息；减少空洞的表述，增加数据和事实。

（三）组织现场活动

1. 组织活动前彩排。在活动现场布置完成后，模拟组织现场活动，估计各个环节的所需时间，发现可能存在的不足和纰漏，及时予以纠正，做好充分准备。

2. 活动当天，工作人员提前到达活动现场，按照职责分工各就各位。例如，放置和调试场地视频、音响设备；设立签到处，专人负责签到，掌握人员实际出席情况；由志愿者引导群众参与，维持秩序，发放传播材料等。

3. 现场安排或接受媒体采访。事先为媒体人员提供新闻通稿，活动过程中安排对相关领导、专家和现场目标人群进行采访，以扩大活动的社会影响。

（四）活动评价与总结

活动过程中要切实做好记录，以便了解实施情况，监控实施质量。活动结束后，应认真回顾、总结实施过程，找出差距，提出整改措施，以便在今后工作中不断改进。对工作进度、活动内容、活动开展情况的评估主要通过活动记录表、现场实地考察和参与式评估等方法进行。对经费开支的评估主要通过财务审计的方法，以保证经费的使用质量。对目标人群认知情况和满意度的评估,主要通过个人访谈、现场拦截式问卷调查等方法开展。最后应召开活动工作人员总结会议,总结活动计划的执行情况,并撰写总结报告。活动结束后,要注重媒体报道时效性。应立即在官方网站、微博、微信等媒体发出活动信息,积极与电视、报纸等媒体沟通,争取在第一时间播(刊)出。

案　　例

大型健康传播活动—营养中国行

2012年,中国健康教育中心发起"营养中国行"健康传播公益活动。该活动旨在结合公众营养健康的热点问题,搭建营养专家与主流媒体的沟通平台,在普及营养科学知识的同时,加强我国营养传播的能力建设,提高工作水平。

一、活动主题

平衡膳食 储蓄健康

二、目标人群

媒体健康记者和社会公众

三、活动目的

1. 借助大众媒体,广泛传播"平衡膳食、储蓄健康"的理念;

2. 搭建营养学家、媒体与"营养达人"三方对话的平台;

3. 将营养学家推到台前,帮助媒体选择可靠信息源。

四、活动内容

1. 开展针对媒体和网民的营养健康素养及需求调查,以便有针对性地在各地开展营养论坛和营养大讲堂。

2. 邀请营养专家,针对城乡居民营养与健康状况监测数据,结合各省的具体情况开展解读,给出有针对性的营养建议。

3. 携手百余位营养专家、50多位营养达人和500多家媒体记者,深入全国21个省市开展"平衡膳食"营养论坛。

4. 携手30余位营养专家,在活动省市举办营养大讲堂,解读最新营养监测结果,围绕《中国居民膳食指南》进行科普教育,惠及两万余名群众,引发学营养、讲营养的热潮。

5. 编写出版《营养领域宣传报道共识》,在观念、知识和技能层面总结新闻媒体在营养议题报道中的经验,针对存在的问题和误区提出相应解决方案。

6. 举办"营养好微博"大赛,这是探索利用新媒体开展营养健康传播的一个新尝试,旨在号召网民参与到营养传播活动中来。

五、活动成效

1. "营养好微博"大赛于2012年7月15日启动,至2013年12月31日结束,参与人数近4千万,其中包括参赛、转发、讨论。该活动将传统媒体和互动媒体紧密联系,让关注营养的普通大众、营养师、专业人员都参与进来,不但宣传了营养理念,还使他们都成为营养理念的传播者。

2. 《营养领域宣传报道共识》推广发行,在各地分站活动中受到了专业人员及媒体人的一致好评,认为具有标志性理论和实践价值。

3. 有439家媒体对活动进行了报道,其中有平面媒体,也有网络媒体,有国家级主流媒体,也有地方媒体,大大扩展了活动的社会影响力。

"营养中国行"不但获得主流媒体的关注和营养专家的认可,也得到了社会公众的认可,荣获 2013 年中国健康教育与健康促进大会最佳实践奖。

思 考 题

1. 开展人际传播活动应掌握哪些基本沟通技巧?
2. 小组讨论活动与个人与个人之间的交流有哪些不同特点?
3. 简述组织外传播的基本方法和技巧。
4. 何谓核心信息? 编制核心信息的基本原则和步骤。
5. 如何策划一个面对农村进城务工人员的预防结核病大型健康传播活动?
6. 利用社交媒体开展健康传播有哪些优缺点?

参 考 文 献

1. 郭庆光.传播学教程(第二版).北京:中国人民大学出版社,2011.

2. 马骁.健康教育学(第二版).北京:人民卫生出版社,2012.

3. 田本淳.健康教育与健康促进实用方法.北京:北京大学医学出版社,2005.

4. 米光明,王官仁.健康传播学原理与实践.长沙:湖南科技出版社,1996.

5. 米光明,王彦.护理健康教育学(第二版).北京:人民军医出版社,2013.

6. 卫生部.健康教育服务规范.国家基本公共卫生服务规范(2011 年版)[2014-4-29].http://www.91huayi.com/html/2011-07/580.htm.l

7. WHO. Information, education and communication? Lessons from the past: perspectives for the future. WHO publications,2001.

8. J.F.Cragen,C.R.Kasch,D.W.Wright.Communication in Small Groups-Theory,Process,Skills.Nelson Education,Ltd.,Canada,2009.

9. 陈晓曼,胡德荣.上海慢病自我管理渐成气候.健康报,2011,11,24.

10. 李希光.周敏.艾滋病媒体读本.北京:清华大学出版社,2005.

11. 田本淳,董蕾.平面健康教育材料设计制作使用与评价.北京:北京大学医学出版社,2011.

12. 张自力.健康传播学:身与心的交融.北京:北京大学出版社,2009.

13. 刘仲珂.中国传统文化元素在健康教育平面传播材料设计制作中的应用.健康教育与健康促进,2013,8(4):310-312.

14. Kaplan AM,Haenlein M.Users of the world, unite! The challenges and opportunities of social media. Business Horizons.2010;53;59-68.

(米光明　肖　璨　田向阳)

第六章

行 为 干 预

培训要点：

1. 行为干预的策略与方法。

2. 行为干预工作步骤。

3. 针对个体、群体和社区层面开展健康行为干预常用的工作方法。

人的行为和生活方式是健康的重要影响因素，针对目标人群的不健康行为进行干预是健康教育的根本任务。评价健康教育项目和工作的效果，也主要是要看其是否帮助或促使目标对象的行为切实发生了改变。

人的行为是指人在内外环境因素的作用下所产生的能动反应，是人的生物学因素（遗传）、环境因素和学习因素相互作用的结果。根据行为的产生，可将人的行为分为本能行为和习得行为两种；根据行为的可改变性，可分为高可改变行为和低可改变行为两类；根据行为对健康的影响，又可把行为分为促进健康行为（健康行为）和危害健康行为（不健康行为）。狭义的行为干预是指对某一行为进行直接干预，使之发生改变的过程，而广义的行为干预则包括对群体和个体的行为及其影响因素施加的所有的影响。健康教育行为干预的目的是使之向有利于健康的方向转变。

第一节　行为干预策略与方法

一、行为干预策略与方法

1. 政策干预　政府、机构或社区可通过出台政策、法规、规章制度等支持促进健康行为的产生和维持。人们有很多健康相关行为需要政府、相关部门、机构和行业的引导。政策干预策略是指采用出台政策或相关规定的策略对人们行为施加影响，使之向有利于健康的方向转化的过程。如，颁布公共场所禁止吸烟的法规；颁布相关规定要求进入有毒有害工作场所的劳动者必须采取防护措施；出台婴幼儿全程免费免疫接种的政策；出台免费住院分娩的政策等，都是促使相关人群采纳健康行为的重要干预策略。

2. 环境干预　人们的行为与所处环境密切相关，在改变人们行为的努力中，要注意运用环境干预策略，也就是要将环境的改造和建设与行为改变联系起来。人们的行为不仅受到自然生态环境和食品、饮水、交通、居住、生活设施等物质环境的影响，也会受到政治、文化、宗教、生活习俗、社会价值、人际关系、服务提供等社会环境因素的影响,通过改善这些环境因素可有效影响人们的行为改变。

3. 信息干预　通过教育、传播、咨询等措施为人们提供有益于行为改变或维持的知识、信息,以促使人们形成促使行为改变或维持的态度、意识、价值观、掌握健康技能等,最终促使人们的行为发生改变的措施。

4. 人际干预方法　利用同伴压力、社会示范、从众等社会心理现象,对人的行为进行干预的过程。

5. 组织干预方法　在组织机构内或系统内,采取促使人们行为改变或维持的措施,如,组织集体活动、出台内部规章制度、改善人际关系、工作条件等。

6. 服务干预方法　通过提供服务促成人们的行为发生改变或维持的措施,如,在社区卫生服务中心为人们提供就近的免费血压测量服务、为性病艾滋病高危人群提供安全套等。

行为的改变是一个复杂的过程,针对不同人群和行为特点需采取不同的行为改变理论模式来指导行为干预的实践。在实际工作中,行为形成或转变的影响因素复杂,因此在多数健康行为干预活动中,往往综合运用行为改变的理论模型,采取综合性的干预策略以提高行为干预的效果,包括传播知识和理念、培养健康技能、提供可及的健康服务、营造和创建有利于行为改变的社会支持环境、制定和执行有利于健康行为养成的法律和政策制度等。

二、行为干预的组织实施步骤

行为干预是有目的、有目标、有计划的健康教育活动,实施行为干预应包括五个步骤:

1. 对目标人群的相关行为进行分析,确定优先干预行为。

2. 分析行为及其影响因素,确定行为干预的目标、策略和方法,制定行为干预计划或方案。

3. 采用有效的理论和方法对人们的行为实施干预。

4. 开展过程评价,随时调整或修改干预方法。

5. 评价行为干预的效果。

三、行为矫正和行为治疗

1. 行为矫正和行为治疗　行为矫正和行为治疗都属于广义上的行为干预范畴,但狭义上,行为矫正(behavior modification)是指依据学习原理,纠正、改正或修正行为问题的过程,属于精神心理范畴。需要进行矫正的行为问题指的是有违当前文化、社会规范和集体预期的行为,如,逃学、说谎、发怒、欺侮、攻击性行为、酗酒、吸烟、挑食、偏食等,一般来说,这些行为问题可观察、可测量,但还不足以达到心理或精神疾病的程度。

2. 行为矫正和行为治疗的原理与方法　一般根据操作性条件反射原理,采用认知或学习理论对不良行为进行矫正。行为矫正的过程一般包括:①观察、测量和评估个体的行为模式;②确定行为发生或出现的前因后果,即行为的促发因素和行为结果;③建立新的行为目标;④通过改变或控制所确定的促发因素和行为结果,促进个体对新行为的学习或者改变当前行为。行为矫正可由社会机构、学校或家庭等组织开展。

行为治疗则是指对个体发生的心理行为疾病进行治疗的一系列理论、方法和技术，包括系统脱敏疗法、厌恶疗法、冲击疗法、生物反馈疗法等，主要用于焦虑症、抑郁症、强迫症、恐怖症、人格障碍等的治疗。行为治疗一般需由经过系统培训、训练的专业人员进行。

四、行为干预过程中存在的伦理学问题

开展行为干预很多情况下会涉及个人或社区的文化、价值、意愿、风俗习惯和隐私等问题，即伦理学问题。所以，在开展行为干预项目前，应与干预对象进行充分的沟通和交流，以全面征得他们的同意，然后才能全面实施干预，这是伦理学的基本要求。即使已知自己所采取的行为干预措施是完全有益的，也不能在干预对象不知情的情况下实施干预。根据伦理学的基本要求，干预项目在实施前必须满足以下条件：①已经被证明干预项目的实施对干预对象或社区是有益的；②干预内容符合当地法律、法规、文化、宗教习俗的规定或要求；③干预内容和干预措施完全征得干预对象或社区的同意；④干预项目方案经过伦理学委员会的批准。

第二节　针对个体的行为干预

一、个体化健康指导

受自身观念、交通、经济、身体情况或卫生服务条件等的影响，服务对象往往不能或不能经常到卫生服务点获得健康服务。开展外展服务，进行个体化健康指导是针对个体需求进行健康行为干预非常有效的一种方式。

个体化健康指导通过家庭访视或其他方式，加强与服务对象的沟通、密切关系、交流情感，提供家庭医疗和健康服务，传授行为改变技能，共同探讨防治疾病、增进健康的办法。这种指导方法灵活机动，便于实施，且内容具体，针对性强。个体化健康指导也可根据情况因地制宜、随时实施，例如，在产后家庭访视中，可对新生儿母亲进行母乳喂养的指导。在社区门诊中，可对高血压患者进行健康饮食指导。

在公共卫生服务中，慢性病管理、孕产妇健康管理、0～6岁儿童健康管理等主要采取家庭访视的方法进行，而在艾滋病防治中则多采用外展服务的形式，将专业机构的服务工作覆盖到高危人群活动场所。

个体化健康指导的工作步骤与注意事项如下：

1. 需求评估　在进行个体化健康指导前，需要深入、详细地了解服务对象的社会文化背景情况、受健康危险因素的影响情况、疾病与健康状况、行为特点、主观需求等，在充分掌握这些情况的基础上，准备相关的材料、物品、教具等。

2. 确定内容　个体化健康指导方法机动灵活，内容丰富多样，可根据不同的服务对象有针对性地进行。除可提供健康知识和信息，进行简单诊疗服务外，还可进行技能演示与培训，如，演示如何测量血糖；提供促进行为改变的物品，如向已婚夫妻提供安全套；发放健康传播材料并简要讲解材料上的健康知识要点；对不能现场处理的疾病和健康问题，可动员干预对象到上级医疗机构接受服务；提供心理安慰与支持；协调家庭成员的关系，使服务对象能够采纳并坚持健康的行为和生活方式，或协助其获得其他必要的健康

服务。

3. 现场实施

(1)约定服务的时间:家访和外展服务都需要确定一个相对固定的服务时间,时间安排应尽量方便服务对象接受服务。在对特殊人群进行外展服务过程中,需要固定服务时间和地点,如,对吸毒人群开展针具交换指导过程中,应与干预对象约定时间和地点进行。

(2)通过简单的问候和交流,增进互信:个体化健康指导的顺利开展,离不开与服务对象的互动交流,成功的个体化健康指导多数都是在进行多次一般性交流,取得服务对象的信任后,才得以深入和顺利开展的。一般来说,问候可从服务对象关心的日常生活话题入手。

(3)交流指导:个体化健康指导除可为慢性病患者测量血压、血糖、了解服药依从性外,更重要的是进行健康知识宣传和进行健康生活方式指导,包括饮食、体力活动、食盐摄入量、吸烟、饮酒、心理状况等。在对个人行为进行指导过程中,应注意影响行为的因素,如对疾病或健康问题的认识误区。慢性病患者服药依从性以及是否定期接受健康体检和医疗服务,在一定程度上会受到家庭成员的影响,因此,动员家庭成员监督服药、协助接受进一步的医疗服务,是解决问题的关键。

在个体化健康指导过程中,可与服务对象充分协商,确定行为改变的阶段性目标、计划与方式,很多情况下,不要期望干预对象短时间内就做出大的改变,往往要从小处做起、从一点一滴做起,通过积累小的改变,促成大的改变,并最终达到行为改变的目标。

在个体化健康指导过程中,需要调动服务对象的自身积极性和能动性,促使其主动参与,而不是强迫其被动接受。与服务对象适当进行情感交流、提供小的物质奖励等都会激发服务对象的参与热情。

(4)回访与行为督促:行为的改变常会出现反复,经常性的督促和提醒非常重要,应该就对服务对象承诺改变的行为进行督促,对已经采纳的行为给予强化。

二、技能示范与演示

促使干预对象掌握必要的行为改变技能是帮助其正确采纳健康行为的必要前提条件。通过展示健康教育教具或材料,讲解规范要求,演示具体操作步骤,指导干预对象进行现场练习,有助于参加者学习健康技能。如,在开展学生控烟活动中,可使用空饮料瓶抽吸香烟的方式,直观演示吸烟的危害。再如,可通过展示对比吸烟者和非吸烟者的形象(肺标本或图片),增强个体对健康生活方式的向往。

工作步骤及注意事项如下:

1. 准备

(1)材料和教具准备:根据演示活动的需要列出操作流程,然后,根据操作流程,确定活动所需要的实物或模型,还应该注意辅助材料的准备。例如,在进行家庭高血压测量方法演示中,需要重点准备合格的臂式血压计、适合高度的桌椅,另外也需准备记录数据用的笔和纸等。

(2)场所准备:入户家访需要有一个照明条件较好,方便操作和练习的场所。组织多人同时参加的示范演示活动,需根据参加人员的多少准备合适的场所,需做到所有参加者都能观察到演示过程,并能够参与实际的练习。在面对人员数量较多,或部分活动难以现场操作练习时,可采用播放录像的方式进行。

2. 操作流程

(1)简要讲解基本知识、概念和操作流程:对需要示范和演示的过程和步骤进行讲解,必要时要介绍操作的基本知识,包括目的、意义、原理等,这样有助于对方较好地理解示范和演示的内容。如在进行家庭血压测量技能的演示中,需要简要讲解血压测量的原理、不同血压计的特点和适合家庭使用的血压计类型等。

(2)示范和演示:按照标准程序进行示范,在示范过程中,需要对每个关键步骤或容易造成错误的细节进行讲解。演示的过程应适当放慢节奏,在关键的节点可作停顿,以便与交流对象进行深入交流,了解对方观察和理解的情况。如对孩子进行洗手行为示范的过程中,对搓洗指缝环节应该放慢动作,并提示孩子看清楚。在演示完成后,可请对方简要复述操作的步骤和要点,对存在的问题及时指出。

(3)练习与观察指导:请干预对象按照讲解和示范的步骤和要求进行练习,练习过程中可以要求其边操作,边讲述操作的要点。在练习过程中或 1 次练习结束后,对发现的问题要逐一指出并指导纠正。通过多次反复的练习,直到对方掌握传授的技能为止。

(4)强化指导:经过一段时间后,由于干预对象可能会忘记一部分细节,可以再次请对方进行操作,然后进行观察指导。在个体化行为干预中,可以通过组织互帮互学小组的形式提高干预的效果。

第三节　针对群体的行为干预

以同伴教育为例进行介绍。

同伴教育(peer education)是指具有相似背景(年龄、性别、价值观等)、喜好、生活环境和经历、文化和社会地位,或由于某些原因使其具有共同语言的人在一起分享信息、观念或行为技能的教育形式。由于是用可以接受的语言来宣传或谈自己的理解和感受,因此更容易被同伴关注和接受。同伴教育常用于对敏感和隐蔽人群开展行为干预。

目前,同伴教育常用来开展对男男性行为者(men who have sex with men,MSM)、性工作者、吸毒人群、校内和校外青少年等的艾滋病防治和性健康教育工作中。

同伴教育的组织实施过程如下:

1. 同伴教育的形式　同伴教育的形式多种多样,同伴咨询、专题讲座、小群体交流、参与式培训活动、小组讨论、一对一交流、举办演讲比赛等都可作为开展同伴教育的形式。同伴教育的形式需要根据不同目标人群的需求来确定。对于校内学生,可以组织小群体或大型的同伴教育交流活动;对特殊人群,则更多采取一对一交流的形式;慢性病自我管理小组的同伴教育更多采取小组活动和一对一交流相结合的形式。

2. 同伴交流的内容　同伴教育交流的内容需根据人群的需求而定,在确定同伴交流的内容时,应该事先开展目标人群的需求评估,了解目标人群在知识、态度、行为方面存在的问题。对特殊人群来说,则应事先研究特定的人群文化,如在对男男性行为人群干预中,需要了解该人群的亚文化特点、常用交流、交友方式、活动的方式、地点和规律等。如在针对男男性行为人群的艾滋病防治干预中,同伴交流的主要内容包括:艾滋病基本知识、艾滋病的咨询与检测、安全套相关知识、劝说性伴使用安全套的技巧、规范性病服务的获得、艾滋病的治疗、艾滋病相关政策与法规等。

3. 同伴教育者的招募与选择 发掘合适的同伴教育骨干是同伴教育工作成败的关键，在同伴教育工作中，要吸引有能力、有社会责任感的人员的参与。同伴教育志愿者可以通过多种形式招募，在招募过程中需要安排一定的面试程序，全面评估报名者的个人情况，并以此作为筛选和拟定下一步培训计划的依据。考虑到同伴教育志愿者有可能流失，所以在干预中应不断征集、补充新的同伴教育者。

好的同伴教育者通常具备以下条件：

(1)熟悉目标群体，是目标群体的一员，能被目标群体所接受。

(2)有责任心，有为社区服务的精神。

(3)在同伴中有一定影响力和号召力。

(4)有足够的工作时间与精力。

(5)有较好的语言表达能力，掌握一定的人际交流技巧。

(6)能够以一种平等的态度与同伴交流，不带有强烈的个人喜好和偏见。

(7)有一定的组织协调能力。

(8)个人本身是一个好的行为典范。

4. 同伴教育志愿者的培训 对同伴志愿者需要进行系统的培训，培训内容包括与疾病或行为问题相关的知识、人际交流技巧和行为干预技巧等。同伴志愿者的培训是一个持续的、长期的过程，除根据计划安排的培训内容外，在有条件的情况下，还可安排一些交流学习活动，拓宽志愿者的知识面，促使同伴教育志愿者能够长期为同伴教育项目服务。

5. 同伴教育志愿者的管理 对同伴教育骨干的人性化管理和激励，有助于保持同伴教育志愿者长期开展同伴教育工作的热情。管理同伴教育志愿者应该注意以下几点：

(1)组建同伴教育志愿者小组，请同伴教育志愿者骨干参与到管理中来。

(2)在没有良好培训的前提下，不应安排新加入的志愿者独自开展同伴教育活动，至少应安排与老的同伴教育志愿者一起开展工作，给新加入的志愿者一段实习的时间。

(3)将同伴教育工作类型进行分类。同伴教育活动可能涉及工作协助、材料准备、场地安排、沟通协调、主持活动、活动小结、调查研究等，应发挥同伴教育志愿者的特长。

(4)组织经常性的同伴教育志愿者活动、培训、交流等，组织志愿者小组例会，增加志愿者的团队归属感。

(5)对志愿者作出的贡献及时给予肯定和必要的奖励。

(6)在没有原则性问题的前提下，容忍志愿者个人的一些缺点。对严重影响志愿者团队的一些情况，则需要及时处理。

(7)重视志愿者的离职。应安排离职谈话，为更好发展同伴教育志愿者小组收集有价值的信息，同时发现团队和管理方面的一些问题。

(8)公开、公平、公正处理同伴教育志愿者和志愿者小组活动事宜，工作规划和计划的制订和实施都应有志愿者参与，包括经费和开支情况。

(9)在可能的情况下，制定同伴教育志愿者的交通和劳务补助规定，根据规定给予志愿者一定的资金补助。

6. 同伴教育活动的支持 在学生、工人等人群中开展的同伴教育活动可由相关的机构参与，进行组织和协调，但多数的同伴教育工作是由志愿者在不同的情况下完成，如男男性行为人群的同伴教育,一般是在酒吧、浴室、公园、网络等场所完成,而针对女性性工作者的同伴教育活动是在娱乐场所或在出租屋等场所完成。对于同伴教育活动,需要提供的支持如下:

(1)材料支持:如书籍、教具、传播材料等。

(2)技术和信息支持:如持续提供知识和技能培训等。

(3)保护性支持:给予同伴教育志愿者合法的身份,使其能够顺利开展工作。

(4)经济支持:提供优惠的服务,提供一定的交通补贴等。

(5)精神支持:经常性的交流沟通,排解工作中出现的负面情绪,在一些特殊的情况下,甚至需要安排专业的心理减压活动。

7. 同伴教育活动的实施　一般来说,同伴教育活动由同伴教育者直接到服务对象家或场所开展交流,但在实际工作中,直接开展存在一定的障碍。同伴教育活动一般都需要有一个与交流对象建立关系的过程。对于敏感或特殊的人群,建立关系的时间可能较长,需要通过与服务对象的持续性和经常性的接触,逐步打消目标人群的戒心,建立信任,逐步打开工作局面。

在进行同伴教育活动时,应注意以下流程:

(1)做好自我介绍,并介绍工作的主要内容和对服务对象的好处。

(2)先从一般性的话题入手,逐步转移到需要传播的知识信息。如果讨论的内容是敏感性问题,交流的过程需要进行适当设计,一般分为五个阶段:①一般性问题或破冰;②次敏感内容;③过渡性内容;④敏感内容;⑤结束活动。

(3)充分利用同伴的特点,可从自己和身边的事件入手,引起大家的讨论并进行分析。平时应该结合同伴教育的内容,收集相应的信息和故事。

(4)交流中,应注意从不同的角度对服务对象提供的信息进行核实,分析服务对象在行为改变中存在的具体问题和影响因素,针对这些影响行为改变的因素进行交流、示范、练习和指导,并提供能够促进行为实施的帮助,如陪同对方接受健康方面的服务等。

(5)准备开展同伴教育活动的小礼品,在完成工作后送给参与者,感谢他的配合,并预约下一次活动的时间。

同伴教育是采用同伴压力或群体之间的相互影响改变人们的行为的有效方法,被广泛应用于健康教育行为干预活动中。近年来,作为对同伴教育的一种改进措施,国外的一些专家提出了同伴支持(peer support)的概念,强调在群体中的个体之间,除了要进行必要的知识和技能的交流外,为了达到行为改变的目标,更重要的是要帮助个体之间进行情感的互动,起到心理、社会支持的作用。

第四节　以社区和家庭为单位开展行为干预

一、以社区整体为干预单位倡导健康生活方式

社区是一个整体,以社区为干预单位,利用倡导活动和舆论的影响,可有效帮助社区成员养成健康的生活方式。这种干预方法在流行病学上也被称为社区实验(community trial)或整群随机实验(cluster-randomized trial),即以社区整体而不是以社区中的个体作为干预

单位实施干预措施,如通过社区中的电视系统播放吸烟有害的公益广告,通过培训社区卫生服务人员健康教育技能等,通过观察社区中吸烟率、有效体育锻炼率等群体性指标变化情况,评价干预的效果。

具体工作步骤如下:

1. 在社区成员中和社区健康档案中调查了解社区的主要健康问题,并从中发现与行为关系密切的健康问题。

2. 针对调查结果提出在社区倡导的健康生活方式内容,并将这些内容向社区领导人和社区舆论领袖报告,取得社区领导和社区舆论领袖的支持。

3. 将调查结果和倡导的健康生活方式通过社会活动和社区宣传渠道向社区居民传播,提高社区居民对不健康生活方式造成的健康问题的认识,让居民明确了解所倡导的健康生活方式的内容。

4. 与社区核心人物一起制定社区行为规范,确定行为规范的奖励和惩罚和监督机制,并取得社区多数成员的认可。

5. 在社区发现一些采纳健康生活方式比较好的家庭,以这些家庭作为社区典型,向社区中的其他家庭介绍这些家庭的经验和做法。

6. 选择一些有意愿改变不健康生活方式的家庭作为对象开展重点培训,帮助家庭成员改变生活方式,并以这些家庭中的主要成员组成骨干小组,通过他们在社区开展交流和指导活动,在社区更多的家庭中产生影响,传播健康行为和生活方式。

二、以家庭为基础的健康干预

家庭是构成社区的基本单位。家庭健康是社区健康的基础,个人的行为方式在很大程度上会受到家庭的影响。另外,家庭发挥着感情交流、经济活动、生育与教育、抚养与赡养、休息与娱乐等功能,在进行行为干预时,需要考虑到家庭在行为改变中的社会支持作用。如,高血压、心脑血管疾病与个人的饮食行为习惯是有密切联系的,而这些行为习惯往往是一个家庭共同的生活方式,需要从家庭的角度进行干预,才能彻底改变。

家庭教育的内容多种多样,包含家庭卫生、个人卫生、生活方式、营养与运动、心理健康、疾病防治等。开展以家庭为基础的健康教育和行为干预的具体步骤如下:

1. 家庭动员 开展家庭健康干预活动需要取得家庭所有成员,特别是重点成员的支持。首先应使家庭重点成员了解到其在健康方面所面临的问题,提高家庭成员学习健康知识和改变行为习惯的信心。只有当健康教育和行为改变行动成为家庭成员的真正意愿时,才算得上是成功的家庭健康干预。如,家庭成员愿意为预防心脑血管疾病而改变烹调和饮食习惯;主动调整家庭资源分配形式,减少丈夫在吸烟、饮酒方面的消费,而用于保障妇女和儿童的营养需求和身体健康。

2. 开展家庭健康问题诊断 是指对家庭健康问题进行查找、分析和确定的过程。家庭健康诊断需要由社区卫生工作人员和家庭成员一起,通过问卷调查、现场观察和家庭成员讨论等方法,发现家庭中存在的主要健康问题,并就主要的健康问题提出行为改变目标。

3. 培训主要家庭成员 培训主要家庭成员的目的,一是使其掌握相关的健康知识和技能,并能够在家庭内进行传播。二是使受过培训的家庭成员能够承担起对其他家庭成员进行健康教育的责任,能在日常生活中,给其他家庭成员以教育、指导和监督。

4. 创建健康家庭示范户   建立示范是社区健康教育中常用的方法,可挑选社区中家庭成员卫生习惯较好、乐于帮助他人并在社区有一定影响力的家庭作为示范户。作为示范户的家庭应能够用自身的行动带动社区其他家庭。

5. 组织家庭健康行动小组   把相邻的几个家庭组织起来,成立一个既有组织又比较自由的家庭健康行动小组。这种小组一般以三至五户为宜,其中最好有一个家庭能容纳整个小组的成员,方便集中学习。在小组中有示范户,则学习效果会更佳。家庭健康教育小组的活动时间应相对固定,或每周一次,或两周一次,具体时间可由小组成员共同决定。一般每次学习时间限定在两小时左右为宜。学习地点可在示范户间轮换。小组活动和学习的内容由小组成员决定,在形式上可以参考参与式培训和自我导向学习的方式,促使小组成员主动获取健康资源并能够相互交流分享,相互促进。在组织家庭健康行动小组过程中,可以请参加的家庭制定一个学习和健康促进计划,设定阶段性目标,小组活动围绕阶段性目标的实现逐一展开。

将社区文娱活动引入活动中,有助于增强家庭小组之间的情感联系,有利于达到学习、合作和交流的目的。在不同家庭健康行动小组之间,可以组织交流活动,促进相互学习和竞争。

6. 激励与竞赛   激励与竞赛是开展家庭健康教育的重要手段,家庭之间和家庭成员之间的健康竞赛,可以是知识性的,也可以是技能性的。家庭之间的评比活动可以在小组内开展,也可以在社区内进行,评比应该是社区成员共同参与的活动,可以由家庭推选投票产生,并进行物质和精神的奖励。

7. 为健康家庭活动提供必要的支持   提供适当的资金、技术和学习材料方面的支持,对于家庭健康活动的开展会发挥重要作用。

8. 建立家庭成员间的相互支持关系   在个人行为改变过程中,得到家庭成员的支持十分重要,如,正在减肥者需要得到家庭成员在情感、饮食控制和计划督促等方面的支持;子女是督促父亲成功禁烟的重要角色。

思 考 题

1. 简述个体化健康指导的操作流程。为什么首先要进行需求评估?
2. 以大学生艾滋病同伴教育为例,试述应如何选择和培训同伴教育者?
3. 家庭为基础的行为干预的意义和基本流程。
4. 本章内容与第3章的行为理论之间有什么关系?试着以实际生活中的例子来分析和讨论适宜的行为理论与可行的行为干预方法。

参考文献

1. 中英性病艾滋病防治合作项目.我们,你们,他们.北京:人民卫生出版社,2004.
2. 段勇,谢宁.云南省血吸虫防治健康教育培训教材.昆明:云南科技出版社,2012.
3. 田本淳.健康教育与健康促进实用方法.北京:北京大学医学出版社,2005.
4. 林琳,米光明.社区健康教育.北京:中国医药科技出版社,1999.
5. 胡晓云,张庆军.慢性病预防控制工作实用方法.武汉:湖北科学技术出版社,2011.

6. 孔浩南,胡俊峰.健康行为改变理论在健康教育中的应用进展.健康教育与健康促进,2009,5(3):63-66.

7. 闫瑞红,刘蓉,张澜.健康行为及其影响因素研究进展.护理学杂志,2010,3:94-96.

8. 常春.健康教育中的行为理论.中国健康教育,2005,21(10):739-740.

9. 田向阳.田向阳的博客.http://blog.sina.com.cn/u/2272763633.

（段　勇　王　明　田向阳）

第七章

社 会 动 员

培训要点：

1. 了解社会动员的概念、目的和意义。

2. 了解社会动员的原则。

3. 掌握社会动员的策略与方法。

第一节　社会动员的概念、目的和意义

一、社会动员的概念

社会动员（social mobilization）是一项动员人们广泛参与，依靠自己的力量，实现特定的社会发展目标的群众性运动，是一个寻求社会变革与发展的过程。它以人们的共同需求为基础，以最广泛的社区参与为原则，以自我完善为手段。简言之，社会动员就是动员社会成员共同努力、积极行动、实现共同的社会目标的过程。联合国儿童基金会把社会动员定义为：一种广泛的、激发公众积极参与并通过自身努力来实现既定的发展目标的运动。国内学者认为所谓社会动员，就是广义的社会影响，也可以称之为社会发动。它是指人们在某些经常、持续的社会因素影响下，态度、价值观和行为变化发展的过程，是从社会发动到公众积极参与，最终实现某一社会发展目标（健康目标或某一健康行动的特定目标）的过程。

二、社会动员的目标

在健康教育工作中，社会动员的目标包括：

1. 激发人们的健康需求，获得更多的自我保健信息，调动其参与健康行动的意愿和积极性，使个体担负起更多促进健康的责任。

2. 激发决策者和领导层领导、参与和支持健康行动的政治意愿，并促成相应的政策、法规的制定。

3. 动员人力、物力及财力等健康行动所需的资源，包括政府财政投入、社会资金的投入及非政府组织及个人的捐助等。

4. 促成社会相关行业、部门、组织机构为一个共同健康目标而开展有效的合作。

社会动员的最终目的是形成社会健康文化，即人人重视健康，养成健康的科学理念，崇

尚文明健康的生活方式。

三、社会动员的模式

社会动员的模式包括传统模式和社会网络模式两种。

传统社会动员模式(图 7-1),体现了社会动员的要素,即社会动员的发动者(策划者)、关键人物与组织机构和目标人群。其动员方式往往是从上到下的、单向的。

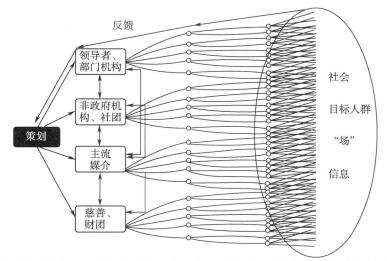

图 7-1 传统社会动员模式

社会网络模式是指人们广泛参与的、相互影响的和立体的网络模式(图 7-2)。在信息化社会中更应重视社会网络模式的社会动员。

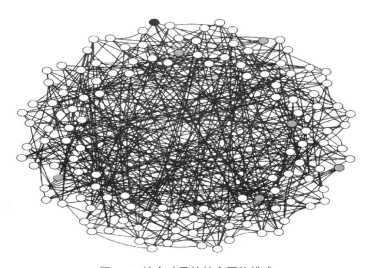

图 7-2 社会动员的社会网络模式

(图示引自了 SEPTEMBER 2010 VoL 329 SCIENCE)

四、社会动员的意义

社会动员作为现代社会发展的助推器,不仅推动社会经济、政治、文化等各项事业的发展,也深刻地影响着现代人的价值观念、思维方式、信仰的形成和发展。无论在面对"非典"、"人感染高致病性禽流感"等新发传染病的暴发,还是应对慢性病的流行,无论是消灭脊髓灰质炎的全球运动,还是实现联合国千年发展目标的承诺,社会动员在促进人类健康目标的实现上发挥着重要作用。总体来说,社会动员有着以下几方面的意义:

1. 社会动员是实现社会发展目标的主要策略。任何人类发展目标的实现都不可能由单个人、独立的系统或机构单独完成,需要凝聚社会各界的力量,共同作出努力。

2. 社会动员是影响人们的健康理念、传播健康知识与技能、改变健康行为的有效方法,是社会影响的重要行动。

3. 社会动员对健康行动的成功至关重要,是资源动员、促成合作的最有效方法。

第二节　社会动员的主要策略与方法

一、社会动员的原则

开展社会动员的原则包括:

1. 赋权(empowerment)　社会动员通过提高人们对健康影响因素的控制能力,并促使人们为此采取行动,实现共同的健康目标。

2. 公平(equity)　促进社会公平是社会动员的最终目标之一,即有着不同社会阶层、性别、民族、宗教特点的人们,具有公平地享有社会资源的机会。

3. 可持续(sustainability)　社会动员能够促使人们为了实现共同的健康目标而持续地采取行动,同时这些行动不影响后代采取同样的行动所需要的资源。

4. 资源整合(integration)　整合个人和社区各方资源,形成促进健康的合作伙伴,会产生强大的动力。

5. 尊重文化差异(cultural sensitivity)　在开展社会动员时要尊重不同人群的文化差异。

二、社会动员的策略与方法

社会动员的策略包括自上而下的动员、自下而上的动员和综合性动员,其具体方法包括:

1. 开展传播活动　传播是社会动员的基本方法之一。运用大众传播、人际传播和组织传播等多种传播方法,宣传、倡导社会动员的目的、意义和最终要达到的目标。开展广泛的传播活动,可以营造舆论氛围,促成社会成员对某一健康问题的广泛关注,可以激发人们对解决某一问题的愿望和行动的积极性,会使人们很快地就某一个问题或议题达成共识,采取行动。

2. 运用社会市场学方法　采用社会市场学的受众分析、合理定价、市场推广等策略和方法,促使社会成员接受、采纳健康理念、健康保健知识和技能。

三、社会动员的步骤

1. 明确目标和内容　社会动员本身只是一种社会发动的方法,开展社会动员前,必须明确社会动员的目标和内容,以及最终要达到的目的。如为了达到降低慢性病的发病率的目标,要通过社会动员的方法促使人们采纳有益于健康的行为和生活方式,为此,必须开展大众性慢性病防治知识、合理膳食和适量运动技能的传播和教育,要动员社会各系统,出台有益于人们保持健康的行为和生活方式的政策,并为此改善环境。

社会动员首先是情景分析(situational analysis),即找出目前社区共同面临的问题以及出现这些问题原因,特别是要搞清楚这些问题是由哪些人和哪些机构的行为引起的,这些行为受到哪些社会的、文化的、政治的和物质的因素的影响。在这个过程中,开展关键人物咨询和专题小组讨论等都是情景分析的重要方法。PRECEDE-PROCEED模式是进行情景分析的常用理论模式。

2. 确定动员对象　实施社会动员的人首先应该明确自身定位,应该清楚自己并不是健康促进项目的亲自实施者,而是催化剂(catalyst),动员者的主要职责是发现、培育战略合作伙伴,为他们及时提供有用的信息,鼓励他们采取行动。根据社会动员的目标和所要达到的目的,要选择合适的动员对象,并查找和分析其需求。

对不同的动员对象所采用的社会动员方法也不同。政治动员(领导动员)的目的是争取其从政策上对健康需求和有利于健康活动的支持,保证提供必需的卫生资源,制定正确的方针、政策,加强倡导、领导与社会协调,创建支持性环境。一个能够成功进行政治动员的人应具有以下特征:①在多个社会部门中具有影响力;②被政府机构支持、认可但不在政府部门供职;③与政治领导人有私交或非正式的联系;④有较强的借助媒体开展传播的能力;⑤具有良好的社会公信力;⑥具有科学、客观的分析问题的能力;⑦容易与其他机构结成联盟;⑧不惜为了大众的利益作出自我牺牲。

专业技术人员是卫生服务的提供者,他们的行为不仅直接影响到能否使更多的居民享有高质量的卫生保健服务,同时在与居民的接触中,他们的言行在很大程度上影响着居民的健康意识和健康行为。对专业人员进行社会动员的目的是加强对他们的培训,提高其技术水平,明确其职责和权力,在教育、引导公众方面发挥重要的作用。

意见领袖是大众中具有重要影响力的个人,他们的意识、观念和行为往往是其他人的模仿对象,也是社会动员的重要对象。还有一些人是健康促进活动的"拥护者"(champions),他们来自卫生系统以外的机构或部门,如政府机构、商业部门、教育部门、共青团、妇联、工会组织和宗教团体等非政府组织,他们对健康促进有自然的兴趣,这些人在其自己的群体或领域中,一般都是重要人物或权威,他们的参与对社区成员和周围的人具有显著的影响,会使健康促进成为行政管理、社团职责、可持续发展、经济增长工作的一部分。这些人在社区中一直受到广泛的尊重,过去曾经参与过有益的社会活动或项目,在本领域或本部门有积极的影响,能够努力履行自己的承诺,完成相应的职责,并且愿意为公益活动作出自己的贡献,有服务意识。

3. 建立关系,达成共识　社会动员的最终目的是要激发社会成员采取某一行动的自身积极性,并不是要把某种观念或行为强加于他们。在开展社会动员时,必须要与动员对象建立良好的互动关系,帮助他们分析自身的需求、制订计划、寻找有效策略和途径,并支持他们采取行动。

重要合作伙伴(strategic partner)是社会动员的重要合作对象,在与其接触时,需要强调社会动员的目标是为了实现共同利益,尽量不要谈论那些与伙伴单位无关的事情,随时吸纳不同的意见和想法,努力为重要合作伙伴的利益着想。为了促成合作、达成共识,必要的时候,要邀请重要合作伙伴的代表召开意向会。会议最好采用非正式的方式,选在所有参加人方便的时间、方便前往和环境较好的地点。要确保参会人员是与社会动员的目标密切相关的关键人物,会议内容要尽可能涉及大家的共同兴趣,引起共鸣,要随时鼓励与会人员积极讨论、提出问题并说出自己的真实想法,得到与会人员愿意根据社会动员的目标尽快采取措施的承诺,是意向会取得成功的标志。

4. 鼓励参与 社区和个人的参与是社会动员取得成功的关键,应确保所有利益相关者(stakeholders)都被动员起来采取行动,参与到实现共同目标的社会变革中。从发现问题到解决问题,积极参与在每一个阶段都是必不可少的,在你与人们或社区建立好关系后,就要立即鼓励他们参与,包括参与发现和分析他们自身所面对的问题和挑战、参与寻求解决问题的方法、参与行动和对最终效果的评价。

第三节 媒体倡导的主要策略与方法

大众媒体和网络社交媒体在社会动员中发挥着十分重要的作用。

一、动员媒体积极参与社会动员

卫生系统与媒体系统作为社会工作的两大系统有着密切的社会关系。媒体有其市场运行机制,同时也有义务履行社会责任。健康作为社会发展的主要领域,越来越受到民众和全社会的重视。而公众所关注的,正是媒体应该予以关注的。与媒介沟通的关键是找到健康与媒介的共同意义空间。对于社会动员的发动者讲,就是如何将明确的健康运动的意义转化为媒介认可的意义,从而影响媒介的态度、价值及参与的积极性。对负责社会动员的卫生工作者,一方面要对医学和健康行动有专业的知识,更要从哲学和医学人文的视野探索和理解健康行动的意义与价值。另一方面对于传播学的理论要深入学习掌握,只有如此,才能胜任与媒介的沟通交流,才能动员媒介积极参与健康行动。目前,新闻报道管理的流程清晰,新闻发言人制度逐步建立,卫生系统内部也加强了有关新闻宣传工作的培训。如果资源充足,在社会动员的计划阶段,就应邀请媒介的专家参与社会动员的方案制订。为了加强卫生系统与媒介的合作交流,卫生部门也应组织举办报社、电视、网络媒体的记者、编导参加有关健康领域的培训。联合国儿童基金会就曾支持主流电视台、报社到国外公共卫生院校学习公共卫生知识与管理。

二、支持媒体积极开展社会动员

卫生与媒介的深入合作,有赖于卫生专业人员为媒介积极开展社会动员提供专业支持及信息资料。卫生领域专业性强,专用术语常常晦涩难懂,需要健康教育工作者做好医学的专业学术性向通俗易懂性的转换工作。例如,在免疫接种率实现了以省为单位达到85%目标时,媒介和大众认为中国的免疫接种水平已经很高了,不再需要关注与支持了。而实际情况则是全省接种率达到85%是平均水平,边远贫困县接种率也许只有50%,平均数下掩盖了最危险的乡村免疫空白,有可能导致局部传染病的暴发。另外,如果仅看85%的相对数,反映出总体水平尚可。但以中国当时 1 个年龄组有 2000 多万儿童计算,15% 相当于 300 万名儿童未接种。另一方面,新闻报道需要有力的证据和鲜活的故事,需要健康教育工作者能拿出证据,会讲故事。

三、应用网络媒体创建新的互联互动社会动员模式

我国网民数量世界第一,2014 年达 6.32 亿;网民手机上网使用率达 83.4%,手机上网人数数以亿计;网民周上网时间长达 25.9 小时。健康行动的社会动员要高度重视、积极应用简便的网络、手机媒体平台,包括微信、网站、博客、微博、twitter、facebook、QQ、MSN 等。要动员卫生系统内机构、个人,特别是知名学者、科普及健康促进专家利用新网络媒体,开展与民众互动的参与式宣传、舆论引导、健康知识普及等多种形式的动员。卫生系统要通过新媒体,与 IT 行业、健康产品企业、健康管理等行业建立合作关系,共同促进健康生活方式培养。

案　例

媒 体 动 员

为实现全国消除新生儿破伤风目标,降低 5 岁以下儿童死亡率,原卫生部决定开展全国新生儿破伤风疫苗免疫接种工作。为了开展社会动员,决定召开全国破伤风免疫工作会议,培训人员,布置工作任务,开展大会动员。希望 CCTV 能够予以报道。但CCTV 认为单纯会议报道没有新闻意义,拒绝采访报道。为此,卫生部再次联系CCTV,强调下个月将在北京召开世界妇女大会,中国开展育龄妇女新生儿破伤风疫苗接种是为世界妇女大会的献礼,是对维护捍卫妇女健康权利,反对一切歧视妇女的行为的具体体现,是对世界妇女大会的具体贡献。届时将有 189 个国家和地区的代表,联合国系统各组织和专门机构及有关政府间和非政府组织的代表共 1.7 万余人出席会议,部分国家领导人也将出席大会。CCTV 随即接受了予以采访报道的邀请,并在晚间新闻联播报道播出。

案　例

全国消灭脊髓灰质炎强化免疫日活动

背景

脊髓灰质炎是一种严重危害人类健康的急性传染病。1964 年全国最高峰发病数达 43 156 例。1988 年第 41 届世界卫生大会决议确定 2000 年要在全球消灭脊髓灰质炎。1988 年 7 月,卫生部下发《1988-1995 年全国消灭脊髓灰质炎行动计划》,确定了中国消灭脊髓灰质炎的目标和策略,并将这一目标纳入国务院制定的《90 年代中国儿童发展规划纲要》。四项主要的策略之一就是开展全国消灭脊髓灰质炎强化免疫日活动(简称 NID)。

NID 的具体目标与策略

NID 的目标清楚具体,即在同一天,全国 4 岁以下儿童全部服用脊髓灰质炎疫苗(OPV),间隔 1 个月后再服用 OPV 1 次。目的是阻止脊髓灰质炎野病毒的传播,提高免疫接种率。这是一个大规模的卫生活动,在全国同一天为总计约 8000 多万名 4 岁以下儿童提供免疫服务,这在中国乃至全世界都是第一次。为确保 NID 的成功开展,社会动员成为

NID 最优先策略。

社会动员策略

卫生部疾病控制司对 NID 的社会动员高度重视,组织专家小组策划并制定切实可行的社会动员计划:①政府高度重视与领导参与;②多部门参与支持;③广播、电视、报刊全面宣传动员;④国际组织的支持及捐助。

结果与影响

1. 国务院于 1993 年 9 月批准召开全国消灭脊髓灰质炎工作会议,专门部署 NID 的计划、方案和具体要求(大会动员)。前国务委员参加大会作全面动员。国务院办公厅发出《国务院办公厅转发卫生部关于开展强化免疫活动消灭脊髓灰质炎报告的通知》,决定从 1993 年 12 月起至 1995 年 1 月期间,每年的 12 月 5 日和 1 月 5 日,对全国所有 4 岁以下儿童各加服一次 OPV。

2. 1993 年 12 月 5 日,前国家主席为 NID 题词:普及儿童免疫,向孩子们献出一片爱心。前国家主席先后到北京两个居委会幼儿园视察 NID,并为小朋友喂服 OPV。前全国人大副委员长、前全国政协副主席、卫生部长、北京市长也参加了 NID 活动。

3. 全国妇联、全国残疾人联合会负责人和世界卫生组织、联合国儿童基金会、日本国际协力事业团的代表分别参加 NID 活动;各省、市县、乡政府领导参加了当地的 NID 活动。据不完全统计,国际组织及双边机构提供约 580 万美元的疫苗及冷链设备,总计约 1.2 亿人份 OPV。

4. 广播、电视、报刊宣传媒介开展声势浩大的社会宣传动员活动。其中 CCTV 除新闻联播中的新闻报道,还在黄金时间连续播放喂服 OPV 的公益广告,动员儿童家长及时带孩子到免疫接种点喂服 OPV。第一次 NID 约为 4 岁以下儿童提供 1.65 亿人次免疫服务。

5. 第一次 NID 成功,社会动员发挥了巨大的作用。随后我国又连续多年开展 NID,前国务院总理、前全国人大委员长、前全国政协主席等党和国家领导人先后参加了 NID 活动。中国在全球介绍中国 NID 的经验,周边国家也到中国学习中国的 NID 经验与做法。2000 年 7 月,中国证实消灭脊髓灰质炎。

思 考 题

1. 社会动员的原则是什么?
2. 社会动员的步骤是什么?
3. 如何动员新媒介参与社会动员?

参考文献

1. 李林,马骁,王墩志.社会动员策略在健康促进中的应用.中国初级卫生保健,1999,13(10):3-5.
2. 董天策.传播学导论.成都:四川大学出版社,1993.
3. 柳建文.现代化进程中的适度社会动员-发展中国家社会稳定的重要条件.社会科学,2005,1:73-38.
4. 郑永廷.论现代社会的社会动员.中山大学学报(社会科学版),2000,40(2):21-27.
5. 郭庆光.传播学教程.北京:中国人民大学出版社,1999.
6. 鲁道夫·F·韦尔德伯尔.传播学.北京:中国人民大学出版社,2013.
7. Lawrence W. Green, Marshall W. Kreuter. HEALTH PROMOTION PLANNING. California Mayfield Publishing Company.1999.

8. 玛格丽特.惠特利.领导力与新科学.北京:人民大学出版社,2008.

9. 陈叶纪.社会动员理论进展和在我国卫生工作中的应用.安徽预防医学杂志,2002,8(6):388-391.

10. 郑永廷.论现代社会的社会动员.中山大学学报,2000,2(40):21-27.

11. Damon Centola. The Spread of Behavior in an Online Social Network Experiment. SCIENCE. 2010, 329:1194-1197.

（董胜利　田向阳）

第八章

健康教育现场调查

培训要点:

1. 健康教育现场调查设计。
2. 常用的现场调查方法。
3. 调查资料整理分析方法。

在健康教育领域,健康教育工作者需要了解服务人群的知识、态度及行为状况,了解服务人群的健康状况及其影响因素,研究如何开展健康教育干预来影响服务人群的知识、态度/信念和行为,促使其采取健康的行为与生活方式,以及评价健康教育干预效果。开展现场调查是健康教育工作者的一项基本功。

第一节　常用现场调查方法

根据不同的需要,可采用不同类型的现场调查。如根据调查指标是否量化、是否随机抽取调查对象和调查对象的多少,现场调查可分为定性调查、定量调查或半定量调查。根据调查的范围,现场调查的方法又可分为全面调查(普查)和非全面调查,而后者根据是否进行抽样可分为抽样调查和非抽样调查。

一、定量调查

定量调查(quantitative survey)是研究者根据事先设计的调查问卷对一定数量的研究对象通过询问、测量等方式获得量化资料的方法。抽样调查、普查、非抽样调查均属于定量调查方法。在健康教育现场调查中,抽样调查应用最多,凡是不必要进行普查的研究,均可采取抽样调查。

抽样调查(sampling survey)是一种非全面调查,在确定的所有调查总体中,随机抽取一定数量的调查对象组成样本,进行调查或测量,然后由样本来推断总体,由样本统计量来估计总体指标参数。一般根据调查总体的不同特点选择不同的抽样方法。

(一)抽样调查的实施

开展抽样调查需要首先制定调查计划,在设计中要考虑抽样方法的选择、样本量大小的确定和调查对象的分组等,以保证样本对总体有足够的代表性和可靠性。目前常用的随机抽样方法有简单随机抽样、系统抽样、分层抽样和整群抽样,在大范围人群调查研究中常将上述抽样方法结合使用,即多阶段随机抽样。

1. 简单随机抽样 也称单纯随机抽样,指从总体 N 个观察单位中,按照一定的技术程序以同等概率,随机抽取 n 个单位构成所需的样本。随机化需要一定的技术来实现,"随机"不等于随意或随便。在街道上走若干步选择一户,从口袋里摸取有号码的纸团,都不会得到一个满意的随机样本。抽签法和掷钱币法在原则上虽然可取,但实用价值很小。使用随机数字表法是一种比较简单而可靠的科学随机化抽样方法。

2. 系统抽样 也称等距抽样或机械抽样,指从总体 N 个观察单位中,按照一定比例或一定间隔,抽取 n 个单位构成所需的样本。例如:采取系统抽样方法从全社区 1000 户家庭中抽取 50 户进行入户调查。目前总体例数 $N=1000$,样本例数 $n=50$,计算抽样比:50/1000=1/20,也就是每隔 20 家庭户要抽取一户。按照下列步骤进行:将 1000 户家庭按照门牌号编号(1,2,3,……,1000);按照顺序将家庭户分成 50 部分,第 1 部分编号为 1,2,3,……,20;第 2 部分编号为 21,22,23,……,40;以此类推;从第 1 部分中随机抽取某家庭户的编号,如 4 号家庭作为样本;则按照"20"的抽样间隔陆续抽取第二部分中的 24 号,第三部分中的 44 号,……。以编号为 4,24,44,64,84,……,984 的家庭户组成样本。

3. 分层抽样 又称分类抽样。即先按某种影响因素或总体的某些特征(如性别、年龄、居住条件、文化程度或疾病严重程度等)将总体分为若干类型或组别(统计学称为"层"),再从每一"层"内随机抽取一定数量的观察单位组成样本。在每一"层"中采用的随机抽样方法可以是简单随机抽样、整群抽样或系统抽样法。如按照性别分层,按照学校类型分层,按照经济水平分层,按照地域分层等等。分层抽样要求层与层之间的差异大,而层内部的差异比较小。

4. 整群抽样 前面三种抽样方法都是直接从总体中随机抽取若干观察单位组成样本,基本抽样单位为研究对象(人、户等)。整群抽样是从总体中随机抽取若干群组(如学校、工厂、村庄等),对群组内所有单位进行调查的方法,其基本抽样单位为群组。例如:采用整群抽样方法,从某地区 80 所中学 100 000 名学生中抽取 3000 名 14~16 岁中学生进行调查。可按照下列步骤进行:将 80 所中学按照 14~16 岁中学生数多少进行编号(1,2,3,……,80);采取简单随机抽样方法抽取学校(抽取学校的数目依据每所学校中 14~16 岁中学生的数目而定);对抽取学校中的全部 14~16 岁中学生进行调查。整群抽样与分层抽样不同,要求各"群"组之间的差异越小越好,"群"组内研究对象的差异则越大越好。

在实际开展的健康教育现场调查中,由于种种条件限制,有时并未严格遵循随机抽样原则来选择调查样本,或者是部分采用随机抽样的方法,或者是完全采用非随机抽样方法,此时获得的调查资料只能说明该部分样本的结果,或在某种程度上为进一步开展更严谨的调查研究提供线索。

(二)抽样调查注意事项

1. 应根据调查目的和调查对象的特点选择合适的抽样方法。

2. 应根据调查目的和抽样方法估计调查样本的大小。

3. 在随机抽样调查中,抽样误差虽然不可避免,但是可以测量,可以通过样本大小和抽样设计来适当控制。

4. 必须防止非抽样误差的影响:非抽样误差产生偏倚,是一种错误。在抽样调查中,非抽样误差的产生主要是由于抽样方法的设计不随机,设计者主观选择调查对象;在抽样过程中未按照预先设计进行随机抽样,任意变换抽样方法等。

5. 统一调查的方法与标准：统一并固定调查标准和方法，保证不同地区资料的可比性。

6. 尽量提高调查的应答率，一般要求在 85% 以上。

二、定性调查

相对于定量调查而言，定性调查（qualitative survey）主要侧重于探究定量调查研究中所不容易了解的深层次问题。在定性调查中，研究者可以通过与调查对象的开放式讨论发现问题，并引导调查对象就某些有价值的问题进行深入讨论，探讨问题的深层次原因。因此，定性调查方法可以弥补定量调查方法的不足，两者结合起来可以从广度和深度上研究问题。专题小组讨论、个人深入访谈、观察法等都属于定性调查方法，这里只介绍专题小组讨论方法。

专题小组讨论（focus group discussion，FGD），又称专题小组访谈、焦点团体讨论等，是指从某一特定目标人群中选择数人组成小组，在主持人的引导下，小组成员就某一研究议题深入交换意见的一种定性研究方法。

专题小组讨论可用于：①探索新的研究领域，找出研究的重点；②完善干预设计，如进行需求评估、干预设计可行性评估、传播材料预试验等；③辅助定量调查，获得深层次信息；④项目实施过程及效果的快速评价。

（一）专题小组讨论的优缺点

1. 优点 ①调查样本量较小，花费较少；②调查范围相对较小，可在相对短的时间内收集到大量的信息；③由于是小群体内面对面的直接沟通，信息交流比较充分；④能够激发调查对象的积极参与，可以发现一些新的问题和线索，获得更深入、更有价值的信息；⑤由于大多数参与者的群体压力的作用，可以帮助改变少数参与者的信念和行为。

2. 缺点 ①专题小组讨论的结果不易"量化"描述；②由于调查对象不是来源于概率抽样，结果不能外推至整体；③主持人的水平和技巧对调查的质量和结果的可靠性有很大的决定作用；④不适用于讨论敏感性问题；⑤容易产生"趋同"效应。

（二）组织专题小组讨论

1. 专题小组讨论的构成要素 ①主持人 1 名；②记录员和（或）观察员各 1 名；③讨论提纲；④讨论场所；⑤一组具有类似背景和经验的人。

2. 专题小组讨论的准备

（1）确定讨论提纲：根据研究目的确定专题小组讨论的主题，并拟定讨论提纲。讨论提纲包括开场白和一系列开放式问题。具体设计参见本章第三节：调查工具设计。

（2）选择小组成员：根据研究目的、信息收集的需求和人群的可及性来选择专题小组讨论的成员。一般要求同一小组的成员保持"同质"，即具有相同或类似的背景和经验，如性别、年龄、文化程度、职业、生活经历、需求或兴趣等的相同或相似。小组成员的数量一般以 6～12 人为宜。小组讨论的组数没有统一的限制，可以根据研究目的、研究的人力、物力来确定，一般遵循"信息饱和"原则——即组织更多次的专题小组讨论已不能进一步发现新的信息，信息穷尽。注意："信息饱和"原则的使用前提是必须保证访谈对象的"同质"。

（3）选择与布置讨论场所：专题小组讨论应尽量选择方便、安静、舒适的场所，让小组成员感觉可以自由发表意见；场所内不宜采用对讨论有影响或引发小组成员联想的布置；座位的摆放应尽量呈圆形或半圆形，以避免对小组成员身份的指定；主持人和记录员/观察员的座位摆放应以能保持与每个成员的目光接触,并观察到每个成员的反应为宜。专题小组讨论过程中,应保持其他非访谈对象的回避。

(4)对主持人的要求:主持人应具有良好的人格特征和人际交流技巧,善于观察和倾听,并严守态度中立;主持人还应具有随机应变的技巧,能应对诸如支配性回答、胆怯性回答、提问性回答等各种场面。

主持人应在讨论前复习提纲,以对讨论的主题有深入的了解,并能在讨论中根据问题的重要性和复杂程度灵活安排时间,提出问题,引导深入的讨论。

为了与小组成员建立良好的、友善的关系,主持人应尽可能与小组成员同性别,并说同种语言。

(5)其他材料的准备:包括录音机、磁带、电池(电源)、记录纸笔以及与讨论主题有关的材料如传播材料等等。

(6)时间:可根据研究的目的、讨论的提纲以及在讨论过程中获得信息的情况来确定讨论的时间。一般以1小时左右为宜。

3. 专题小组讨论的组织

(1)讨论开始前:①主持人、记录员/观察员应先到场,查看讨论场所及其布置;②准备好讨论有关的材料,如录音机、磁带、电池(电源)、记录纸笔、讨论提纲以及与讨论主题有关的材料等;③与先到的小组成员随意交谈,互相熟悉,活跃气氛;④等待大部分小组成员到齐后,请大家按照事先摆放的位置按圆形或半圆形随意就座,着手开始小组讨论。

(2)专题小组讨论主要按下列程序进行:开场白──初步讨论──深入讨论──小结,确定讨论结果──结束语。

1)开场白:是在正式讨论前的一个简短的互相介绍和营造讨论气氛的过程。

2)初步讨论:或热身讨论。通过主持人询问一般性的、不敏感的问题,如生活情况、家庭、孩子等,自然地进入主题,并过渡到下一阶段。

3)深入讨论:或专题讨论。是专题小组讨论的核心阶段。主持人围绕讨论提纲有针对性地提出问题,并引导讨论的方向。记录员/观察员应尽量忠实记录讨论原话,留意说话者的神态、说话的语气,注意区分说话人的身份,并记录下来,不要完全依赖录音机等辅助设备;在必要时,可以提醒主持人遗忘、缺漏的讨论内容,或向主持人建议讨论有关问题。

4)小结:在主持人认为已经达到讨论目的时,可以结束讨论,并对小组成员的观点和意见做一个客观的总结,询问小组成员归纳的结果是否与其意见一致,并做补充或修正。

5)结束语:在结束讨论前,主持人应向小组成员表示感谢,并分发纪念品;同时向小组成员强调如有什么问题需要说明或解释,会后可以再作讨论。

(3)讨论结束后:主持人、记录员/观察员及时就讨论的过程及结果进行沟通、交流,填补记录的不足,并对讨论中出现的问题进行及时修订和完善。

4. 专题小组讨论的资料分析和总结报告　在进行完所有的专题小组讨论之后,研究人员应汇集全部的讨论材料,包括讨论提纲、记录和录音带等,进行转录、整理和分类归纳,并撰写总结报告。

(三)组织专题小组讨论注意事项

1. 专题小组讨论场所的选择和座位摆放。

2. 应选择主持和沟通能力强的人担任主持人;必要时进行主持人的培训,使之了解讨论的内容,拟定讨论提纲,并掌握主持的技巧。

3. 专题小组讨论的人数不宜过多,一般在 6~12 人之间。

4. 时间不宜过长,一般以 1 小时左右为宜。

5. 专题小组讨论结束后,主持人与记录员/观察员之间要及时沟通交流,填补记录的不足。

三、半定量调查

半定量调查(semi-quantitative survey)的特点是简单、快捷、费用低。其中批质量保证抽样法(lot quality assurance sampling,LQAS)是常用的一种半定量研究方法。在批质量保证抽样方法中,通过事先了解或确定的预期阳性发生率(如知识知晓率等)和不同目标人群数("批量"),根据分级监督抽样样本确定表(表 8-1,可信度为 95%,出现阴性结果数 $d = 0$),确定需要调查的人数,随机抽取对象进行调查。

表 8-1 分级监督抽样样本确定表(可信度 $1 - \alpha = 95\%$,阴性数 $d = 0$)

批量范围 (目标人群数)	阳性发生率(%)								
	90	85	80	75	70	65	60	50	40
<100	25	17	12	10	8	7	6	5	4
100~200	27	18	13	10	8	7	6	5	4
>200	29	19	14	11	9	7	6	5	4

(一)批质量保证抽样法的应用

1. 确定抽样样本数的大小 根据所要调查对象的"批量"和预期阳性发生率,查表 8-1 来确定实际应调查的样本数。如要调查某学校学生有关控烟知识的知晓率,该学校的学生数在 200 人以上,预期达到的知晓率为 80%,按照表 8-1 的要求,需随机调查 14 人。

在实际应用中,如果已知目标人数在 200 人以上,也可以不依据预期阳性发生率,一次固定抽取 29 人作为调查样本。

2. 判定"批质量"水平,进行结果分析

(1)根据表 8-1 进行结果判定:仍以上例某学校学生有关控烟知识的知晓率调查为例,由于阴性数 $d = 0$,在所调查的 14 名学生中,如果他们的控烟知识知晓情况全部达到要求,其结果可判定控烟知识知晓率达到 80%;如果只有 11 人达到要求,则学生控烟知识知晓率可能为 75% 左右,甚至更低。

(2)采用固定样本量阳性率判定分级表(表 8-2)进行结果判定。

当目标人数在 200 人以上,一次固定抽取 29 人作为调查样本时,根据 29 个调查对象中阴性发生人数(即 d 值),按照表 8-2 估计目标人群的阳性率。

表 8-2 固定样本量阳性率判断分级表(可信度 $1 - \alpha = 95\%$,样本数 $n = 29$)

	阴性发生数(d)								
	0	1	2	3	4	5	7	8	10
阳性率(%)	90	85	80	75	70	65	60	50	40

仍以上例某学校学生有关控烟知识的知晓率调查为例,在随机抽查的 29 名学生中,如果有 3 名学生的控烟知识知晓情况没有达到要求,即 $d=3$,此时可判定控烟知识知晓率在 75% 左右。

(二)应用批质量保证抽样法注意事项

1. 批质量保证抽样法是一种快速评估方法,其抽取样本少,调查工作量较小。但是该方法的应用前提是必须随机抽取样本。因此,在抽样时必须严格按照随机化原则和方法抽取调查对象,否则所得的结果将失去真实性和科学性。

2. 批质量保证抽样法的原理是建立在检验批质量的假设上,用于推断人群中的某项阳性率是高于还是低于某水平,只是对率的一种粗略估计,不适宜于进行准确的效果评价。

第二节 调查方案设计

不同的健康教育现场调查,虽然具体目的各不相同,但从解决问题的角度来讲,不外乎两个:一是了解目标人群的特征(如某地居民有关艾滋病的知识、态度和行为情况、某地居民某种疾病的患病率等);二是研究事物间的相关联系(如影响居民知识、信念/态度和行为的因素,开展青少年控烟干预活动效果研究等)。

无论是哪一种调查目的,设计调查方案时,均需要包括以下内容:

(1)明确的调查目的和指标

(2)调查范围和目标人群

(3)调查方法

(4)调查对象数量以及选择方法

(5)调查资料的收集方法

(6)调查表设计以及其中所包含的项目

(7)调查的组织实施

(8)资料整理分析方法以及预期结果等

一、明确的调查目的和指标

调查目的是确定调查指标的依据,调查指标又是调查目的的具体体现。

通常调查目的是比较抽象的,例如拟在某地居民中开展有关艾滋病知识、态度和行为的调查,目的是了解该地居民艾滋病的相关知识、态度和行为,为有针对性地进行艾滋病预防健康教育干预提供依据。

将这个比较抽象的调查目的转化下列调查指标就比较具体了:①该地不同性别、年龄居民对艾滋病相关知识的知晓率;②该地不同性别、年龄居民对艾滋病的正确态度持有率;③该地居民中某些相关危险行为的发生率;等。围绕这些具体调查指标,研究者设计调查工具,并在资料分析时计算这些具体指标来说明调查目的。

调查指标的选择应本着少而精的原则,尽量选用客观性强、灵敏度高和精确性好的定量指标,而少用定性指标。

二、确定调查范围和目标人群

根据调查的目的和指标来确定开展现场调查范围,确定调查对象和观察单位,也就是划清调查总体(调查目标人群)的同质范围。如在上述艾滋病知识、态度和行为的调查中,调查对象应是该地某年 15 岁以上常住人口,观察单位是每个"人",同属于该地区和时间范围全部 15 岁以上常住人口组成调查的总体。

三、选择调查方法

根据不同的分类原则,现场调查的具体方法有不同的类别。在此对普查、抽样调查和典型调查方法作简单叙述,详细内容参见本章第一节:常用的几种调查方法。

1. 全面调查(complete survey)或普查(overall survey) 就是在特定时间对特定范围人群(即确定的所有调查总体)全部加以调查或测量的方法。如我国进行的人口普查(census),各地进行的子宫颈癌筛查,以及在有限的规定范围内进行的小规模普查,等等。由于普查不存在抽样误差,但非抽样误差往往较大。普查一般用于了解调查总体在某一特定"时点"的情况。

2. 抽样调查(sampling survey) 抽样调查是一种非全面调查。与普查比较,抽样调查的调查对象较少,调查范围较小,能够节省时间、人力和物力,并获得较为细致和准确的资料。

3. 典型调查(typical survey)或案例调查(case survey) 典型调查是在对事物作全面分析基础上,有目的地选定典型的人或单位进行的调查。典型调查有利于对事物特征的深入了解,可与普查结合,分别从深度和广度上说明问题。由于典型调查没有遵循随机抽样的原则,不能用于估计总体指标参数。

在实际工作中,健康教育工作者可以根据不同调查目的选用不同调查方法。如是了解目标人群的健康或行为特征(如某地居民艾滋病知识、态度和行为情况、某地居民健康素养调查等),可根据调查范围大小选择使用普查或抽样调查;如是说明事物的典型特征(如欲了解某地居民对现有艾滋病知识传播渠道的反映),可用典型调查。

四、调查对象数量及选取方法

采取不同的调查方法,所需的样本量也各有不同。

1. 专题小组讨论 每组参与讨论人数在 6~12 人之间,组数则根据"信息饱和"原则(即组织更多次的专题小组讨论已不能进一步发现新的信息,信息穷尽)来确定,一般是"同质人群(具有相同或类似的背景和经验,尤其是在影响讨论结果的特征性因素方面)"3 组左右即达到信息饱和。

2. 抽样调查 针对不同调查指标(均数或率),采取不同抽样方法,所需要的样本量大小不同。一般来说,在其他条件相同时,分层抽样<系统抽样<单纯随机抽样<整群抽样,整群抽样所需要的调查样本量最大。有关调查样本量的计算参考相关统计书。

在现场调查中,常常由于这样或那样的原因,导致调查对象不应答或调查问卷无效,这一点在调查设计阶段应加以考虑。如一般要求调查应答率至少为 85%,因此,在根据公式计算出样本量后,应除以调查应答率(85%),估计实际应调查样本量。

在抽样调查设计中,研究者要特别考虑选择哪种抽样方法,以保证抽取样本代表研究对象总体的准确性及可靠性。通常情况下采用随机化抽样来获得样本调查对象。在随机化抽样中,研究者用客观、随机的方法来获取样本,样本抽样误差是可以估计的并且可以加以控制的。目前常用的随机抽样方法有简单随机抽样、系统抽样、整群抽样和分层抽样。在健康教育研究领域常用后两种随机抽样方法。

五、调查资料的收集方式

现场调查中收集资料的方式很多,常用的主要有两种:直接观察法和采访法,在实际工作中两者通常结合使用。

1. 直接观察法 指由调查人员到现场对调查对象进行直接观察、检查、测量或计数来获得资料的方法。如在小学生超重、肥胖的调查中,可以由校医或调查员直接进行调查学生的身高体重测量;在调查学校健康环境改善状况中,可通过对学校环境(如运动环境、饮水环境、环境安全措施等)进行观察来获得资料。直接观察法取得的资料比较真实可靠,但所需人力、物力和时间较多,不宜大规模应用。

2. 采访法 是根据调查对象的回答来收集资料。传统常用的采访法有3种,即访问(如询问式调查)、访谈(如定性访谈)和信访。随着信息技术的发展,通讯工具、电脑和网络在人们生活中占据了一个重要地位,电话调查和网络调查扩大了调查人群和地域范围,逐渐得到广泛运用。

六、确定调查项目和调查问卷

根据调查指标确定调查项目,并组成调查问卷。详见本章第三节:调查问卷的设计。

七、制定调查的现场组织实施计划

调查的现场组织实施计划包括制定调查实施时间表、确定调查实施的组织和人员、准备调查有关材料、进行调查人员培训、控制调查实施质量和经费预算等。详见本章第四节:现场调查组织实施。

八、选择资料整理分析方法

通过现场调查所获得的原始资料还需经过整理、分析,去伪存真,去粗取精,才能获得预期设计所需得到的信息。资料的整理分析也需要按照一定的计划有条不紊地进行。详见本章第五节:调查资料整理、分析与报告。

第三节 调查工具设计

设计调查工具(调查问卷、访谈提纲或观察记录表等)是健康教育现场调查的一种基本手段。一旦确定调查目的和资料收集方法,就要着手设计调查工具。

一、调查问卷的组成

调查问卷基本包括三个部分:①指导语;②调查项目:包括调查问题题干及答案;③问卷编码。

在完成问卷设计的同时,应完成:①调查问卷说明:保证所有调查人员和调查对象对调查项目以及填写方法有正确的理解,统一标准;②调查问卷编码说明;③建立调查数据库及数据库录入说明。

二、调查问卷的设计原则

1. 根据调查目的和调查指标,选择调查项目。

2. 调查项目在问卷中应合理排列,使调查对象易于接受。

3. 调查项目应给予适当的编码,以便于计算机的整理和分析。

4. 通过问卷指导语向调查对象说明调查目的意义,并获得调查对象的知情同意。必要时,可单独准备针对集体或个人的"调查知情同意书"。

5. 通过小范围预调查来完善调查问卷的设计。

6. 为了保证调查问卷所获资料的科学性和可信性,应进行调查问卷信度和效度检验。

三、确定调查项目

(一) 调查项目的分类

调查项目一般包括两类:分析项目和备查项目。

1. 分析项目　直接用于计算观察指标以及分析时排除混杂因素影响所必需的内容。如调查对象的年龄、性别、文化程度等,又如要计算调查对象对艾滋病有关知识的知晓率,就必须调查调查对象对有关信息的知晓情况,这时既可计算不同特征调查对象对有关知识的知晓率,还可进行影响知晓率的因素分析。

2. 备查项目　为了保证分析项目填写的完整、准确,便于对其核查、补填和更正而设置的项目,通常不直接用于分析。如在某些情况下列出调查对象的姓名、电话、地址,有助于对调查对象的追踪、确认和查考;列出调查员姓名及调查日期,有助于查询调查情况和明确责任。

(二) 确定调查项目的原则

1. 调查项目要尽量精简　分析项目一个也不能少,备查项目也不宜多,与调查目的和调查指标无关的、不必要的项目坚决不要。

2. 调查项目的陈述要简单明了　问题的提出要通俗易懂,使人不产生误解,尽量做到不说明或少加说明也能使标准统一。

3. 调查项目的定义要明确　尤其是对疾病分型、吸烟者或饮酒者划分、文化程度等要明确规定,不能模棱两可。

4. 能用定量指标时尽量采用定量指标,以利于统计分析。定性指标往往容易失去一定的统计信息量。

(三) 调查项目的答案设计

调查问卷中的分析项目通常以问题形式列出,由三部分组成:题干、答案以及对问题作出的必要说明(通常以"调查问卷说明"的形式另列)。

问题答案有两种设计方式:开放式设计和封闭式设计。设计者可根据问题的性质、答案的特点,结合研究目的,综合使用不同形式的答案设计方式。一般宜多选用封闭式设计答案。

1. 封闭式设计　是针对某一问题的所有可能性,同时提供两个或两个以上固定的答案,限定调查对象从中选择。

封闭式设计答案具有以下优点:①答案标准化,易于整理归类和分析;②容易询问和回答,节省时间;③拒答率较低,即使文化程度较低者能填写。但也存在不足,如:①有时选择答案太少,不能概括所有实际情况;选择答案太多,会增加调查时确切判定的困难;②容易诱导调查对象随便选答而失真;③不容易觉察到调查对象对问题的误解;④填写时容易出现笔误,漏圈或圈错答案,从而给资料分析带来困难;⑤无法获得选择答案以外的信息。

应用封闭式设计答案时,应注意:①一般在答案类型与数量较少,且能互相区别时使用;②大多数封闭式问题测量的是定性变量或等级变量,如性别、民族、职业、文化程度、疾病严重程度等;③应尽可能包括全部的、主要的答案;通常增加"不详"和"其他"两项,以涵盖所有可能情况。

2. 开放式设计 不提供预先作出的答案,由调查对象按照自己的实际情况或意见想法,自由地回答问题。如:您认为一所"无烟学校"最重要的 5 条标准应该是:＿＿＿＿＿＿。

开放式设计答案具有以下优点:①调查对象可以自由发挥,从而收集到设计者不能预料到的信息资料;②可用于有多种答案的问题。如,答案可能有 10 个以上时,难以逐一列举,利用开放式设计则比较好。但也存在不足,如:①不易于对资料进行统计分析;②容易离题;③拒答率较高;④费时;⑤适用范围有限,对具有一定文化程度者可能适用。

开放式设计主要适用于少数几个无法概括的错综复杂的答案,此时设计者无法肯定问题的各种可能答案,或是要求详细讨论或回答问题,以发现调查对象的特殊意见与观点。

四、设计调查问卷

(一) 调查项目的组织

将调查项目组合成调查问卷,设计者应考虑调查项目如何排列更为合理,既要便于调查员调查,又要使调查对象易于接受内容的顺序。一般可遵循以下原则:

1. 按一定的逻辑顺序排列 或者是考虑事情发生发展的先后顺序;或者是考虑问题的内容及其相互关系。

2. 敏感性问题和开放式问题一般宜安排在问卷的后面 即使调查对象拒绝回答,也不会影响其对前述问题的回答。

3. 调查对象的基本信息或核对信息 如性别、年龄、职业、文化程度、地址、联系方式等,可根据调查内容的敏感性程度放置于问卷的前面或最后。

4. 检验资料可靠性的问题 应分隔开来询问。

(二) 调查项目的编码

为了便于资料录入和分析,需要将调查项目及其各种可能答案给以适当代码。一般原则如下:

1. 对于地址 可根据所属调查范围的"县/市、乡/镇、村/街道、居民组/居委会"名单分别给以代码;

2. 对于定性变量 如"性别",男性代码为 1,女性为 2;

3. 对于等级变量 可按答案的升序或降序编码。如"文化程度:文盲、小学、初中、高中、大学及以上、不详",可按升序相应编码为"1、2、3、4、5、9";

4. 对于数值变量 如年龄,可以不必另行编码,只需写明单位为"周岁",调查时直接填入数字;

5. 指定最高值 由于预计有时不能提供预期的答案,或失掉信息,最好指定一个取值范围的最高值,如 9,99,999 等代表"不详"。

6. 调查和编码录入分开 为了减少调查误差,可将调查和编码录入分开进行。

(三)预调查

预调查是问卷设计的一个重要步骤。初步完成调查问卷设计和确定资料收集方法后,应由经过培训的调查员在小范围内作预调查(pre-test),以检验资料收集方法的可行性,调查问卷的内容是否清晰可理解、是否与调查目的相符合。

由于预调查的目的仅仅是为了修改调查问卷和验证资料收集方法,预调查样本并不严格限制数量,也不限制在目标人群中进行。预调查的结果不能列入正式调查结果一同进行分析。预调查的方式应与正式调查一致。

(四)调查问卷的信度和效度检验

1. 调查问卷的信度 也称可靠性(reliability),是指调查问卷测量结果的可靠程度或可重复的程度,可用一致性分析。通常,研究者可以在调查对象中随机抽取 $10\%\sim15\%$ 的对象进行重复调查,并将重复调查的结果与初次调查的结果进行比较,以评价调查问卷的信度。在此,应注意说明两次调查的时间间隔和调查对象在此间隔中的有关经历,应确保能在尽可能短的时间间隔内完成两次调查,并保持调查标准的一致性和调查对象经历的相对稳定。

(1)分类变量资料,可用 Kappa 值来表示两次调查结果的一致性。Kappa 值越大,表示两次调查的一致性越好。一般 Kappa 值在 0.75 以上为信度高,在 0.40 和 0.75 之间为信度较好,低于 0.40 表示信度差。

(2)数值变量资料,可用 Pearson 积差相关系数/简单相关系数(r)来表示两次调查结果的符合程度。r 越大,表示两次调查的一致性越好。

(3)除了一致性分析外,还可采用同质性分析衡量调查问卷内部所有项目间的一致性。

2. 调查问卷的效度 也称正确性(validity),是指问卷调查结果符合实际情况的真实程度。效度越高,表示调查结果的真实性愈好。效度一般分为内容效度、构想效度和效标效度/实证效度三类。

(1)内容效度:指问卷问题选择的适当性如何,是否能够代表所研究的有关内容或行为范围。可通过专家判断法、统计分析法、再测法和经验法等确定。

(2)构想效度:调查问卷对研究所涉及的理论概念或心理特质的测量程度。包括问卷的问题设计、在各种情况下问卷结果的稳定性、问卷测量的同质性以及与其他同类问卷或变量的关系等等。构想效度是反映调查问卷质量的一个重要指标。目前已有多种方法进行评价,因子分析法是较为常用的一种方法。

(3)效标效度/实证效度:指问卷测量结果对所研究内容或行为的预测性。通常用效度系数来反映。

五、访谈提纲的编写

不管是专题小组讨论还是个人深入访谈均需要预先设计访谈提纲。在此以专题小组讨论为例进行说明。

1. 确定讨论主题 根据研究目的确定。由于专题小组讨论的参与人员较多且存在时间限制,讨论的主题不宜扩展太多,一般以 1 个主题最佳。

2. 确定讨论提纲框架 围绕讨论主题,针对不同类型访谈对象设计讨论提纲,包括开场白和一系列开放式问题。问题设置不宜过多,需经预实验最后确定,一般以 8~10 个问题较为适当。

在开场白中,主持人应向小组成员做自我介绍,并说明讨论的目的,包括征求小组成员的知情同意。

展开讨论的问题包括一般性问题、针对性问题和探索性问题,这些问题必须按照一定的逻辑顺序由非敏感性问题到敏感性问题、由浅入深进行排列,可穿插一些参与性活动。

(1)一般性问题:主要是用于进行热身讨论,使小组成员打破陌生感,开始发言。通常是不太敏感的问题,如生活情况、家庭、孩子等,既与讨论主题相关,又比较容易回答。

(2)针对性问题:主要用于了解小组成员的态度和见解,围绕讨论主题确定,是讨论提纲的核心。以 4~6 个问题为宜。专题小组讨论不同于问卷调查,在回答"是/否"的背后更关注"故事情节"的讲述。因此在问题设计中,应多问"为什么"、"你的看法如何"、"具体是怎么一回事"等。

(3)索究型问题:用于进一步发现更深层信息,可设计 1~2 个索究型问题。有时候,在讨论过程中,小组成员的发言可能会提供一些新的线索,此时,也可以通过"为什么"等设问形式进一步追问。

3. 讨论提纲的版面设计　主要包括备选项(如主持人、记录员/观察员姓名、访谈具体时间、地点等)、讨论提纲主体内容(按照问题的顺序排列)和针对各个问题回答留出的空白。有些情况下,可以设计一个表格记录小组成员的基本情况,以便进行"指认";或者在备选项下面留出一些空白,供主持人或记录员按照小组成员落座后的位置绘图并标注主要特征。

第四节　现场调查组织实施

同其他健康教育项目执行一样,现场调查组织实施应把握以下重点:制定调查实施时间表、确定调查实施的组织和人员、准备调查有关材料、进行调查员培训、控制调查实施质量等。

一、制定调查实施时间表

调查实施时间表是一个以时间为线索展开的对各项调查实施工作的排列,是一份详尽的计划执行表,应明确规定工作内容、要求、实施起止时间、地点(场所)、负责人、经费预算等内容。

1. 工作内容　指的是各项活动,如准备调查材料(调查表格和宣传材料),领导动员,组织调查实施小组,制定调查资料检查制度,培训调查人员,开展调查等等。

2. 工作要求　即检测工作完成情况的记录指标,如调查实施小组成员名单、关于开展调查实施的通知、培训人员培训通知、培训人员名单、培训材料等等。

3. 调查任务分工及负责人员　每项活动的具体负责人。

4. 起止时间和地点　即各项活动的时间、地点安排。

5. 经费预算　对每项活动的估计费用以及整个调查实施所需的费用。

6. 特殊要求　对开展活动所需特定设备、材料、场所等的要求。如进行培训,培训地点、所需器材等要求,进行调查,准备调查特用的铅笔、答题卡等。

二、确定调查实施的组织和人员

在制定了调查研究计划和调查实施时间表,开始实施调查活动时,首先必须确定调查现场,并与有关部门取得联系,动员有关领导,建立调查实施的领导协调机构和具体实施调查的执行机构。同时,还需要积极协调调查有关单位,建立良好的协作关系,从而保证整个调查按计划顺利进行。

在实际工作中,健康教育工作者常常将调查现场和组织机构结合起来,制定调查计划和调查实施时间表,确保调查的顺利实施,保证调查质量。

三、准备调查有关材料

1. 现场调查实施中的调查材料准备　主要包括①调查指南和调查标准要求的确定;②调查问卷/讨论提纲的印刷、分发等;③调查问卷有关材料(如,问卷说明、资料录入库以及资料录入说明等)的准备;④调查宣传动员材料的准备等。

2. 现场调查实施中所需设备材料准备　主要包括①调查过程中所需铅笔、纸张、答题卡等特殊物品的准备;②调查组织、培训和实施工作中需要的某些仪器(如血压计、体重计等)、设备(如印刷、办公、教学设备等)、车辆等的准备。

四、培训调查员

调查员应掌握与调查实施相关的知识和技能,进行培训是非常必要的。

1. 培训内容　主要是专业知识和技能的培训,根据调查具体内容而定。包括有关健康信息、调查目的和调查问卷的解读、资料收集方法的介绍和演练等。

2. 培训方法　调查实施的培训主要是针对某特定的调查任务,对有经验的实施人员进行的教学工作。多采用参与式教学方法,通过问答、讨论、角色扮演、模拟练习、现场实习等方式,使调查员能够及时发现和解决问题,共享知识和经验,理解和掌握培训的内容方法。

3. 培训的组织　同其他培训一样,调查员培训的组织包括制定培训计划、组织培训教学和后勤、实施培训评价等。

五、控制调查实施质量

通过对调查实施过程的监督和评估,保证调查实施的质量,使其按计划顺利进行。调查实施质量的控制包括以下方面:

1. 设计完善的调查问卷和详细统一的问卷说明。

2. 严格按照抽样设计方案,不得随意更换抽样单位或调查对象。

3. 做好调查员的选拔和培训工作,严格按照设计方案的要求,统一认识,掌握技巧。

4. 做好调查对象的宣传动员工作,争取调查对象的积极配合。

5. 对于敏感问题,要进行细致的思想工作,注意保密,或从侧面进行了解。

6. 对于记忆不清者可请知情人、同龄人帮助回忆。

7. 尽量提高应答率,可通过分析无应答者和应答者在主要影响因素上的差异,来评价调查资料的可靠性。

8. 通过交叉调查、小范围复查等形式来确定调查的质量。

9. 选择标准一致、不易产生偏差和稳定的仪器,统一校正;精确的测量,同等对待每个研究对象,提高调查诊断技术,明确各项标准,严格按规定执行。

调查实施质量可用两种方法来评价:

1. 抽样复查 即随机抽取部分已调查对象,再次组织更严格的标准调查,抽查人员不得在原调查单位参加复查。

2. 与不同来源的同类资料进行比较。

第五节 调查资料整理、分析与报告

现场调查所收集的资料需要经过整理、核对后,才能进入分析阶段,通过统计描述和分析计算出调查指标,反映调查目的。

一、调查资料的编码、录入和清理

1. 资料的整理、检查 包括原始资料的检查核对、逻辑检错、填补缺漏,删除重复,纠正错误等,以提高原始资料的正确性和完整性。必要的情况下,可对调查对象进行回访。

2. 资料的编码 在完成资料的检查整理后,可由调查员或编码人员根据调查问卷编码说明进行编码。

3. 资料的录入 目前一般数据录入软件,通过建立数据库来完成资料的录入。为了防止和减少录入错误,进一步检查资料,可采取以下措施:①在建立数据库时,对变量类型和取值范围进行设置;②同一资料的分别重复录入核对;③资料录入完成后,可抽查部分调查表,再次进行核对。

4. 资料的清理 完成资料录入后,可通过简单统计描述,如编制频数分布表或绘制散点图来发现异常值,并核实产生原因,确定处理方法。

二、设计分析提纲或分析表

根据调查目的和调查指标,拟定分析提纲并按照统计学要求设计资料分析表。

一般按照调查指标的要求拟定分析提纲,设计分析表。如"在某地居民中开展有关艾滋病知识、态度和行为调查",其分析提纲主要包括以下几个方面:

(1)调查对象的基本特征描述。

(2)描述艾滋病相关知识的知晓情况(各条知识及全部知识的知晓率)。

(3)描述对艾滋病的正确态度持有率(不同态度题目及全部的持有率)。

(4)描述某些相关危险行为的发生率。

(5)根据调查对象的不同特征,针对(2)~(4)项进行描述和比较。

(6)必要时,进行多因素分析。

有些情况下,也可以采用分析表的形式表达。如表 8-3 是根据"在某地居民中开展有关艾滋病知识、态度和行为调查"例子设计的一个分析表,可见分析表能清晰、明确地表示调查指标,陈述调查结果。为了充分说明所有调查指标,也可以设计多个分析表对问题进行详细说明。如可以将表 8-3 分化成三个分析表对知识、态度和行为三个方面的调查结果进行进一步的陈述。

表 8-3 某地某年 15 岁以上居民艾滋病相关知识、态度和行为调查结果（％）

年龄组（岁）	艾滋病相关知识的知晓率		对艾滋病的正确态度持有率		某些相关危险行为的发生率	
	男	女	男	女	男	女
15～24						
25～34						
35～44						
45～54						
55～64						
65～						
合计						

三、分析方法的选择及使用

在定量调查中，根据调查目的、资料类型和调查指标的含义选择适当的计算和分析方法，消除混杂因素影响的方法。

（一）数据资料的类型

不同类型的资料，其统计描述指标和统计分析方法不同。

1. 计量资料 通过测量形式获得的资料，如身高、体重、年龄、血压、血脂等资料。计量资料一般带有计量单位。

2. 计数资料 通过清点个数所获得的资料，如性别、是否阳性、是否发生等资料。

3. 等级资料 按照程度等级收集的资料，如文化程度，满意度等。

（二）统计描述

数据资料的统计描述包括统计量描述和统计图表。

1. 计量资料的统计量描述

（1）正态分布资料：采用"均数 $\overline{X}$ ±标准差 S"形式描述

（2）偏态分布资料：采用"中位数 Md（四分位数间距 Q）"形式，其中

$$Q = P_{75} - P_{25} = Q_u - Q_l$$

描述数据变异程度的指标还有极差（R）和变异系数（CV）。

极差（最大值和最小值之差）： $R = X_{max} - X_{min}$

变异系数： $$CV = \frac{S}{\bar{x}} \times 100\%$$

2. 计数资料的统计量描述

（1）率：在一定时间及范围内某事件发生的频率（强度），如知识知晓率。采用（率 P，标准误 Sp）的形式。

（2）构成比：事物的内部各部分所占比重，以百分比（％）表示。如调查对象中，不同年龄组人群所占的比例。同类事物构成比之和应为 100%。

（3）相对比：不同特征的计数之比。如性别比。

在进行计数资料的统计量描述中，应注意以下几点：

（1）分母的确定：如计算新婚妇女某项知识的知晓率，分母应是调查的新婚妇女数，而不

是所有调查的妇女数。

（2）当样本数太小时，不应计算率或比，而应直接用数字表述。

（3）构成比反映的是某一事物内部各个部分的构成大小，不能说明事物发生的频率或强度。

（4）平均率的计算：在计算观察单位不等的几个率的平均率时，不能将几个率直接相加求平均。

3. 统计表　统计表由标题、标目、线条和数字组成，其基本格式如图 8-1。

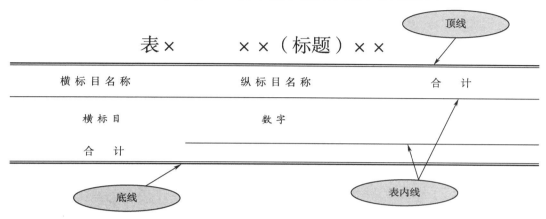

图 8-1　统计表的基本格式

在统计表制作中，应注意的是：①标题与表格内容保持一致。注明时间、地点和目标人群；②标目要注明单位，%应标明是率还是构成比。横标目和纵标目应按照从左到右的顺序排列；③数字：小数位数保持一致。如数字为"0"，则填明"0"，而不能填写"/"等其他符号。

4. 统计图　健康教育现场调查结果描述中，常用到的统计图有直方图、直条图、百分构成图、线图、统计地图、散点图等。不同类型的资料，使用的统计图不一样。

（1）计量资料：采用直方图和线图描述。

（2）计数或等级资料：采用直条图和百分构成图（条图、圆图、饼图）描述。

（3）统计地图：用于描述某一事件的地理分布。

（4）散点图：用于相关回归分析，以发现变量间的关系或发现异常点。

（三）统计分析方法

不同资料类型、不同分布资料，其统计分析方法不同，具体见表 8-4。

表 8-4　不同资料类型的统计学分析方法

分析内容	计量资料	计数资料
样本与总体比较	t 检验	t 检验
两个样本之间的比较	t 检验或 U 检验（样本量大于 50 或 100 时）——配对资料的 t 检验	t 检验或四格表卡方检验——配对四格表卡方检验
多个样本率之间的比较	方差分析（多重比较）①其他各组均与对照组比较：复新极差法（Dunnett-t 检验）或 LSD 法②两两比较：q 检验（SNK 法）	行 * 列表卡方检验（卡方分割法）

续表

分析内容	计量资料	计数资料
以上方法要求资料分布符合正态分布或近似正态分布。非正态分布资料的分析方法如下。		
	秩和检验	秩和检验、Radit 分析、Fisher 精确概率法(等级资料,非正态分布)
简单相关-回归分析	①正态分布:Pearson 相关系数 r(直线回归-相关分析) ②等级资料,偏态分布或分布未知:Spearman 等级相关系数 r_s;Kendall 等级相关系数 r_k;曲线直线化	比值比(OR),r^2,等
多元回归分析	多元线性回归分析:所有变量的正态分布,直线回归的扩展	Logistic 回归分析:因变量为分类变量,不要求自变量的类型

四、调查报告的撰写

调查报告是对整个现场调查的总结。调查报告的撰写需要对现场调查方案中所涉及的内容进行回应,同时重点描述调查结果,提炼调查的主要发现并提出建议。一般而言,调查报告包括以下内容:

(1)调查背景和目的;

(2)调查对象和抽取方法,包括调查样本量大小的确定和抽样方法的操作;

(3)调查内容和资料收集方法,包括调查问卷的设计完善及问卷的信效度;

(4)调查组织实施的过程,包括调查员培训以及调查质量控制;

(5)调查结果,包括基本特征描述和相关调查指标的描述及分析结果;

(6)讨论;

(7)小结和建议。

五、定性调查资料的整理、分析和报告撰写

以上主要是定量调查资料的整理分析和报告撰写。在此针对定性调查资料做一简单介绍(以专题小组讨论为例)。

1. 讨论资料的收集 在完成所有专题小组讨论后,研究人员应汇集全部讨论材料,包括讨论提纲、记录和录音带等。

2. 整理和转录 完成访谈记录的整理,完善相关信息资料;同时将录音材料转化为文字资料。

3. 提炼和归纳 在详细阅读理解所收集信息基础上,提炼关键线索;根据不同的特征(人群特征以及关键信息线索)进行分类汇总(必要时,可计数)。

4. 撰写总结报告 主要包括开展专题小组讨论的背景、目的、具体方法(时间、地点、人数、人员等)、讨论的结果及分析、结论等部分。

在总结报告撰写时,要注意:①以描述性语言概括主要观点和原因,而不是逐题回答;②保留"故事情节":即适当选取小组成员的原话作为结果陈述的佐证;③结果描述使用趋势

性语言(如:多数,少数,等;几分之几;几个人;等);④必要时可以把原始记录作为报告的
附件。

思 考 题

1.定性调查、定量调查和半定量调查方法的优缺点及适宜范围。

2.如何组织开展专题小组讨论?

3.如何设计现场调查方案?

4.调查资料的类型有哪些? 不同类型资料如何进行描述和分析?

参考文献

1.杨树勤.卫生统计学(第三版).北京:人民卫生出版社,1998.

2.方积乾.卫生统计学(第五版).北京:人民卫生出版社,2005.

3.金瑜.心理测量.上海:华东师范大学出版社,2006.

4.钱宇平.流行病学.北京:人民卫生出版社,1986.

5.施侣元.流行病学.北京:人民卫生出版社,2003.

6.赵仲堂.流行病学研究方法与应用.北京:科学出版社,2005.

(钱　玲)

第九章

健康教育专业人员培训

培训要点：

1. 健康教育专业人员应具备的基本能力和专业素养。

2. 常用培训方法和操作要点。

3. 参与式培训中应注意的问题。

第一节　健康教育机构职责与专业人员能力要求

《全国健康教育专业机构工作规范》中列出了健康教育机构的职责和工作内容，要完成各项工作任务，健康教育人员必须具备相应的工作能力和专业素质。

一、健康教育机构的职责和工作内容

健康教育机构承担着技术咨询与政策建议、业务指导与人员培训、总结与推广适宜技术、信息管理与发布以及监测评估等5项职能。每项职能下都列出了相应的工作内容。

1. 技术咨询与政策建议　要求收集和总结国内外健康促进与健康教育领域的政策法规、理论策略和研究成果，为卫生行政部门制定相关的法律、法规、规划、部门规章、技术规范等提供技术咨询及政策建议；收集、研究辖区内健康相关信息，为卫生行政部门制订健康促进与健康教育工作规划、计划、方案和考核评估标准提供科学依据和技术支持。

2. 业务指导与人员培训　负责辖区内医疗卫生机构、机关、学校、社区、企业和媒体等的业务指导，提供健康促进与健康教育适宜技术和方法；根据辖区内下级健康教育机构需求，提供日常业务指导、专题指导和科研指导。指导内容包括调查研究、计划制订、组织实施、效果评估、督导检查、总结报告、论文撰写等；组织开展辖区内有关人员的培训，培训内容包括健康促进与健康教育领域的政策、法规、理论、策略、技术与方法等。

3. 总结与推广适宜技术　开展健康促进与健康教育领域的理论、方法与策略研究，总结科学、有效的健康促进与健康教育适宜技术，并进行推广、交流；开展辖区内健康教育需求调查，有计划有组织地开展辖区内健康促进与健康教育活动；利用电视、广播、报刊、网络等大众媒体、健康教育宣传栏和组织现场活动等，开展多种形式的健康传播；做好传播材料的设计、制作和使用工作。

4. 信息管理与发布　对健康相关信息进行收集、整理、分析、加工，形成健康教育的核心信息，为媒体和相关机构提供信息源；围绕辖区内主要健康问题，制作健康教育的核心信

息,利用多种渠道,有针对性地向辖区公众发布;拟定健康教育信息管理规范和标准,对健康教育信息发布机构进行监督、管理和指导;开展舆情监测。

5. 监测与评估　要求能评估辖区内健康促进与健康教育机构、人员及其开展健康促进与健康教育的能力和可利用资源;开展社区诊断,查找辖区内主要的健康问题及影响因素;进行健康教育需求评估,为制定健康教育干预策略和措施提供基础数据;开展健康素养监测,提出健康教育干预策略;对辖区内健康促进与健康教育工作进行效果评估,总结经验,提出改进意见和建议;提高辖区内居民健康知识水平和健康行为生活方式的普及率。及时发布监测与评估结果。

二、健康教育人员应具备的素质和能力

根据规范要求,作为健康教育专业工作者,应具备以下几种能力。

1. 组织协调和社会动员能力　具备良好的倡导能力和沟通交流能力,开展社会动员,争取领导对健康教育工作的支持,争取各种资源和政策;广泛组织发动各部门、各类目标人群的参与。

2. 文献复习和综合运用研究方法的能力　熟悉文献资料的查阅方法,具有一定的综述能力;能够开展课题研究,并把研究成果上升到理论和政策层面,运用于健康教育工作中。

3. 开展社区诊断和需求评估的能力　能够灵活运用定性、定量调查的方法获得相关数据资料,独立设计完成相关调查问卷和访谈提纲,并进行综合判断,确定健康教育需求。

4. 健康教育计划制定的能力　能通过需求评估,制定项目实施计划,确定健康教育的目标人群、健康教育目标和优先干预策略。

5. 健康教育活动实施的能力　包括干预活动的组织协调能力,包括人财物管理、与利益相关者沟通以及选择适宜的传播方法和媒体的能力。

6. 传播材料的设计、制作和使用的能力　包括开发制定科学准确的健康教育核心信息,开发制作符合受众接受习惯和接受水平的传播材料,能够正确地使用传播材料。

7. 健康教育活动监测和评价能力　要能够制定评价计划,选择合适的评价方法和评价指标,合理解释和利用评价结果。

8. 培训的技能　应具备组织开展培训的基本能力。能够制定培训计划,并综合运用各种培训方法,实现良好的培训效果。

9. 论文撰写和结果报告的能力　能够及时总结提炼健康教育活动成果和经验体会,撰写符合规范要求的科研论文和工作报告,进行交流和分享。

10. 健康教育项目管理的能力　熟悉掌握项目管理的基本程序和要求,督导项目工作执行进度和经费的管理,保证项目工作顺利开展。

第二节　成人培训的理论与原则

培训(training)是组织机构根据自身的发展和工作需要,为提高员工学习和工作相关能力而进行的各种形式的教育活动,是快速增长员工某一方面的知识和技能,提升工作实践能力的重要措施。成人培训不同于针对青少年的学校教育,具有更强的针对性、实用性和参与性。

一、常用培训理论

1. 强化理论 强化理论认为,人的行为和技能可以通过重复提供正向的和积极的经验和知识而得到强化,而重复提供负向的和消极的经验和知识,会使某种行为和技能逐渐消退。培训就是在短时间内,使培训对象的知识和技能得到强化。

2. 社会学习理论 社会学习理论认为,人的行为可以通过观察他人在一定情境下的行为实践和行为后果而习得,即通过观察学习他人的行为,当自身处于相似情境时,就会实施类似的行为。培训实际上就是好把培训对象不断置于事先设定的情境中,使之通过学习,提高自己的行为能力和技能。

3. 目标设定理论 目标设定理论认为,人的行为决定于其对潜意识中行为目标的设定情况,可通过精力和注意力分配,激励人们实现行为目标的动力。培训可在短时间内固化培训对象的注意力,使之更加明确自己的行为目标,从而使自己的行为得到强化。

二、成人培训的原则

1. 速成原则 成人培训一般要求在短时间内达到培训目标,即速成。对于成年人来说,其认知心理已完全成熟,集中注意力能力、综合能力、理解能力、逻辑思考能力、批判性思维能力和分析推理能力都比较强,加之丰富的人生阅历和工作经验,能够快速接受与其专业背景或工作经历相关的理论知识和技能。

2. 学用结合原则 成人培训的目的一般是为了增加培训对象在某一方面的知识和技能,从而更好地改进工作实践,实用性较强。所以,培训内容应紧密结合培训对象的工作实际。

3. 参与性原则 培训的主体是培训对象,而不是培训者,没有培训对象的积极参与,难以达到培训的预期效果。在培训过程中,应鼓励培训对象的主体意识,发挥他们的能动性,调动其参与培训过程的积极性。培训对象的参与包括参与培训课程的设计、培训内容以及培训方式的选择。

4. 精选原则 成人培训强调针对性,即通过培训,要解决某一方面的具体问题,所以,培训内容安排上不可过于宽泛,应根据培训的目的进行精选,做到重点突出。

第三节 健康教育专业培训方法

传统的培训方法包括讲座、视听法、小组讨论、案例分析、角色扮演、模拟演练、行为示范、现场实习以及其他根据培训内容而设计的各种游戏和练习等。目前多媒体培训、基于网络的培训和网络学习等灵活的培训方式也受到越来越多的关注和应用。不同的培训方法各有特点和适用条件,在实际培训工作中,应结合培训活动的具体情况综合考虑,选择使用。

一、常用培训方法和操作要点

(一)讲座

讲座是按照一定组织形式有效传递大量信息的一种培训方法。讲授的内容一般包括相关理论研究进展、理论模型和方法的介绍。讲座有利于培训对象系统地接受新知识,学习具有一定难度的内容;可以同时对多人进行培训,在相对短的时间内传递大量信息。

举办讲座的操作要点如下:

1. 要根据培训目标和培训对象的需求,确定讲授内容。

2. 列出各部分需讲授的要点,组织好相关素材,并安排好顺序,以便根据现场时间灵活取舍。

3. 突出重点和难点,不求大而全,但求有针对性。

4. 语言简明扼要,适当运用身体语言:根据培训对象选择所使用的语言用词,注意语音语调,并适当运用手势、神态、眼神等身体语言。

5. 注意启发与互动:培训者在讲授过程中,应注重互动,采取参与式方法,随时调动学员的积极性,激发其听讲与思考的兴趣。在讲课过程中培训者可以随时就某个部分进行小结、提出问题,或请学员做简单的复述并及时做出反馈。根据现场情况适当调整讲授的内容和进度。

(二)头脑风暴法

头脑风暴法又称快速反应法,是一种研讨类培训方法,首先由培训者提出一个议题,培训对象立即把头脑中出现的有关这个议题的想法表达出来,通过归纳、讨论和引导,实现培训目的。头脑风暴法可以快速收集信息,鼓励学员迅速进入讨论,激发创造性思维。

头脑风暴法操作要点如下:

1. 选定基本议题,议题的选择必须围绕培训内容,合乎培训对象的知识层次、阅历以及关心程度,适合培训对象打开思路,进行广泛自由联想。一般来说以培训对象一直期待解决的问题或培训将要展开的内容作为议题较好。

2. 鼓励培训对象说出针对此议题产生的想法,可以多次发言,把自己不断出现的新的想法和意见表达出来,直到没有新意见出现。

3. 培训者不要对参与者发表的任何意见和想法发表评论,头脑风暴结束后培训者应进行归纳,讲明正确的结论。

(三)角色扮演

角色扮演是以有效开发角色行动能力为目标的训练方法,即培训对象在培训者的指导下,在生活或实际工作中可能会遇到的真实模拟场景下,体验某种行为的实践,以提高其理解和运用所学内容的能力。角色扮演可以提高培训对象的参与度,学会从不同角度观察问题,更多了解行为产生的动机,寻求解决问题的办法。

角色扮演法操作要点如下:

1. 紧扣培训内容,明确角色扮演所要达到的目的。在角色扮演开始前,向培训对象说明角色扮演的目的、角色扮演的方法、角色的情况和活动的时间。

2. 编写的脚本要短小精练,是培训对象生活和工作中熟悉和可能经历的情景,避免长篇说教。

3. 确定各角色的扮演者并练习,强调在角色扮演的过程中学习有关知识、态度和技能,而不要片面追求表演本身的艺术性和真实性。

4. 向观看表演的培训对象交代表演的背景情况,提出所需观察的内容。

5. 角色扮演活动结束后,培训者提问,请扮演者谈感受和体会,以及今后在实际工作中应注意的问题;观看的学员分析与评论角色存在的问题以及自己观看表演后的收获。培训者进行总结,提出需要学员掌握的正确技能和方法。

（四）小组讨论

小组讨论是培训对象以几个人为单位,针对特定议题进行深入的讨论,充分发表意见,互相交流的过程。小组讨论主题非常广泛,可以是案例或者某种观点和问题,学员参与度高,分享经验,集思广益,扩大视野。广泛适用于对知识的进一步理解、交流对某个问题的看法、解决疑难问题、培养决策技能等培训。

小组讨论培训法的操作要点是:

1. 分组　小组讨论有效分组是关键。一般的小组讨论以每组 4～5 人为宜。

2. 讨论　通常组织小组讨论应该提出具有争议性的,需要明确和解决的问题,以及分析论点、评估证据的话题。并规定好小组讨论的时间。各小组自行推选出小组长和记录员,小组长负责主持讨论,记录员负责记录讨论结果。

3. 汇报　各小组推选代表,汇报所在小组的讨论结果,该小组其他成员可作补充。若几个小组讨论同一个题目,则可让其他小组在前组讨论结果的基础上,补充各自不同的意见和看法,以避免重复,提高讨论效率。

4. 总结　全部小组汇报完毕后,培训者归纳整理各个小组发表的意见和提出的方案;明确所讨论的问题的正确答案,澄清不正确或模糊的认识,达到培训目标。

（五）案例分析

案例分析就是给出真实的事件或假想的情境,让培训对象研究分析,并根据具体情况作出判断和适当的决策。运用案例分析培训的操作要点:

1. 编写案例　案例通常由两部分组成,第一部分提供背景资料,如对案例发生地的经济文化、风俗习惯、目标人群的健康状况以及对相关健康问题的知识、态度、信念和行为等。第二部分提出需要培训对象思考解决的问题。问题应结合案例分析的目的而设。案例的选择应与培训目标相关,结合课程的重点内容,尽量做到真实、有代表性,一般应选择培训对象比较熟悉的事例,有共同的经验范围。

2. 分析案例　学员可以自己独立,或分组完成对案例的分析。分组可参照小组讨论组织方法。培训者要统筹时间,提高案例分析的效率。

3. 汇报结果　学员简明介绍自己的分析结果,以及主要的结论和决策。对于同一案例,可以由一个学员或小组代表汇报完后,其他学员或小组提出补充意见或不同看法,可避免重复,节约时间。

4. 培训者点评和剖析　培训者应对学员的案例分析结果给予归纳和总结。对提出的对策优缺点进行点评,并对在案例分析中出现的问题进行解释,还可以引用其他案例进一步说明问题。点评时以鼓励为主。

（六）示教

示教是培训者结合培训内容,运用一定的实物和教具,通过亲身示范,使受训者了解某种操作步骤,并且在培训者的指导下,重复这一操作过程。示教操作要点如下:

1. 示教目的明确,示教准备充分　示教应围绕规范操作规程,提高操作技能来设计示教程序,精心准备,包括场地、教具,此外还应有书面的示教程序、评估表格等。培训者最好事先做一遍,熟悉程序,并确定所需的时间。

2. 清楚展示关键行为　演示清楚准确,保证每一个培训对象能清楚地看见每一个操作步骤。对复杂的操作,可灵活采用分步的形式或重复演示。强调重点环节,以及容易出现失误的细节。演示完成后,培训者应将示教的关键步骤加以归纳。

3. 提供练习机会,并及时给以反馈指导　应提供足够的时间,创造一定的情景,让培训对象自己演练并思考关键的行为要点。从实际演练中发现问题,并给予帮助指导,或重复示教,确保学员掌握。

(七) 游戏法

培训游戏是以游戏的方式作为培训知识技能的一种手段,激发参训者的积极性,改善人际关系,使参训者联想到现实场景,加深对培训内容的理解。培训游戏主要有创新游戏、团队协作游戏、沟通游戏等。游戏法使用的操作要点如下:

1. 选择合适的游戏　根据培训主题和目标、教学条件和环境以及学员的特点设计游戏、准备道具。尽量避免"为游戏而游戏",场面热闹,收获不大的弊端。

2. 游戏必须有一定的规则,有一定的结局　培训者应说明游戏的目的和规则。游戏中,观察参与者的表现,把握游戏节奏,并动员所有学员参与并回应出现的问题,确保游戏规则的执行。

3. 及时总结回顾　游戏结束后,讨论通过游戏反映了什么问题,应如何解决等等,总结出从游戏中学员应掌握的相关的培训内容。结束和回顾的总结环节,是培训游戏和娱乐的最大差别。

(八) 模拟法

模拟是一种体现真实生活场景的培训方法,目的在于让学员在一种安全可控的环境下练习交流、决策,以及解决问题的技巧。常用的模拟法有:书面模拟法、媒体模拟法、电脑模拟法等。

(九) 研讨法

研讨法就是通过培训者与培训对象相互间或培训对象相互间的讨论解决疑难问题。它常用于培训具有一定理论知识和实践经验的人员。研讨法能促使培训对象主动提出问题,表达个人的感受,有助于激发学习兴趣,积极思考,讨论中取长补短,互相学习,有利于知识和经验的交流和能力的开发。但是,研讨的培训效果受选择的讨论题目的好坏以及培训对象自身水平高低的影响,而且不利于受训人员系统地掌握知识和技能。

(十) 基于数字化和网络技术的培训方法

多媒体技术、远程教学和培训应用软件等新技术的运用给培训方式带来了新的变化。在网络自学过程中,培训对象可以控制学习时间,也可以选择适合自己的媒体,根据个人需求进入不同主题的在线学习互动论坛,分享学习经验、培训资料并获得专家的指导和建议。数字化技术的发展,使得这种培训的互动性大大提高,且极大地降低了培训组织实施的时间和交通成本。

二、培训方法的选择

如何选择适宜的培训方法以达到令人满意的培训效果,需要对影响培训方法选择的一些主要因素以及各种培训方法的优缺点等进行综合的分析与考虑。

(一) 影响培训方法选择的主要因素

1. 培训的目标　培训目标对培训方法的选择有着直接的影响,如提供信息需要讲座,加深理解需要讨论,亲身体验需要角色扮演,实际应用需要演示和实习等。一般说来,培训目标若为认识或了解一般的知识,那么讲课、多媒体教学、演讲、小组讨论、案例分析、快速反应等多种方法均能采用;若培训目标为掌握某种技能,如操作、决策或沟通技能,则示教、角色扮演、实习、模拟、游戏等方法应列为首选。

2. 培训对象的特征　选择培训方法时,应充分考虑到学员本身的知识状况和应对能力。例如,当学员缺乏电脑知识时,避免使用网络学习或多媒体教学;当学员的教育水准较低时,自我学习的效果就不会很好;当大多数学员分析能力欠佳且不善于表达时,辩论或角色扮演、小组讨论的方式将难以取得预期的效果。对于知识层次较高,经验较为丰富的培训对象来说,采用课堂讲授介绍一些新理论和方法,可能会收到较好的培训效果。

3. 培训的时间　培训方式的选择还受时间因素的影响。有的培训方式需要较长的准备时间,如多媒体教学、影视音像教学;有的培训实施起来时间较长,如自我学习、现场实习等。需要根据所能投入的时间来选择适当的培训方式。

4. 培训的经费　演讲、头脑风暴、小组讨论等方法,所需的经费一般不会太高,而影像、多媒体等视听教学以及现场考察实习则花费较多。在选择培训方法时要根据经费预算酌情考虑。

5. 学员的数量　学员人数影响培训方式的选择。当学员人数不多时,可以选择小组讨论或角色扮演;但当学员人数较多时,演讲、多媒体教学、举行大型的研讨会则比较合适。

6. 培训者自身的素质和能力　参与式培训对培训者的要求也较高,不仅需要培训者具有较高的理论知识和实际操作能力,而且要有良好的人际交流技巧以及现场组织能力。但有时候师资可能并不能完全具备上述条件,因此,培训者也应扬长避短,选择适合自己特点的培训方法。

(二) 培训方法使用参考

1. 各种教育培训方法均有其优缺点和适用范围

(1)讲座法可以同时对多人进行培训,使培训对象能系统地接受新知识,加深理解具有一定难度的内容,也有利于培训者掌握和控制学习的进度,适合于讲授新知识和理论。缺点是可能会缺乏互动和反馈。

(2)头脑风暴法可以快速收集信息,鼓励学员迅速进入讨论,激发创造性思维。常用于正式讲课、小组讨论前及培训班评估时,以引出话题,或在短时间内了解学员对问题的认识和看法。

(3)角色扮演可以提高培训对象的参与度,同时通过真实场景的模拟,获取实践经验,但是耗时较长。常用于培训态度和技能。

(4)小组讨论主题非常广泛,可以是案例或者某种观点和问题,学员参与度高,分享经验,集思广益,扩大视野。广泛适用于对知识的进一步理解、交流对某个问题的看法、解决疑难问题、培养决策技能等培训。

(5)案例分析可用于巩固强化培训学到的知识,更多用于培训决策技能和分析、综合及评估能力的培养。

(6)示教有助于激发培训对象的学习兴趣,获得感性知识,加深对所学内容的印象,并强调实际应用性,常用于操作技能的培训。

(7)游戏法培训的宗旨是通过完成有趣味性的活动,传授知识、技能和提高应变能力等,改善当前或未来工作的绩效。根据培训侧重点不同,培训游戏主要有创新游戏、团队协作游戏、沟通游戏等。游戏法可快速增强团队的凝聚力。此外,一些简单的暖场破冰游戏,既可以在培训开始前活跃气氛、打破僵局和陌生感;也可以穿插在培训进行当中,消除困倦。采用游戏的方式进行分组等准备工作也是一种好办法。

(8)在模拟法培训中,一大组的学员可以经历同样的情境,并接受有经验的培训者的指导。仿真模拟可以在一个人造的、无风险的环境下看清培训对象所做决策的影响。主要用于操作技能及管理和人际关系技能的培训。

(9)多媒体培训的优点在于综合了文本、图表、动画及录像等视听手段;充分利用人体的五种感觉(视觉、听觉、嗅觉、味觉、触觉)去学习;培训的内容可以具有一定的连续性;使用者还可以互动地使用培训材料;且能够自己控制进度,不受时间、地理位置的限制。多媒体培训的不足则在于开发多媒体课件时成本较大;课件内容不能迅速更新;有些培训对象不习惯使用计算机等新媒体技术导致使用受限;此外,多媒体培训也不适用于对人际交往能力的培训。

2. 培训方法的综合使用

我们将培训不同内容时常用的方法分列如下,供选择时参考。

(1)传授知识:常用小讲课、小组讨论、多媒体培训、网络学习。

(2)转变态度:小组讨论、现场实习、角色扮演、游戏。

(3)培养交流技巧:角色扮演、现场实习、电影、游戏。

(4)培养操作技能:示教、实习、模拟、多媒体培训、网络学习。

(5)改善决策技能:案例分析、小组讨论、现场实习。

三、参与式培训的实施

一项完整的参与式培训需要经过需求评估、确定培训目标、制订培训计划、实施培训、并在实施过程中及培训结束后进行过程和效果的评价。在评价的基础上,总结经验,发现本次培训中存在的问题,确定今后培训的重点,以完善新一轮培训。

1. 需求评估 需求评估是指在规划与设计每项培训活动前,由培训组织部门、组织者对各相关组织及成员的目标、知识、技能等进行分析,确定是否需要培训、谁需要培训及培训什么的一种活动或过程。需求评估主要从组织分析、人员分析和任务分析三部分入手。组织分析主要包括培训是否和组织的发展方向和发展目标吻合,组织是否有资源支持培训,组织内部如管理者和同事能否为受训者提供应用培训所学知识、技能的支持条件;人员分析主要确定哪些人需要培训,他们目前的知识、技能水平,存在的问题和需求,以及这些问题是否能够通过培训来解决;任务分析则是明确需要进行培训的重点任务和培训内容。目前的培训需求评估除了明确知识、技能、能力和各项任务外,更多地将评估的重点放在素质水平上,采用素质模型也就是确定员工完成每项任务所需的素质以及相应的知识、技能、行为方式和个性特征来评估需求。常采用的方法有观察法、现有资料回顾,以及定性、定量调查。

2. 明确培训目标 培训目标的形成源自需求评估,决定了培训活动的内容和方法。目标的提出应实事求是,可实现的。培训目标的描述应明确:培训班要使培训对象掌握哪些知识和技能,取得哪些进步,进步程度如何。

3. 选择培训对象 应根据培训目标确定培训对象,按照不同的层次,不同的工作职责、任务,开展分级培训。

4. 确定培训内容 培训内容既要围绕培训目标,又应满足培训对象的实际需求,应注意理论和业务知识相结合,学以致用,讲求实效。如设定了培训的主题,应关注培训对象对这主题的了解程度,以确定培训的侧重点。

5. 落实培训师资 根据培训的目的、内容、培训对象的层次以及时间、地点和经费等综合因素,来确定适合培训的师资。通常考虑培训者应具有与培训内容相关的专业背景或工作经验,精通所传授的技术和技能;对培训目的、培训内容重点有明确的了解;对于不同学习阶段的学员,要选择不同类型的培训者;培训者还需具备良好的人际交流技巧、掌握参与式培训方法,能根据培训的内容和培训对象的不同,灵活运用不同的培训方法。确定师资后,将有关培训的目标、要求和培训对象情况提前告知授课教师,有利于培训教师提前准备授课内容。

6. 选择合适的培训方法和培训教材　根据培训的目标、内容、学员等综合因素选择合适的培训方法。

7. 合理安排培训场地　实施培训时,应注意检查培训场地,音响、电源、照明等设备以及多媒体、投影仪等教学辅助设备是否正常;根据培训内容和方式合理摆放好座椅。

8. 反馈与督导　督导应贯穿于整个培训计划实施过程,随时注意资源的利用情况和计划的执行情况;及时收集学员的反馈,适时调整教学计划,纠正存在的问题,以保证培训的顺利完成。

四、培训中应注意的问题

作为成人培训,在培训中应注意以培训对象为中心、符合成人学习的特点、注重教与学的双向交流。培训过程有时会出现一些意料之外的事情,需要培训者采取一定的灵活性,作出即时和合理的反应。

1. 计划应有一定的灵活性　课程计划安排时留有余地,事先准备一些替代性活动,以免已准备好的活动无法实施。根据实际需要,缩短或延长一些活动的时间。

2. 培训者应有一定的弹性　培训者需要对新观点和新的可能性保持一种开放的态度,根据情况随时调整自己的授课内容和进度,有时甚至是自己所做的结论。培训的目的是为了解决问题,而不是为了证明或者灌输某一个观点。

3. 有效控制培训时间　明确培训内容的重要性顺序,时间充裕时,可以充分介绍并展示材料;如果时间不充裕,则优先完成重点内容,展示主要的观点材料,次要的内容一带而过,以保证在有限时间内,完成培训目标。适时改变授课方式,调整时间进度。如运用小组讨论时,可以通过减少分享的小组、分享的时间,直接利用PPT展示等形式,控制时间。

4. 善于使用控场和引导技巧　多用鼓励和表扬,在培训中,适时地鼓励和表扬能够树立培训对象的信心,使他们能更主动积极地参与到培训活动中来;善用提问,设计良好的问题,能提供充分有效的信息,提高效率,并为学员提供衡量自己在培训中的表现和掌握程度的标尺。有时提问还能够打破僵局,吸引学员的注意力。提问题应简单明了,根据不同情况选用限制性问题、非限制性问题或追问性问题,不提重复问题,避免诱导性提问;学会回答问题,体现了一个培训者的专业素质和临场控制能力。如果培训对象提出的是与培训内容有关的问题,培训者应尽快给以明确的回答。但如果问题超越了培训者现有知识水平时,培训者首先应肯定学员提出的问题并如实告知自己对这个问题的了解程度。如果问题与本次培训无关,培训者可以婉转拒绝"我们可以在课后讨论这些问题"。

思　考　题

1. 常用培训方法有哪些?各适用于何种内容的培训?

2. 什么是培训目标?为什么要拟定培训目标?

3. 参与式培训有哪些好处和优点？

参 考 文 献

1. 吕书红.健康教育培训方法.田本淳主编,健康教育与健康促进实用方法(第 2 版).北京:北京大学医学出版社,2014.

2. 国家卫生计生委.《全国健康教育专业机构工作规范》http://www.nhfpc.gov.cn/zhuzhan/wsbmgz/201304/c40e0817d3554a59b2c5c11a5671f82f.shtml.

3. 胡俊峰,侯培森.当代健康教育与健康促进.北京:人民卫生出版社,2005.

4. 雷蒙德.A.诺伊(Raymond A. Noe),著,徐芳,译.雇员培训与开发(第三版).北京:中国人民大学出版社,2007.

5. 殷大奎.科普演讲能力培训教程.北京:人民军医出版社,2009.

6. 苏平.培训师成长手册(第三版),西安:西安交通大学出版社,2013.

（吕书红）

第十章

场所健康教育与健康促进

培训要点:

1. 了解以地域为特征的健康促进场所创建的概念。
2. 了解健康促进场所创建的内涵与意义。
3. 掌握健康促进场所创建步骤。
4. 清楚健康促进场所创建内容及其评价指标体系。

第一节　健　康　城　市

健康城市是世界卫生组织面对 21 世纪城市化问题给人类健康带来的挑战而倡导的一项全球性战略行动。改革开放以来,伴随着工业化的进程,城镇化也快速发展,到 2013 年,我国城镇常住人口已达 7.3 亿人,占总人口的 53.7%。然而,高速发展的城市建设,尤其是工业化的城市面临着社会、卫生、生态等诸多问题,如人口密度高、交通拥挤、住房紧张、不符合卫生要求的饮水和食品供应、环境污染、暴力伤害等,这些社会问题正逐渐成为威胁人类健康的重要因素。

一、健康城市的概念

健康城市是以人为本,以保护和促进城市健康为目标,围绕人的生命全过程,努力营造由健康人群、健康环境和健康社会有机组成并协调发展的整体。1992 年,世界卫生组织提出:"健康城市应该是由健康的人群、健康的环境和健康的社会有机结合发展的一个整体,应该能改善其环境,扩大其资源,使城市居民能互相支持,以发挥最大潜能。"1994 年,世界卫生组织又指出:"健康城市是一个不断改善自然和社会环境,扩展社会资源,使人们在享受生命和充分发挥潜能方面能够相互支持的城市。"

我国专家认为:"健康城市是指从城市规划、建设到管理各个方面都以人的健康为中心,保障广大市民健康生活和工作,成为人类社会发展所必需的健康人群、健康环境和健康社会有机结合的发展整体。"健康城市注重过程,而不仅是为实现特定的健康目标,任何城市无论其目前的主客观条件如何,都可以成为健康城市。作为一个健康城市所需要的是持续改善城市健康的进程与结构。

城市不仅仅作为一个经济实体而存在,城市首先是一个人类生活、成长和愉悦生命的现实空间。人们的健康不仅是生活的目标,也是生活的资源,健康是一个积极的概念。健康城市理念融合在城市建设的各个领域,在通过健康服务、健康环境和健康社会三个方面进行目标明确的实施建设后,最终的落脚点是形成健康的人群,这种健康包括高素质、强健体魄和良好心态,这样的人群反过来又能高水平高效率促进城市的发展的各项建设,从而形成一个良性的城市建设与培养的循环机制,成为提倡的"以人为本"建设理念的实践。

世界卫生组织健康城市网络的建设有力推动了健康城市在全球的推广,为健康城市之间的资源、知识、信息和经验分享提供了一个很好的交流平台。自 1986 年,世界卫生组织成立健康城市欧洲地区办事处,开展"健康城市建设项目"以来,全世界约有 4000 多个城市加入。健康城市项目把健康问题列入城市决策者的议事日程,促使地方政府制定相应的健康规划,从而提高居民的健康状况。健康城市建设项目正逐渐成为一个促进城市可持续发展、推动健康促进、改善人民生活质量的新途径。

任何城市都可以加入健康城市网络,但须满足以下 4 个条件:①对健康城市建设项目的原则和策略,城市最高层领导作出明确的政治承诺;②建立新的组织机构来管理拟开展的行动;③承诺提出一个普遍认同的城市远景规划及相应的健康城市规划和工作内容;④在正式和非正式网络建设和开展合作方面进行投资。

1989 年我国开始国家卫生城市创建活动,1993 年引入健康城市的概念,1994 年,北京东城区、上海嘉定区启动健康城市项目试点。2007 年底,全国爱卫办在全国范围内正式启动了建设健康城市、区(镇)活动,并确定上海市、杭州市、苏州市、大连市、克拉玛依市、张家港市、北京市东城区、北京市西城区、上海市闵行区七宝镇、上海市金山区张堰镇十个市(区、镇)为全国第一批建设健康城市试点。

2010 年底,世界卫生组织正式命名上海市健康促进委员会办公室为世界卫生组织健康城市合作中心。2013 年我国大陆第一个世界卫生组织健康城市合作网络在上海成立,成员包括沪、杭、苏等地的 46 家单位。

二、健康城市创建步骤

综合世界卫生组织健康城市项目的实施步骤和我国创建健康城市试点工作的经验,可把建设健康城市项目分为三个阶段:

第一阶段,准备与启动,包括:①建立支持小组;②理解健康城市理念;③了解自己的城市;④寻找项目基金;⑤机构定位;⑥准备项目提案;⑦政府批准提案。

第二阶段,成立组织机构,包括:①建立项目委员会;②分析项目环境;③确定项目工作内容;④建立项目办公室;⑤制定项目策略;⑥培养项目能力;⑦建立责任机制。

第三阶段,行动与实施,包括:①普及健康理念;②倡导策略规划;③动员多部门合作;④鼓励社区成员参与;⑤促进创新性行动;⑥确保健康的公共政策的落实。

上述健康城市建设步骤不是一成不变的,很多城市根据自身的情况,可以从任何一个环节开始做起。

建设健康城市的基本阶段和步骤

第一阶段,启动:

● 建立支持小组;

● 理解健康城市理念;

- 了解自己的城市；
- 寻找项目基金；
- 机构定位；
- 准备项目提案；
- 政府批准提案。

第二阶段,组织：
- 建立项目委员会；
- 分析项目环境；
- 确定项目工作内容；
- 建立项目办公室；
- 制定项目策略；
- 培养项目能力；
- 建立责任机制。

第三阶段,行动：
- 增进健康知晓；
- 倡导策略规划；
- 动员部门合作；
- 鼓励社区参与；
- 促进创新；
- 确保健康的公共政策。

三、健康城市的标准和指标体系

1996 年,世界卫生组织将世界卫生日主题确定为"城市与健康",并整理、公布了健康城市的 10 项具体标准和内容,10 项标准包括：

(1)为市民提供清洁和安全的环境。

(2)为市民提供可靠和持久的食品、饮水、能源供应,具有有效的清除垃圾系统。

(3)通过富有活力和创造性的各种经济手段,保证市民在营养、饮水、住房、收入、安全和工作方面的基本要求。

(4)拥有一个强有力的相互帮助的市民群体,其中各种不同的组织能够为了改善城市健康而协调一致地工作。

(5)能使其居民一道参与制定涉及他们日常生活,特别是健康和福利的各种政策。

(6)提供各种娱乐和休闲活动场所,以方便市民之间的沟通和联系。

(7)保护文化遗产并尊重所有居民(不分其种族或宗教信仰)的各种文化和生活特征。

(8)把保护健康视为公众决策的组成部分,赋予市民选择有益于健康的行为权利。

(9)作出不懈努力争取改善健康服务质量,并能够使更多市民享受到健康服务。

(10)能够使人们更健康长久地生活和少患疾病。

为便于实践操作,世界卫生组织提出了 12 大项 300 多小项的健康城市指标参考体系。

第 1 项：人群健康。包括自我感觉健康、生活满意度、各年龄段的期望寿命及死亡状况、各类意外伤亡状况、年均住院率、危重病的发病率等 48 项。

第2项：城市基础设施。包括自来水使用状况，下水道铺设状况，每公里运行的货车、轿车及两轮机动车数量，距马路50米以内的寓所数量，居民区及商业区面积状况等19项。

第3项：环境质量。包括抱怨烟雾、粉尘、噪声、震动等污染的居民户数，大气清洁情况，重金属含量状况，水中微生物、硝酸盐、氟、苯、氯化物等含量，方圆各公里段内植物平均覆盖水平等24项。

第4项：家居与生活环境。包括每天直接日晒5小时或以上寓所数量、六层或六层以上高层公寓的数量、户均住房面积、人均住房面积、垃圾的日人均产生量、垃圾循环利用量、城市公园面积、无家可归的数量、地震时住房的安全及失火指数等30项。

第5项：社区作用及行动。包括健康、环保等志愿者的数量，参加社区活动的人口比例，人均公共运动设施数量，人均娱乐场所面积，卫生服务信息的公众知晓率，健康生活方式信息的公众知晓率，家居质量管理监督系统现状，公众健康及健康决定因素的公众知晓率等49项。

第6项：生活方式及预防行为。包括抽烟人数、过量饮酒人数、控烟政策状况、每日按时进餐的人数、重点疾病及人群定期检查状况等20项。

第7项：保健、福利以及环境卫生服务。包括初级卫生保健服务覆盖率，家庭医生的拥有率，年度医疗费用支出额，人均医生、护士、医院数量，30分钟内能得到紧急医疗救护的人数，室内环境监测的年平均人数，食品检查的年平均人次数等34项。

第8项：教育及授权。包括小学平均人数、义务教育结束后不再上学的人数、25～29岁人群受教育年限、健康生活方式的教育现状等26项。

第9项：就业及产业。包括各年龄段人口的失业率、各产业人口的比例、专业技术工人占总就业人数的比例、主要行业就业人数比例、乘私家车往返的人口比例等31项。

第10项：收入及家庭生活支出。包括家庭年收入，家庭的食品、住房、教育、娱乐支出情况等17项。

第11项：地方经济。包括税收状况，地方债务、福利、城建支出、主要行业增长状况等17项。

第12项：人口学统计。包括人口增长率、夜间人口稠密度、日间人口稠密度、人口的年龄结构等22项。

但需要指出的是，对于如何建设健康城市，并不是仅有一条标准路径，"标准的"健康城市并不存在。各城市的文化传统、人口特征、主要健康问题、经济社会发展水平等不同；城市的政府、市场、非政府组织、公众之间的关系和治理模式也各有特点。因此，在评估健康城市时，实施过程和结果同样重要。一个健康的城市并不意味着已经达到了特定的健康水平，而是该城市关注健康，并努力去改善居民健康状况。

案　　例

上海健康城市创建

上海市创建健康城市同样起步较早。1994年，卫生部把上海市嘉定区定为"中国健康城市项目试点区"。经过试点和摸索，上海市爱国卫生运动委员会于2003年4月推出建设健康城市项目的初步框架。2003年9月，《上海市建设健康城市三年行动计划（2003—2005年）》正式出台，确定了"保护母亲河"、"清洁空气"、"健康家园"等11项重点推进活动方案，由此拉开了上海健康城市建设的序幕。随后，每三年出台一个行动计划，包括《上海市建设健康城市 2006—2008 年行动计划》、《上海市建设健康城市 2009—2011 年行动计划》和《上海市建设健康城市 2012—2014 年行动计划》。

行动计划是建设健康城市的纲领性文件，在制定 3 年计划之初，首先通过开展市民需求评估，了解市民关注的健康城市问题，然后征求部门意见，开展专题座谈，个人专访等形式了解需要多部门合作解决的、影响市民健康的难点问题，最后综合多方意见，汇总分析确定 3 年行动计划的主要任务及配套的重点推进活动与具体目标。

建设健康城市是一项涉及多个政府职能部门的、需动员社会各方面力量参与的活动。需要由政府作出承诺，承担组织主体的责任和义务，确保建设健康城市行动的顺利推进。上海市政府建立了由副市长牵头的上海市建设健康城市联席会议制度，由 14 个市政府有关职能部门和 19 个区县政府为成员单位，坚持每季度召开全市性建设健康城市联席会议。

多部门合作是建设健康城市的主要特点之一。上海鼓励所有参与健康城市建设的部门和单位充分利用这一工作平台，以整合任务的方式优化社会资源使用效率，不仅在政府层面形成了良好的合作机制，而且在社会层面提高了发动的广度和深度，创新和优化了社会协作的机制，使健康城市建设取得了预期效果。

紧密依托社区和单位是上海建设健康城市的成功经验之一。社区、单位是健康城市的细胞、整合的平台、推进的载体、有效的抓手。根据"条块结合、以块为主"的原则，各区县紧密结合自身特点、发展定位和市民需求，取得了明显成效。

为提高市民对健康城市建设的知晓，动员更多市民关注和参与健康城市建设工作，市、区县开展了大量有创意、有影响、有效应的宣传活动，营造了良好的舆论环境和社会氛围，提高了市民的健康意识。

上海市建设健康城市 2012—2014 年行动计划（节选）

一、主要目标

继续完善与社会经济发展相适应的"政府主导、部门合作、社会动员、市民参与"的健康促进工作机制和体系，进一步推广全民健康生活方式，逐步提高全民健康素养和环境健康水平，促进人与环境、社会的和谐可持续发展。

二、基本原则

（一）政府主导，部门合作，全民参与。依托爱国卫生和健康促进的社会动员平台，充分整合各职能部门和专业机构的行政资源与技术资源，不断创新协作联动形式，培育全民参与机制。

（二）以人为本，健康至上，和谐发展。坚持问题导向与需求导向相结合，运用科学干预措施，控制相关健康危险因素，满足市民基本健康需求，解决好突出公共健康问题。

（三）聚焦重点，服务大局，整体推进。把握影响不同地区、领域和人群的突出健康问题，科学决策，专项破题，提升项目可持续发展能力和对经济社会平稳健康发展的整体推进作用。

三、具体任务

（一）人人健康膳食行动

牵头部门：市健康促进委员会办公室（以下简称"市健促办"）、市食品药品监管局。

协作部门：市卫生局、市教委、市盐务局、市质量技监局、市商务委、市餐饮行业协会、市健康促进协会。

（二）人人控烟限酒行动

牵头部门：市健促办。

协作部门：市卫生局、市食品药品监管局、市教委、市体育局、市旅游局、市文广影视局、市交通港口局、市公安局、市烟草专卖局、市工商局、团市委、市妇联、市控烟协会、市健康促进协会。

（三）人人科学健身行动

牵头部门：市体育局、市健促办。

协作部门：市教委、市总工会、市卫生局、市绿化市容局、市建设交通委、市文广影视局。

（四）人人愉悦身心行动

牵头部门：市卫生局、市健促办。

协作部门：市总工会、市教委。

（五）人人清洁家园行动

牵头部门：市健促办。

协作部门：市绿化市容局、市环保局、市水务局、市住房保障房屋管理局、市文明办、市志愿者协会、市健康促进协会。

四、重点项目

（一）全民健康生活方式行动示范建设

（二）健康传播活动系统建设

（三）社区健康自我管理活动拓展建设

五、保障措施

（一）加强组织领导，完善合力机制

（二）加强能力建设，提升专业素养

（三）加强社会动员，营造支持环境

（四）加强绩效评估，优化决策效果

（五）加强合作交流，发挥引领作用

六、上海市建设健康城市2012—2014年行动计划工作指标

包括六大类31个指标，见表10-1。

表10-1　上海市健康城市建设行动评价指标

类　　别		指　　标
一、人人健康膳食行动	1	每日盐摄入量知晓率(%)
	2	每日油摄入量知晓率(%)
	3	市民食品安全健康知识宣传率(%)
	4	食品安全知晓率(%)
二、人人控烟限酒行动	5	公共场所吸烟率(%)
	6	执法部门处罚案例增加率(%)
	7	过量饮酒危害健康知晓率(%)
三、人人科学健身行动	8	健康步道
	9	百姓健身房(个)
四、人人愉悦身心行动	10	市民心理健康基本知识知晓率(%)
	11	社区心理健康指导点覆盖率(%)

续表

类　　别		指　　标
五、人人清洁家园行动	12	国家卫生区年创建数(个)
	13	国家卫生镇年创建数(个)
	14	城镇污水处理率(%)
	15	空气质量(API)达到和优于二级天数占全年比例(%)
	16	机动车环保检测覆盖率(%)
	17	年公共绿地调整改造量(面积)
	18	年创建林荫道路(条)
六、重点项目	19	市民合理使用抗菌药物知识知晓率(%)
	20	市民药品安全科普知识知晓率(%)
	21	计划怀孕夫妇优生指导及孕前优生健康检查率(%)
	22	适龄儿童免疫规划疫苗接种率(%)
	23	0-3岁儿童科学育儿指导服务率(%)
	24	60岁以上老年人年体检率(%)
	25	老年人求救知识知晓率(%)
	26	市民具备健康素养的总体水平(%)
	27	学生健康知识知晓率和行为形成率(%)
	28	参加市民健康自我管理小组的人数(万)
	29	健康社区(镇)达标数(个)
	30	健康单位达标数(个)
	31	市民对健康城市工作满意率(%)

（杜维婧）

第二节　健康促进社区

一、健康促进社区的概念

社区是指具有共同意愿、相同习俗和社会规范的社会群体或区域,有着相对独立的社会管理体系和生活服务设施。社区通常有以下特征:是人们从事生产、生活和工作的基本环境;由若干个社会群体(如家庭、团体)聚集在某一地域形成的一个居住在一起相互关联的群体,按照人口规模的大小将其分为街道、居委会(村)、乡镇和区县等,依据社区内在的行政管理体系,若干个街道、居委会(村)、乡镇组成区县,若干个区县组成城市。

(一)社区的分类

社区的分类方法有种,包括按地理位置分类,如城市社区和农村社区;按照社区的功能,可分为工矿企业、事业单位、机关学校、医院、娱乐场所,这些社区承载着生产、建设、教育、生活、健康等方面的特定功能,所以也叫功能社区。社区通过行政管理体系、政策、规章制度、文化风俗、行为准则制约和干预人们的行为与生活;社区具有一定的凝聚作用,促进社区成员间的协作、支持和发展;社区可大可小,一个小山村可以成为一个社区,一个城市也是一个社区。创建健康促进社区,保护和促进社区成员的健康是社区发展的重要任务和目标之一。

(二)健康促进社区概念

健康促进社区是指在保护和促进人们的健康方面而持续努力的社区。包括创建可持续发展的、对健康支持的环境,创造安全、舒适、满意、愉悦和健康的生活、工作、休闲条件,提供各种文化娱乐和健身场所,以利居民相互沟通。狭义的健康促进社区主要从卫生及其服务、营养供给及其安全等方面出发,坚持预防为主的方针,重点加强卫生防病和妇幼保健工作,依法加强食品卫生、公共场所卫生和传染病防治,切实控制传染病、职业病、地方病、食物中毒和社会行为性疾病的传播和流行等。广义的健康促进社区强调对健康的全面认识,即认识到健康不仅仅需要卫生保健服务,更需要清洁的空气,安全卫生的饮用水,畅通的交通,安静、美丽、绿色、安全的环境,适宜居住的房屋等物质和社会条件。

二、健康社区创建步骤

(一)创建健康促进社区应遵循的原则

1. 采取一般人群干预和高风险人群干预相结合的原则 一般人群指的社区中的所有人。高风险人群则指的是暴露在各种风险因素下的人群,如吸烟者、不合理营养者、不参加体育锻炼者、不维护社区环境卫生者等相关人群。前者主要是采取政策、法律、法规、大众传播媒介、各种人际传播活动、社区物质环境变化等干预策略。后者除了可采取上述策略外,还要针对不同风险因素人群特点设计有针对性的策略,从而缩小健康服务中的不平等差距。

2. 综合干预原则 所谓综合干预是指"针对多种风险因素,在多个层面上(如个人,集体,组织,社区/政府),采取多种策略"进行干预。如表10-2。

表 10-2 健康促进社区综合干预措施

干预层次	目标与结果
个人	行为改变
集体(家庭,科室,班组)	支持行为改变的社会网络
组织/单位	政策与机构,计划及实施,设备条件
社区/政府	立法,服务,资源

3. 多部门合作的原则 健康决定因素的多样性和复杂性决定了解决健康问题必须采取多部门合作的途径,仅依靠卫生计生一个部门无法解决。唯有在政府的领导下,通过多部门合作,充分发挥各部门的优势,才能较好地解决社区与人群的健康问题。

4. 与其他场所的健康促进工作相结合 健康促进社区创建应与社区中的学校、工作场所、医疗卫生机构等单位或部门的健康工程相结合,整个社区有机地融为一体。这样不仅有利于资源的共享,更有利于整个社区的健康进程。

(二)健康促进社区创建的基本步骤

1. 根据创建健康促进社区项目的实施倡议,向上级部门提交健康促进社区的项目试点申请书,申请书中应包括申报单位的联系人和联系方式,社区的基本情况,如:街道/乡镇数、辖区面积、人均可支配收入、医疗卫生费用、健康教育机构人数、工作经费等一般情况说明,还应包括申报说明和当地卫生计生行政部门的相关意见等内容。

2. 辖区政府承诺书,强调是否将健康促进工作纳入政府的重点工作,并提供相应的经费支持,成立创建健康促进社区工作委员会和专家技术指导组,制定实施健康促进社区具体的工作步骤。

3. 制定健康促进社区相应的管理体系和评价标准,包括工作管理机构和负责人、参加部门、执行机构、工作范围、工作目标、具体活动、工作经费、考核指标(包括过程评价和效果评价)、工作时间表等。

4. 社区政府结合创建健康促进社区的工作任务,积极组织、协调社区相关部门形成合力,制定有益于居民健康的各项政策。

5. 在卫生计生部门的领导下,健康教育机构和疾病预防控制机构按照时间表,大力宣传创建健康促进社区的理念,策划利用大众媒体、公益广告、标语等开展形式多样的传播活动,倡导和动员社区居民积极参与创建健康促进社区的活动。

6. 由社区政府牵头,积极落实相关部门的职责,健康教育专业机构会同疾病预防控制和妇幼保健部门发挥好组织协调作用,积极开展技术培训,提高专业机构工作人员的技术执行能力和工作水平。

7. 结合全国各地的实际情况,各级健康教育机构和疾病预防控制机构的专业人员,在创建健康促进社区工作中要配合地方政府,按照当地卫生计生部门的工作要求,因地制宜,倡导各部门和社区参与,研究制定地方政策,开展创建健康促进社区的工作计划,积极组织实施、策划与创建工作相关的重要活动,科学实施效果评估,开展技术指导和培训,促进创建健康促进社区工作的开展。

开展促进社区项目,原则上也要参照 PRECEDE-PROCEED 模式进行需求评估,确定优先干预因素和干预策略与措施,实施干预,并最终评价干预的效果。在项目实施的过程中要进行及时的形成评估,对切实取得积极进展的干预活动、机构和个人要给以及时的奖励。

三、健康促进社区创建内容和指标

(一) 健康促进社区的特征

1. 健康促进社区是一个长期的、持续的、发展的过程,有起点而没有终点,它谋求的不仅仅是结果,而更注重的是过程。

2. 任何一个社区以开展健康促进活动,在不同层次上对存在的某些健康问题提出改善的计划,并通过一定的组织和活动实现这种计划。

3. 一个阶段的计划实现,并不意味着该社区已经达到特定健康水平,而是在此基础上不断关注新的健康影响因素产生,并努力去控制和改善。

4. 健康促进社区在循环往复的过程中,不断提高社区的健康水准和人群的健康水平,共享社会发展成果,共享高水平的幸福生活。

(二) 创建健康促进社区工作的主要内容

1. 树立科学的健康理念,把维护居民健康作为全社区的共同责任,是造福社区居民,关系到社区进步、经济发展、居民健康,坚持树立以人为本、以健康为中心的管理和建设理念。

2. 政府的相关部门,包括:卫生计生、爱国卫生、环境保护、农业、广电、文化等相关部门和有关专家成立工作委员会,形成由市政府负责的有效工作机制和先进的健康服务专业协作体系。

3. 改善健康服务质量,并能使更多居民享受健康服务。要提供方便、快捷和价格低廉的健康和生活的新型家庭服务模式。不仅要包括医疗、预防、保健、康复、健康教育、计划生育六位一体的贴心服务,还要针对老年人、残疾人、妇女、儿童、流动人口等多种人群开展个性化的服务。

4. 创建健康促进社区要率先培育惠民、便民、利民的健康环境。为居民营造健康、清洁和安全的生活环境,提供可靠和持久的食品、饮水、能源供应,具有有效的清除垃圾和污水排放系统,使社区居民更加积极参与社区活动。

5. 创建健康促进社区要率先设立符合人性化需求的健康设施,以服务居民、满足居民需求为基本目标。

（三）健康促进社区的主要形式

根据广义的社区的定义,目前在我国实施的社区创建主要包括:健康区县、健康街道/镇/乡、健康村等。

1. 健康促进区县　是在健康促进理念指导下的区域健康促进工作,旨在通过制定促进健康的多部门政策,鼓励社区和居民广泛参与,共同创建促进健康的生活和工作环境,建立促进公民健康的长效机制。当前,在国家卫生计生委的积极倡导下,中央补助地方健康素养促进行动项目"2014年全国健康促进县(区)试点建设子项目"确定了目标、试点范围、入选标准、试点工作内容。

2. 健康街道/镇/乡　街道/镇/乡是我国行政体系中重要的组成部分,其人口、经济等特征相似,组织机构健全,人与人之间、机构与机构之间、单位与单位之间联系紧密,有利于开展部门之间合作和发动社区参与,是开展健康促进行动最理想的场所。另外,几乎每个街道/镇/乡都有社区卫生服务中心或者卫生院,可为创建健康促进场所提供有力的支持。

3. 健康村　行政村是我国最小的行政管理单位,健康村就是以行政村为单位开展健康促进的一种工作模式,属于场所健康促进的一种类型,是世界卫生组织倡导的健康促进活动之一。健康村被定义为具有卫生安全的物质和社会环境、良好的健康意识和生活方式、疾病得到较好的预防和控制,并能在保护和促进村民健康方面可持续性开展工作的行政村。健康村是一个主动积极地促进和保护健康的理念,它是一个由村民自己不断发现问题,确定健康目标,并为此采取切实有效措施的过程,它强调过程,而不是结果。

案　　例

全国健康促进县区建设试点项目

健康的决定因素非常广泛,除了个体因素和卫生服务因素以外,居民健康在很大程度上受到经济、社会、资源和环境等社会决定因素的影响,社会各系统和部门(如宏观经济、交通、农业、教育、住房、就业等部门)的政策会对健康产生深刻的影响,健康不仅仅是卫生计生部门的事情,更是政府的责任,需要多部门政策支持和全社会的共同努力。为了贯彻实施世界卫生组织"将健康融入所有政策"的倡议,落实《全民健康素养促进行动规划(2014-2020年)》,以我国行政县、区为单位建立中国健康促进长效机制,提升健康促进工作水平,2014年我国开始在全国各省市开展健康促进县区建设试点。

一、健康促进县区主要工作内容

健康促进县区建设在健康促进五大领域指导下,针对健康的社会决定因素,通过制定促进健康的公共政策、多部门合作、建设健康社区和健康促进场所、拓展健康教育服务形式并

提高服务质量,营造促进健康的氛围,最终提高居民健康素养和健康状况。主要工作内容包括四个方面:

1. 制定有利于居民健康的公共政策,多部门联合开展健康行动。

2. 发挥健康社区、健康家庭、健康促进医院、学校、机关和企业等健康促进场所的示范作用,建设促进健康的支持性环境。

3. 动员媒体和社会广泛参与,提高居民健康素养水平。

4. 探索区域健康促进工作长效机制。

二、健康促进县区评价标准

1. 区县政府公开承诺开展试点,将健康促进县(区)建设纳入区县政府重点工作,纳入当地政府预算。

2. 建立健康促进县(区)工作领导协调机制,建立多部门工作网络和工作人员队伍,建立健康促进专业人员队伍,充分发挥健康教育专业机构作用,促进卫生计生工作在健康促进领域的整合融合。

3. 制定当地健康促进县(区)发展规划工作方案和工作计划,明确工作目标和责任部门,开展督导检查和考核评估。

4. 区县政府和各部门实施"将健康融入所有政策"策略,梳理并制定促进健康的公共政策,制定配套实施方案和行动计划。

5. 建设促进健康的支持性环境,全面开展健康社区和健康家庭建设,鼓励辖区居民广泛参与。

6. 全面开展健康促进医院、学校、机关、企业等健康促进场所建设,充分发挥其示范和辐射作用。

7. 整体推进"健康素养促进行动"和"健康中国行"等各项专项工作,充分利用传统媒体和新媒体传播健康素养核心信息,深入社区、学校、机关和企业开展健康素养推广活动,扩大项目覆盖面。

8. 全面落实国家基本公共卫生服务健康教育项目,通过发放健康教育资料、播放健康视频、健康讲座、健康咨询、个体化指导等形式,提高健康教育服务质量和可及性。

9. 利用卫生主题日,多部门联合,深入城乡开展健康主题活动,提高群众参与程度。

10. 提高辖区居民健康素养水平和健康素质。

(严丽萍)

上海市杨浦区长白街道创建健康街道

社区是创建健康城市的"细胞工程"。根据世界卫生组织《建设健康镇(社区)指标和评估标准》和《某市街道健康促进规划和行动计划》的实施要求,上海市杨浦区长白街道在创建健康社区中,紧密围绕健康管理、健康基础、健康环境、健康服务、健康人群五大创建要素,深入开展健康社区建设,逐步推广全民健康生活方式,提高全民健康素养和环境健康水平,促进人与环境、社会和谐可持续发展。

(一)围绕健康管理,制定创建规划目标

紧密结合自身的社会发展背景和居民健康需求制定相应的建设目标和行动纲要,从几方面来加强健康管理。

1. 建立完善组织运行机构。区委、区政府把创建健康社区的工作纳入到区政府工作报告,要求把街道创建健康社区作为特色工作,专门成立了由13个委(办、局)组成的区级领导小组,配合街道开展创建活动。街道设立了由社区(街道)党工委领导、街道健康促进办公室统筹协调、居民区健康促进工作站具体实施的三级网络体系,把健康社区工作细化落实到15个居民区中,凭借"1个中心＋3个服务点＋15个管理站"的三级服务网络支撑,将各项健康资源送到千家万户。

2. 建立健康社区共同愿景。根据社区诊断报告和健康"知、信、行"《调查问卷》结果,制定"创建健康社区行动规划目标";同时,组织发动社区居民积极参与健康社区LOGO的投票,最大限度获得居民的认同与参与,确立"健康社区,幸福居民"的共同愿景和理念,努力把健康社区创建转化为每个长白人的自觉行动。

3. 社区资源共享。注重区域联动,整合资源、借势借力,构建一张"健康社区共建网"。一是健康教育、疾控和妇幼保健等专业机构积极参与。二是高校优势资源有力支撑。三是区域化党建联席会25家成员单位,共同推进创建工作。

(二)围绕健康基础,确保创建工作有序运行

健康基础主要是指维护居民的基本健康权利,保障社区居民的基本安全,促进社区的良好秩序。自创建健康社区以来,街道在组团式服务、城区综合管理"大联动"、居民区自治能力建设、社区食品安全管理等方面都做了积极探索,为健康社区稳定和谐运行打下良好基础。具体工作有:

1. 争创安全社区确保一方平安。创建健康社区的建设为街道实现新发展提供了机遇。自去年实施计划以来,先后获得了全国综合减灾示范社区、全国社区教育示范街道、全国安全社区3项国家级荣誉称号,目前街道正在全力创建安全社区,得到了全国安全促进中心有关领导的充分肯定。同时,以市容环境公众满意度测评为抓手,提升社区市容环境管理水平,攻坚克难,坚持持久战,整治关闭了困扰街道多年的恒达蔬菜批发市场。

2. 医疗资源覆盖拓展服务居民。街道范围内有一家二级综合性医院和一家社区卫生服务中心。社区内总的医生数量227人,护理人员246人,每位医生覆盖的社区人口321人,每位护理人员覆盖的社区人口296人,病床数310张,每千人拥有的病床数4.25张。为使健康医疗资源充分发挥,成立了三个全科团队和三个卫生服务站点,更好地开展医疗、预防、保健、康复、计划生育和健康教育"六位一体"的预防保健工作。2015年社区医疗保险覆盖水平达到98%。

(三)围绕健康环境,提升创建软硬实力

健康环境是要求给社区居民创造一个良好的居住生活环境,保持社区整洁卫生,以及丰富居民的文化娱乐生活。

1. 垃圾分类减量实现节能环保。以"资源化、减量化、无害化"为生活垃圾分类减量工作的总目标,着力构建"政府主导、社会参与"的生活垃圾管理工作体系,逐步建成覆盖全社区的日常垃圾分类投放、分类收集、分类运输、分类中转和分类处置系统。一是在居民区逐步推进生活垃圾分类减量工作,大力宣传垃圾分类、减量化知识,组织居民参加"百万家庭低碳行,垃圾分类要先行",营造"垃圾分类,人人有责"的文明氛围。

2. 提高社区硬软件建设,提升健康文化水平。注重硬软件两手抓,提升健康锻炼环境和健康文化修养。如:成功地创建了新兴、高远两个健康示范小区,清远东路文明控烟宣传示范道路,吉林东路健康生活方式宣传示范道路,为居民平时加强体育健身锻炼提供好的环境与氛围。同时在和平路开展健康主题围墙文化建设,广泛传播健康知识,使健康理念深入人心,"幸福红利"惠及百姓。

3. 关注食品安全,确保健康环境。在成功创建我市食品安全示范街道的基础上,2013年以完善街道食品安全监管机制为目标,对食品安全纳入"网格化"管理;在平安路早餐点探索设立地沟油回收点,实现了"组织化、规范化、全程化"监管,电视、网络和报纸等多家媒体予以报道。

(四)围绕健康服务,营造健康理念氛围

健康服务主要有以下几个方面:为居民提供良好的医疗健康服务,包括一般人群的基本健康服务和重点照顾人群的健康服务。

1. 通过各类载体推广健康理念。一是开展"月月有主题"活动,组织街道 12 个职能科室,结合实际,轮流负责每个月的健康主题活动,做到每个主题活动覆盖面广,参与面广,健康理念宣传到位。二是向居民赠送《健康手册》,内容包括国际健康社区创建动态、节气养生、食疗菜谱、医疗专家介绍等,手册每月发放约 26 000 册,受到广大居民的欢迎。三是开展了"健康大使"评选活动,挖掘了一批身体健康、心理健康、热爱公益、传播健康理念的"健康大使"。四是开设健康文化大讲堂。邀请市医学界权威和高校专家教授在社区授课及互动,普及健康生活方式知识。

2. 发展志愿者力量,传播弘扬健康。努力打造有效的、可持续的健康促进社会支持环境,全社区注册志愿者人数 3900 余人。特别是着力培育三支具有鲜明特色的志愿者队伍:"白翼使者"志愿服务队、清远东路控烟服务队、"银铃助医"志愿服务队。受到居民的好评,取得一定成效,当地有线台等媒体多次对志愿服务队进行了采访报道。截至目前,社区志愿者参与 886 人次,累计提供各类医疗服务 7000 余人次。

3. "健康屋"提供健康监测服务。建造"健康社区自助屋",形成卫生服务、体质监测、健康自测三位一体的健康促进模式,对辖区居民开展体质监测,提供个性化健身和运动处方。

(五)围绕健康人群,探索三大核心项目

坚持以健康为中心,以居民的健康需求为根本,从实际出发,着力解决群众迫切要求和热切关注的问题,结合社区老年人多、糖尿患者多等特点,因地制宜,探索运行三大核心项目,促进居民健康自我管理。

1. 糖尿病自我管理小组。对社区卫生服务中心在册糖尿病患者和部分血糖异常人员共 1718 人入户征询意愿,将愿意接受项目干预的 845 名社区糖尿病患者编为 34 个小组,开展各类健康生活方式的活动和定期血糖监测,倡导自我管理。一年的运行结果显示,血糖控制率明显上升,参加自我管理的患者血糖平稳控制率优于未参加患者,理想血压控制率明显提高,糖尿病核心知识和健康生活方式知晓率均有所提升。

2. 老年人心理健康干预项目。心理健康已成为当今社会面临的刻不容缓的工作任务。由于社区人口的老龄化程度较高,60 周岁以上老人为 1.55 万人(15 473),占常住人口的26%。为了开展心理健康干预,普及了老年人心理健康基本知识,帮助空巢老人完善社区支持系统,提高社区一线工作人员服务老人的技巧。通过点面结合,面上举办十期不同主题的心理健康知识讲座,点上对独居老人 30 人、纯老家庭、模拟家庭开展系列活动,构建互帮互助、互相支持鼓励、互相学习观摩的团体小组,疏解老年人的心理空虚和恐慌,提升幸福感。项目开展 8 个月后,被干预对象的所有健康测评维度都有增长。

3. 相关机构健康促进项目。在辖区的大专院校前期调查,相关机构的工作人员完成《健康危险因素评估表》的基础上,围绕控烟、科学健身、健康膳食、愉悦身心四个方面开展针对性干预。专门成立禁烟工作领导小组和机关控烟自我管理小组,加强"无烟机关"氛围营造、外部监督等工作机制,形成了"倡导无烟机关—无烟氛围营造—发送温馨短信—每周不定期巡访—每月公示检查结果—督查及时整改—多次不改进行约谈—自觉规范吸烟行为"的良性循环,被"中国健康城市合作网络"官方微博发布推广,并作为典型案例上报国家卫生计生委和国家疾控中心。

经过一年多的创建,"健康社区元素"逐步渗透到社区管理、环境管理、公共服务等各个领域,取得了阶段性成果,得到了世界卫生组织官员、国家卫生计生委等各级领导的肯定。

(孙建国)

第三节　健康促进学校

一、健康促进学校概述

(一)健康促进学校的概念

健康促进学校是世界卫生组织在全球倡导的学校健康新理念,健康促进学校是把有利于发展和促进学生健康的诸多部门联合起来,充分利用学校、社会、环境等各种有利因素作为促进学生健康的资源,改造或消除不利于健康的各种因素,从而形成一个有利于学生知晓健康知识、树立正确的健康信念、养成有益于健康的行为习惯和生活方式的学校环境。因此,世界卫生组织提出,健康促进学校是指通过学校及学校所在社区成员的共同努力,提供能促进并保护学生健康的、全面的、积极的经验和组织机构,包括正式和非正式的健康教育课程、创建一个安全和健康的学校环境、提供适宜的健康服务。同时促使家庭和社区广泛参与,以便最大限度地促进和保障学生和社区成员的健康。

(二)健康促进学校的优势

健康促进学校有如下的优势:

1. 采用整体的健康模式,包括健康的躯体方面、心理方面、社会方面和环境方面之间的相互联系。

2. 促使家庭介入,鼓励学生的家长参与设计其子女的健康技能和知识的增长。

3. 注意到物质环境(如建筑物、卫生设备、供水和操场)对促进儿童健康的重要性。

4. 认识到学校的社会风气对支持一个积极的学习环境是十分重要的,这样的学习环境有助于学生之间健康、和谐的关系及情绪安宁得以加强。

5. 把地区和地方的健康服务与学校联系起来,以解决具体的健康问题(如蠕虫感染、视力和听力问题、疟疾和心理社会应激等)。

6. 强调让学生积极参与到正式的课程中来,以获得使其受益终生的健康知识与技能。

7. 提高了社区内少女和成年妇女的健康权限,从而提高教育和健康方面的公平性。

8. 给学校的教职员工提供积极的、支持性的工作环境。

9. 使学校与当地社区得以在健康倡议方面进行合作,这些倡议使学生、他们的家庭以及社区成员都受益。

健康促进学校通过有效地运用儿童自身、家庭和学校内的保护性因素来帮助儿童形成良好适应模式。学校应是一个健康的场所,它不仅提供儿童生活、学习和工作的条件,也保证使其教育和健康水平在这一环境中得到促进和加强。

健康促进学校的根本意义就在于"它使年轻人能够照顾自己并关心他人,能自主地作出决策并掌控自己的健康和生活处境,在确保自身健康的基础上,也能使其他社会成员,都能获得健康的关系与环境。

二、健康促进学校创建步骤

(一)启动与宣传

1. 成立建设健康促进学校领导小组,由校领导任组长,成员由校各部门负责人、学生代表、教师代表、家长代表、社区代表和校外相关人员组成。以获得不同领域人士及社区资源的支持。同时完善工作网络,制定相应的工作职责和工作制度。

2. 做好宣传发动工作,可以通过召开启动大会进行发动动员,利用各种形式进行宣传、倡导,如横幅、标语、倡议书、图板、国旗下讲话、讲座、培训、家长会或家长信等。

(二)需求评估

1. 需求调查 了解校园里影响健康的因素是什么,其内容包括学校的管理(健康相关的政策、制度等)、学校的自然物质环境(包括学校的地理位置、自然生态环境、基础设施、教学环境、办公环境、生活环境等)、学校的社会环境(师生关系、学生之间关系、教职员工之间关系)、学校和社区的关系、学校的健康服务和健康教育,教职员工和学生的健康情况、心理状况和健康素养(健康理念、健康知识、健康技能、健康行为)这六个方面进行调查。

2. 确定优先 确定存在哪些影响健康的因素,明确师生的健康状况,了解学校和师生的健康需求。对学校目前迫切需要解决和关注的健康问题和健康需求,可将其确定为优先解决的问题,且可以作为建设健康促进学校的切入点。切入点的选择必须是影响师生健康的主要问题(如视力、口腔、肥胖、营养、心理、运动、生活技能等),或是影响人类健康的重要因素(如烟草、传染病、艾滋病、饮食等)。同时还要考虑学校本身对所选择的切入点具备解决问题的能力、财力以及可行性和可操作性。

(三)健康干预策略与实施

根据确定的优先项目,制定综合干预策略。干预措施应该是综合的,包括健康政策制度和管理、健康环境、健康服务和健康教育等。干预措施要注重实际,有针对性、可行性和可操作性,并将健康理念渗透在学校的日常教学各环节中。

在实施过程中,各个部门要协同合作,相互配合,做到人人参与。干预一段时期后,要通过定量或定性调查的方法对干预策略实施后的效果进行评估,不断修订和完善干预措施,以达到健康促进学校建设的预期目标。

(四)总结评估

健康促进学校的评估包括过程评估和效果评估两个方面。过程评估强调健康促进学校有关工作的落实情况、各部门、教师和学生的参与情况、健康教育课开课情况、健康服务的提供情况、大家对项目的喜好情况等,效果评估包括健康政策出台情况、环境改善情况、学生健康行为的形成情况和健康指标的改善情况等。

三、健康促进学校工作内容和指标

(一)健康促进学校评价指标

我国的"健康促进学校"评估指标体系,既与世界卫生组织全球健康促进学校网络要求保持一致,又综合考虑我国学校卫生工作的特点和《学校卫生工作条例》等法规性文件以及创造具有中国特色的"健康促进学校"创建经验等方面的具体情况和需要。2014年国家卫生计生委结合实施中央转移地方健康素养促进行动项目,在全国开展健康促进学校创建试点,制定了"健康促进学校"标准,该标准是今后我国创建"健康促进学校"应该遵循的原则和评估的依据(《健康促进学校评估指标体系》见附件)。

(二)健康促进学校主要内容

1. 健康政策 包括无烟学校规定、定期体检制度、禁止歧视与欺侮的规定等。

2. 开展健康教育 学校健康教育是学校教育的重要组成部分。它的实施方式主要有 3个方面:①健康教育课;②健康活动;③健康咨询等。

3. 建设学校健康环境 健康的社会环境是激发和促进学生参加健康活动、主动培养健康意识的外部环境。它包括学校的人际环境(如平等关爱的师生关系)、学习环境(教室的采光通风与照明、可调式课桌椅)和物质环境(如整洁的校园环境、饮用水设备、体育运动设施)等。

4. 建立良好的社区关系 包括:①在学校生活中,提倡家庭和社区支持和参与学校事务;②学校积极地与当地社区建立联系,师生共同参加社区活动,向社区通报学校有关健康问题的计划、倡议等。此外,学校应积极争取社区群众的合作,争取社会舆论的支持。

5. 发展个人健康技能 儿童青少年通过正式的或非正式的健康教育课程,获得与其年龄相当的维护健康的技能,培养学生具有获得、评估和应用健康知识的能力以及生活技能等。

6. 学校卫生服务 学校卫生服务指学校和有关卫生服务机构向学生提供直接服务,并与学校建立合作关系,共同担负起儿童青少年卫生保健和教育的责任。

案　　例

浙江省 WHO/中国以预防烟草使用为切入点
发展健康促进学校项目

(一)项目背景

"以预防烟草使用为切入点发展健康促进学校"项目,是在 WHO 总部健康教育和健康促进处、西太区办事处、荷兰健康促进专家(NIGZ)的技术支持和部分资金援助下,由原中国健康教育研究所与浙江省健康教育所联合实施的国际合作项目。该项目以控烟为切入点,全面推动学校健康促进工作,充分利用示范学校和社会各界的力量,全面普及控烟知识、技能和方法,倡导健康向上的生活方式,推动学校健康促进工作的开展,促进青少年学生的健康成长,并为其一生的健康幸福奠定基础。项目确定浙江省嘉兴市的四所学校为项目示范学校,并选择了条件类似的四所学校作为对照学校。

项目工作自 1998 年 10 月至 2000 年 6 月在浙江实施,经历了以下几个工作阶段:一是准备阶段,1998 年 10 月至 1999 年 3 月,主要是对项目承担人员及示范学校领导及业务骨干开展培训,建立各级项目工作领导小组及协调小组。二是启动阶段,1999 年 3 月至 1999 年 5 月,召开项目工作启动会,进行项目本底调查,进一步完善各级项目工作组织,开展各示范校教师培训。三是干预阶段,1999 年 4 月至 2000 年 3 月,全面实施各项干预工作。四是项目中期评估阶段,1999 年 9 月,对项目工作进行阶段性总结评估,互相交流工作经验,调整项目工作方案。五是终期评估阶段,2000 年 3 月至 2000 年 6 月,进行项目终期调查,撰写调查报告,总结整个项目工作开展情况,全面整理各类项目工作资料,接受项目工作终期评估。

(二)主要做法

在项目实施过程中,逐步形成了既符合 WHO 健康促进学校理论又具有浙江特色的健康促进学校工作模式,即"贯穿一条主线,依靠二个支点,建好三支队伍,落实四个到位,形成五个结合"。

1. 贯穿一条主线:将健康促进工作作为一个整体和系统工程,有机地融合到学校的日常教学管理工作之中,所有的健康促进工作始终围绕着学校日常的教学管理工作这条主线展开,把健康促进工作的观念及其所包含的工作内容、指标化解到平常的教学管理工作中去。

2. 依靠二个支点:学校工作的中心是教书育人,对学生进行全面的"求知"和"做人"教育,这是学校工作的重点内容和目标,也是学校日常教学管理工作的二个基本支撑点。健康促进学校工作的开展,同样离不开这两个部门的全力支持和配合,大部分的健康促进工作都需要他们去布置和落实。在德育教育中,强调人生观、价值观的教育、道德品质行为规范教育、心理健康教育,培养学生具有良好的身体素质、心理素质和社会适应能力;在教学工作中,强调教书育人,讲究教学卫生,净化教学语言,进行心理启迪,并在教学中经常渗透健康知识。

3. 建立三支队伍:开展健康促进学校工作需要建立自上而下的、顺畅的组织网络,只有这样,各项工作才能迅速落实,各种信息才能有效传递。在网络中承担主要工作任务的是三支队伍,包括专业人员队伍,校领导、校医等骨干队伍和学校班主任队伍。

4. 落实四个到位:健康促进学校工作是一个系统工程,仅仅依靠少数学校员工或学校领导、某一个业务部门的热情和责任是远远不够的。基于这个原因,从项目工作一开始,各示范校就着力于学生、教师、家长及社区四个到位。

5. 形成五个结合:①健康促进工作与重大节假日及卫生宣传活动相结合;②学校教育与家庭社区教育相结合;③健康促进与学生日常行为规范相结合;④健康教育与健康服务相结合;⑤硬件建设与软件建设相结合。各校均制订了完善的健康促进学校章程,确立了无烟学校政策以及其他各方面的健康政策,在工作过程中有效实施监督,保证各项健康促进工作的顺利落实。

(三)效果评估

该项目的实施,通过了 WHO 的终期考核,从项目终末调查结果分析,干预学校学生对烟草中有害物质的认识程度、对烟草引起疾病的认识程度均明显高于对照学校;干预学校学生对于艾滋病传播途径、毒品的危害等认识程度明显高于对照学校;干预学校学生对于吸烟是一种不良行为的认知信念明显比对照学校学生坚定;70%以上的干预学校学生承诺选择无烟的生活方式;90%以上的干预学校学生认为被动吸烟肯定有害,当他人递烟时,选择拒绝的比率明显高于对照学校学生,当看到他人吸烟时,主动劝阻的比率也明显高于对照学校学生;对于如何拒绝吸第一支烟、如何进行心理放松等技能的掌握程度,干预学校学生也明显高于对照学校。

第四节 健康促进企业

一、健康促进企业的概念与意义

1996 年 WHO 举办的世界卫生大会提出了"人人享有职业卫生"的全球战略,2005 年发布的《曼谷宪章》、2006 年发布的《斯特雷萨工人健康宣言》、2006 年发布的《职业安全卫生促

进框架公约》都涉及职业卫生。2007 年世界卫生大会通过了《工人健康：全球行动计划
（2008—2017）》，并且确立了 5 个行动目标，"保护和促进工作场所健康"是行动目标之一。

（一）健康促进企业概念

健康促进企业是指为保护和促进所有员工的健康、安全和福祉，由员工和管理者共同采
取的持续改进过程，以及可持续的工作场所。具体包括以下几个领域：

1. 实体工作环境中的健康和安全。

2. 社会心理工作环境中的健康、安全和福祉，包括工作组织和工作场所文化。

3. 工作场所中的个人健康资源。

4. 通过参与社区活动，促进工作、家庭及其他社区成员的健康。

从该定义可以看出，对职业卫生的理解已从仅注重实体工作环境延伸到关注包括社会
心理和个人健康行为因素。工作场所越来越多地被用来作为开展健康促进和预防保健活动
的场所——不仅可预防职业伤害，而且能评估和改善人们的整体健康状况。此外，越来越强
调工作场所要优先考虑弱势群体，如年龄较大和患有慢性疾病或残疾的员工。

（二）建设健康促进企业的意义

WHO 提供的资料表明，职业人群承担着生产劳动、家庭生活、社会活动等多方面的压
力和负担，既面临着与一般人群相同的公共卫生问题，又面临着特殊的职业卫生问题，尤其
那些从事有毒有害作业的人们，可能会因为职业因素对健康的影响而丧失正常的劳动能力，
甚至生活自理能力。

中国经济快速发展的同时，职业卫生问题不容低估。职业病发生率居高不下，职业病危
害分布广泛、影响严重。据不完全统计，在我国近 8 亿就业人口中，受到各种职业病危害因
素影响者超过 2 亿人。职业病已经成为影响我国劳动者健康的主要卫生问题。

WHO 呼吁各国政府制定特殊的职业卫生政策和规划，制定适宜的法律，建立相应的组
织机构，建设健康促进企业。保护企业职工的健康是各级政府义不容辞的责任，也是企业和
职工的社会责任。没有员工的健康，就没有企业的财富，就没有国家和地区的持续繁荣和发
展。因此，倡导建设健康促进企业，具有三方面的重要意义：

1. **企业承担应尽的责任**　国家和地方有相应的法律法规，要求企业应保护劳动者免受
工作场所中可能导致伤害或疾病的有害因素的危害。企业不提供健康的工作环境，不仅让
劳动者、劳动者的家庭，以及公众暴露在过度的风险和痛苦中，而且也会让企业本身承担违
法的风险，轻则补罚款，重则可受刑事追责。目前，我国《职业病防治法》、《工业企业设计卫
生标准》、《工作场所有害因素职业接触限值》等法律法规和卫生标准都明确了企业在保护劳
动者的安全、健康方面承担着不可推卸的责任。

2. **促进企业长远发展**　大量数据证明，从长远来看，那些关注员工健康并采取积极行
动的公司，往往是最成功和最有竞争力的公司，对员工也更具吸引力。因此，建设健康促进
企业，是提升企业形象并保持持续发展动力的有效方式。

3. **体现企业道德与良知**　《2008 年首尔职业安全卫生宣言》强调"安全、健康的工作环
境是一项基本人权"。在工作场所，就意味着要确保每个员工的健康和安全。因此，营造健
康安全的工作环境是企业道德的重要体现。

二、健康促进企业创建步骤

每个地区、每个企业有各自的实际情况，建设健康促进企业没有千篇一律的模板。就成

功建设健康促进企业而言,过程与内容同样重要。不要期待一次解决所有问题,需要循序渐进、持续努力、不断改进。

1. 组织动员 了解企业主及管理者的需求、价值观和需要优先解决的问题,通过汇报、座谈等沟通交流方式让领导层对健康促进企业建设工作认可并达成共识,将健康促进企业建设工作纳入企业发展规划和工作机会。通过在员工中开展广泛的宣传动员活动让广大员工了解、支持健康促进企业建设工作。

2. 资源整合 一旦核心部门领导被调动起来,他们便会践行承诺,组建"健康促进企业领导小组",并配备所需资源,以便实施改善计划。大型企业主要以内部资源为主,小型企业需更多借助外部力量。"健康促进企业领导小组"应该包含不同层级和部门的代表,同时要兼顾男女比例。此外,可请当地卫生机构、安监机构的专家或业务人员作为技术指导。

3. 需求评估 需求评估是健康促进企业建设工作要完成的首要任务,可使用以下不同的评估工具和方法:

(1)基线资料。包括作业场所检测资料,危害识别和风险评估过程资料、员工的人口学资料、离职率和生产率统计数据以及工会申诉(如适用)。与健康促进企业有关的现行政策和措施,都应进行整理归纳。

(2)员工健康状况。这是进行职业卫生评估的另一关键因素,评估指标包括病假率、工作相关伤害和工作相关疾病的统计率,包括长期和短期的伤残。另一个重要方面是员工的个体健康状态、主要的健康问题及行为危险因素。

(3)企业和员工的愿景。可通过一些现场调查、文献回顾等方法获得相关信息。就员工个体而言,他们希望怎样改善工作环境和自身健康,以及需要企业主及管理者帮他们做些什么,这些都要倾听员工本人的心声。

4. 优先排序 有时企业存在的健康问题较多,不能一蹴而就,这时就要进行问题优先排序,主要从这两方面考虑:①可行性,如果方案普遍能接受且花费不高,并且易于看到改善的效果将激发和鼓励项目持续发展;②严重性,如果对个体危害很严重且涉及的人员众多将作为优先解决的问题。

5. 制订计划 在初始阶段,根据企业规模及自身特点,制定适宜的计划。可设立长期目标,同时也要分解成便于测量的分目标。制定长期规划后,应根据问题的优先排序制定年度计划。

计划获批后,应制定具体的行动计划,明确目标、预期结果、时间进度和各相关机构部门职责。对于健康教育项目来说,其目的不仅要提高人们的意识,更重要的是发展技能和改变行为。行动计划中应包括所需的资金预算,设施和资源。

6. 活动实施 计划中的每一个活动都应明确具体责任人,并确保落实到位。在具体实施干预的过程中,必须制定相应的监督考核或奖惩激励机制,保证负责人行使监管职责,避免各种制度措施形同虚设。

7. 项目评价 通过评价,不仅可以判断各措施的有效性,还可以分析相应的影响因素。无论对短期的还是长期的实施过程和效果,均应进行评价。总体评价常借助对比前后调查数据或回顾各种基线资料来完成。尽管员工的健康变化未必与企业生产率和盈利能力的改变有必然联系,但跟踪监测这些数据并与基线情况进行比较很有意义。

8. 改进完善 最后这一步骤也是下一个行动周期的开始。本步骤包含以评价结果为基础的改进,这些改进能改善已实施的项目,便于完善下一轮循环的各步骤。如果计划实施取得良好成效,也应通过评估肯定各方努力并致谢。

三、健康促进企业的工作内容

建设健康促进企业,需要考虑从什么方面着手开展工作,遵循什么步骤,具体包括哪些内容等。WHO 为建设健康工作场所提供了一个行动模式(见图 10-1)。

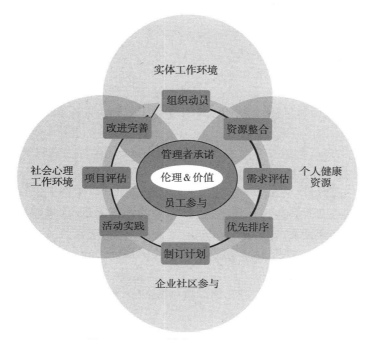

图 10-1　WHO 健康工作场所行动模式

(一) 工作领域

1. 实体工作环境　实体工作环境指的是工作场所的建筑结构、空气、机器设备、家具、产品、化学品、原材料和生产流程。这些因素会影响企业员工的身心健康。

实体环境中的有害因素最有可能导致员工致残甚至致死,因此最早的职业卫生安全法律法规都关注到了这些有害因素。尽管如此,目前无论在发达国家,还是发展中国家,中毒、伤害事件时有发生,员工在从事职业工作的时候,仍然承担着较大的职业风险。

2. 社会心理工作环境　社会心理工作环境包括工作的组织管理制度、企业文化建设、员工表达意愿的途径等。可能导致工人情绪或精神压力的因素通常称作工作场所的"压力源"。与实体工作环境有害因素相比,社会心理方面的有害因素通常需通过调查或访谈等方式进行确认和评估。

3. 工作场所个人健康资源　工作场所个人健康资源是指企业给工人提供的健康服务及支持性环境,有助于鼓励员工采取健康的个人生活方式并对个人身心健康状况进行监测、监护。例如:企业给员工配备健身设备或器材,给员工安排工间休息时间,给员工配备健康餐饮,提供针对性的健康培训,以及提供员工援助计划(employee assistance program,EAP)等。

EAP 是由组织(如企业、政府部门等)向所有员工及其家属提供的一项免费的、专业的、系统的和长期的咨询服务计划,从"员工参与管理"、"倾听员工意见"、"沟通人际关系"等方面来改善员工的生活质量,进而提高工作绩效,促进员工个人成长。世界500强企业中,有80％以上的企业都建立了EAP服务体系。随着外资企业进入中国市场,EAP的理念也引入国内。通过EAP,关注社会和心理因素对员工积极性的影响,体现企业对员工"以人为本"的关怀,在现代工作场所,正在成为一种常规化的实践。

4. 企业社区参与 企业所在社区的自然环境和社会环境在很大程度上会影响员工的健康,企业本身的经营与发展也会对所在社区环境产生影响。因此,企业应积极参与社区活动,与社区分享资源,互相促进。不仅关注员工及其家人的身心健康、安全及生活质量,更要强调企业的社会责任感与社会影响力。

(二)创建主要内容

1. 组织管理和保障机制 企业书面承诺建设健康促进企业,明确近期和中远期本企业健康促进的目标任务及政策措施;召开全体职工大会,公开倡议全体职工积极参与健康促进企业建设。

成立包含企业主要负责同志在内的健康促进企业领导小组,明确职责分工;领导小组定期召开工作例会,讨论企业主要健康问题并提出具体应对措施。

将健康促进企业建设纳入企业年度工作计划,制定促进职工健康的规章制度和相关措施,如职业防护、职业病防治、改善环境卫生、落实公共场所无烟、促进职工采取健康生活方式、预防控制重大疾病和突发公共卫生事件等。

企业应有职业卫生专业人员从事健康教育与健康促进工作,制定健康促进企业工作计划,定期总结并做好档案管理。

每年有职业卫生防护和健康教育工作经费,能满足开展工作的需要。

2. 健康教育和健康保护

(1)健康教育和岗位培训

1)企业的主要负责人以及各层级的管理人员按照《职业病防治法》的规定接受职业卫生培训,对新招收、应聘的职工和管理人员进行上岗前的职业卫生培训,企业每年定期组织在岗职工开展职业卫生培训,强化职工职业卫生、劳动保护和健康意识。

2)在职工食堂、企业或车间出入口、宿舍、住宅区等职工相对集中的场所设置健康教育专栏并定期更新内容;企业内部的网络、报纸、电视、广播应设置健康教育与健康促进专题栏目。

(2)健康保护

1)企业与职工签订劳动合同,并在合同中载明本企业、本岗位可能存在的职业危害及其后果、职业防护措施和待遇等。

2)建立健全企业职工和管理人员的健康档案,掌握职工基本健康需求。建立健全职业健康检查和监护制度。

3)为职工配置符合职业病防治要求的个人防护用品并定期维护、更换。结合单位特点设置卫生室,配备专/兼职的卫生技术人员及必需的医疗用品和急救药物。

4)每年定期组织职工开展职业危害事故应急救援演练和消防安全演练,有演练评估报告或总结。

5)职工具备一定的劳动保护、职业危害相关的健康知识、卫生防病知识和健康行为,熟练掌握职业卫生防护设备和个人防护用品的使用方法,熟悉并掌握发生职业危害事故时开展救护和自救工作的基本方法和技能。

3. 健康环境

（1）无烟环境：企业所有室内公共场所、工作场所禁止吸烟；企业主要建筑物入口处、电梯、公共厕所、会议室等区域有明显的无烟标识；企业内无烟草广告和促销。

（2）作业场所：作业场所具有与职业病危害防护相适应的设施、设备，有配套的更衣间、洗浴间、孕妇休息间等卫生设施。生产布局合理，职业病危害因素的强度或浓度符合国家职业卫生标准和有关卫生要求。产生职业病危害的用人单位，应当在醒目位置设置公告栏，对产生严重职业病危害的作业岗位，应当设置警示标识。对可能发生急性职业损伤的有毒、有害工作场所，设置报警装置、应急撤离通道、必要的泄险区、现场急救用品等。

（3）实体环境：生产区、生活区基础卫生设施齐全，环境整洁、优美；饮水、饮食卫生管理制度健全，膳食结构合理；生产性废水、废气、废渣和生活污水的排放符合国家相关法律法规的规定和要求；制定传染病、慢性非传染性疾病以及其他重大传染病预防控制措施和制度。

（4）人文环境：职工可以通过合适有效的途径参与企业的民主管理，以维护和保障自身的合法权益。管理层与职工沟通渠道畅通、有效，常年开展心理疏导或咨询活动，职工与职工之间、职工与管理者之间人际关系和谐。企业文化活跃，内容丰富，职工参与广泛，建有职工文化、阅览、娱乐、健身等活动场所，并有相应的设施设备；定期组织职工开展球类、游泳、棋类等文体活动以及相关健康主题活动，促进职工身心愉悦。

案　　例

昆山鼎鑫电子有限公司创建健康促进企业

昆山鼎鑫电子有限公司是一家生产印刷线路板的台资企业，成立于1998年1月，现有员工4500人，平均年龄25岁。公司领导非常重视员工的身心健康，于2004年开始健康促进企业的持续建设工作。

（一）成立组织机构

公司成立了健康促进企业领导小组，组长由集团事业部总经理担任，副组长由公司最高领导担当。下设环境小组、健康小组、安全小组、防灾小组，各工作组由各部门一级主管担当，督导各项工作展开，并制定各小组的职责，定期开展小组工作会议，掌握项目进度及异常反馈，做好日常监督管理及指导评估。

每月由员工提出并投票确定活动主题，并由各部门轮流举办，利用期刊、网络、海报及电视等各种宣传媒介，宣传各阶段活动及开展进度，让员工实现自主参与及自主管理，营造健康和谐的氛围。员工的活动参与率列入各部门的每月考核项目。

（二）需求评估并确定优先干预领域

对照江苏省健康促进示范企业标准，公司从4个方面通过多种渠道收集员工意见，主要如下：

1. 企业方面：公司文化座谈会、厂长信箱/副总信箱、员工满意度调查。

2. 生活方面：寝室长会议、员工生活满意度。

3. 用人方面：培训满意度、招募满意度、入职/晋升/离职面谈、新人回娘家活动。

4. 综合：心灵小屋/心灵热线、幸福大讲堂、下工程考核、工程师座谈会。

通过调查并针对现有经济状况及自身条件，确定从健康环境、公司文化、回馈社会、节能环保、膳食、慢性病、控烟、心理及社会适应几个方面开展工作,做到软件与硬件同步发展及完善。

(三)制订干预计划并组织实施

1. 健康教育和健康保护方面

加强员工职业卫生、健康相关知识培训、提升知晓率;对职业人员进行岗前、岗中职业卫生培训;作业人员进行岗前、岗中、离岗体检,为职工配备个人防护用品。公司为员工建立健康档案。每年做1次全员健康体验。每月组织医生来厂免费义诊。

2. 健康环境方面

(1)创造无烟环境

取消室内吸烟室,为吸烟员工设置室外吸烟区,宣传吸烟有害健康的警示宣传。并将各单位情况纳入评比,以调动员工控烟的积极性。

(2)控制职业场所危害

作业场所危害因素定期监测、作业场所配置与职业危害防护相适应的设施、设备;厂内加强隔离降噪措施,各区域监测结果必须达到国家职业卫生标准和卫生要求。完善现场公告栏倡导、警示标识。

(3)改善实体环境

每季度在厂内推行净厂日活动,让员工从身边做起,从自我做起,爱护环境,爱护公司这个大家庭。

在景观区设置健康步道;利用回收的废木料制作成长廊,种植葡萄树并与员工和社区分享收获;公司内部自主培育苗木花卉;除供应公司内部绿化用,另还赠送周边学校、社区,进行绿色共建,每年举办植树周活动,参与政府植树活动,利用回收废木料制作成文化长廊,倡导公民健康素养及安全文化内容,供员工学习。

(4)丰富人文环境

加强企业文化建设,鼓励员工自发组织社团,在原有公司6个社团(乒乓球社团、羽毛球社团、篮球社团、钓鱼社团、舞蹈社团、自行车社团)的基础上增设瑜珈社团,桌球社团、足球社团、美妆社团、烹饪社团),让员工发展个人兴趣爱好,以丰富业余生活。

先后与周边小区、学校、妇联、体育局等多家单位共建,达到资源共享。厂内增设员工健康活动中心、幸福港湾电子查询平台、增加彩虹桥关爱室(配备舞蹈室)、利用废木料制作文化长廊、增设健身器材等。

每季开设1期员工生活课堂,举办营养食谱、家庭烹饪等生活知识,让员工工作之余学会料理家务,经营家庭。从员工的实际需求出发,组织特卖活动,引进大量价格优惠的员工生活必需品,并将此资源与共建的学校社区共享,节约社会资源。

针对员工需求,定期开设健康讲座。开展控油盐、控烟等系列健康促进活动,员工用油用盐量逐步下降。

加强食品安全管理,对饮用水和相关食材进行检测;重视员工营养均衡,按季节按人群推出各类营养餐;食堂菜肴丰富,供员工挑选;同时倡导光盘行动。

注重心灵关爱。长年开展心理咨询和辅导,设立多种沟通渠道供员工信息及时反馈。针对员工工作及生活中遇到的理财、减压、着装等问题开设幸福大讲堂活动。

2011年11月鼎鑫团体义工成立,2012年3月,鼎鑫志愿者服务队成立,现有义工150人,与周边社区/学校绿色共建1次/月;每年的重大节日慰问周边福利院老人、孤儿及社区特困户。团体义工获得昆山市义工联认可。

（四）评价与改进

公司通过健康促进示范企业建设,巩固和提高了员工职业卫生、健康知识的知晓率,改善了企业的健康环境,加强了员工的团队凝聚力,同时也增进了主管与员工间的互动,让员工的素质得到了普遍提升,提高了员工的留任率,减少了人才流失,为公司节省了新员工培育成本,提高了企业的效率,无形中也提高了企业的知名度和扩大了企业的社会影响力。

在持续建设的过程中公司得到了社会各界的认可,陆续获得"江苏省健康促进示范企业",2013 年获 WHO(世界卫生组织)健康城市合作中心"健康企业"、2013 年获苏州市"能效之星"奖,2013 年获"国家安全生产标准化三级企业"等多项荣誉。

在建设过程中不可避免也遇到一些问题,公司定期组织活动交流,以座谈、调查问卷、意见箱、满意度调查、改善提案等多种形式展开,以收集听取员工的宝贵意见及建议,以利于不断改进完善。

【点评】

从这个案例可以看到整个建设活动都是遵循 WHO 的健康促进企业的工作模式来开展的。针对"实体工作环境"、"社会心理工作环境"、"工作场所个人健康资源"、"企业社会参与"这四个领域开展了多种活动,并紧扣八个实施步骤,把建设健康促进企业工作层层推进。在具体工作内容上,首先建立了组织管理和保障机制,接着对全体职业进行健康教育和岗位培训,并提供相应健康保护。同时围绕建设目标建设健康环境,包括无烟环境、安全的作业场所、自然环境、人文环境等。尤其值得一提的是,在建设活动中,充分发挥员工的主观能动性,让员工从方案设计阶段就参与到项目中,有助于提高员工参与的积极性及对建设工作持续的关注度,从而保证活动顺利实施。

（李小宁　季莉莉）

第五节　健康促进医院

一、健康促进医院的概念与意义

健康促进医院是 WHO 在全球倡导的、有利于提高医护质量与患者生命质量、改善医患关系、促进人文医学发展的国际行动。1988 年,WHO 在哥本哈根召开国际医院健康促进研讨会,发起关于创建健康促进医院的讨论。1989 年 WHO 在奥地利维也纳市 Rudolfstiftung 医院开始实施第一个健康促进医院试点项目。1990 年,WHO 欧洲区成立了健康促进医院网络,健康促进医院在全球范围内逐步扩展。1991 年,WHO 欧洲区在布达佩斯召开第一届健康促进医院国际网络会议,发布了《布达佩斯健康促进医院宣言》。自 1993 年起,WHO 每年组织一次国际健康促进医院大会。

20 世纪末,健康促进医院的理念逐渐引进我国。2001 年,天津市卫生局在社区慢病综合干预基础上,在各级医疗机构中开展了创建健康促进医院试点活动。2002 年开始,北京、上海、浙江、广东、湖南、湖北等省市相继启动了创建 HPH 试点工作。2013 年我国"中央补助地方健康素养促进行动项目"开始健康促进医院创建工作,以无烟卫生计生机构创建为切入点,在所有省份和新疆生产建设兵团开展创建健康促进医院试点。

（一）健康促进医院的概念

健康促进医院是健康促进理论和策略在医疗机构和诊疗服务中的应用。WHO 欧洲区在 2006 年出版的《在医院实施健康促进：手册和自我评估表格》中将健康促进医院定义为：医院不仅要提供高质量的综合性医疗服务，还要达成以健康促进为目标的集体认同感，建立医院全体员工和患者都能积极参与健康促进的组织结构和文化，医院本身要发展促进健康的物质环境，并能与医院所在的社区积极合作。

健康促进医院的目标是使医院成为健康促进中心，而不是手术和药物治疗中心。健康促进医院的主旨是：提倡以人为本的人文内涵，以患者和家属、员工、社区及医院组织为对象，通过医院全体员工的参与和承诺，有效配置资源，有组织的行动、目标管理、协调与合作，改善医院文化、组织、环境和流程，出台或改革有利于患者、医护人员及社区居民健康的政策，激发医护人员发挥最佳效能，将将健康促进和健康教育有效融入预防、医疗、康复等日常工作中，实现"整体健康"的目标。

（二）创建健康促进医院的重要意义

健康促进医院贯彻落实 WHO 健康促进理念，以人人享有卫生保健为目标，努力实现"整体健康"，将健康教育融入预防、医疗、康复服务全过程，对医疗卫生服务、医院管理、员工和患者都将产生深远影响，具有重要意义：①以健康为中心，优化医院服务模式；②以患者为中心，提升医院管理；③提升医疗服务质量；④改善就医环境，和谐医患关系；⑤改善工作环境，提高员工满意度；⑥融入区域卫生事业，促进社区健康；⑦树立医院品牌形象，拓展医院发展空间。

二、创建健康促进医院工作领域

根据 WHO《渥太华宪章》，创建健康促进医院主要包括以下 5 个工作领域：

1. 制定健康政策。医院需建立以患者和健康为中心的管理政策，将健康促进理念融入医院的机构发展规划和各项规章制度。

2. 创造支持性环境。医院需创建有益于员工、患者及家属的健康与安全的工作与诊疗环境。

3. 强化社区行动。医院需要动员、联合院内外有关部门与机构共同促进患者及社区居民的健康。

4. 发展个人技能。医院需通过开展健康教育提升患者、家属及员工的个人健康技能、健康决策能力和自我健康管理水平。

5. 调整健康服务方向。医院需建立以患者为中心、以预防和健康为导向的医疗服务系统。

三、创建健康促进医院工作策略

2003 年，WHO 健康促进医院工作组在研究报告《将健康促进医院的政策付诸行动》中，在医院管理、协作、建立支持环境、患者与员工教育和社区参与六个层面提出健康促进医院工作策略：

1. 给医院赋权，增强医院健康促进自我管理能力，以改善医疗服务质量。

2. 给医院赋权，增强医院健康促进共同协作能力，以改善医疗服务质量。

3. 改进医院环境，提升健康促进服务质量。

4. 提供专项的健康促进服务,增强医院患者教育与管理。

5. 提供专项的健康促进服务,增强医院员工的健康教育和生活方式倡导。

6. 提供专项的健康促进活动,参与社区健康促进。

四、创建健康促进医院的前期准备

1. 树立"以健康为中心"的观念 创建健康促进医院首先必须树立"以健康为中心"的观点,以促进患者、员工及社区的健康为己任。目前,很多医院尽管从"以患者为中心"转变到"以健康为中心"还有很大距离,但却是医院发展的必然趋势。没有观念的转变就不可能实现服务理念的转变,各级医院应适应健康促进方向的需要,要逐步改革现有的医院管理观念与体制。

2. 树立"社会大卫生"观念 健康是全社会的责任,需要全社会各部门共同承担,绝非医疗部门单独所能承担。"医院的职能就是在医院看病"的小卫生观念必须彻底摒弃。健康是一个广义的概念,患者也是社会人,这就要求医院要立足于社区,以健康为中心,强调健康保护与健康促进,改善患者的生活质量、倡导疾病的积极预防和康复,促进开展综合性和连续性的保健服务。

3. 健康促进融入医院管理政策 健康促进医院创建是一个连续与持续的过程,需要医院领导集体达成共识,承诺将单纯的治疗服务转向为健康促进的方向,明确将健康促进作为组织管理、医疗服务质量管理、业绩考核体系的一个部分,并确立有书面的健康促进政策,以保证人员、经费、设备的配置,确保该政策能在所有的职能部门中执行,并定期对执行情况进行评价和总结。

五、健康促进医院工作内容

中央补助地方健康素养行动项目"2014 年健康促进医院项目工作方案"提出创建健康促进医院的七项基本工作内容:

1. 将健康促进融入医院管理政策 试点医院将健康教育与健康促进融入医院的发展战略、服务理念、规章制度、工作流程、操作标准、绩效考核内容,制定与完善有益于为患者、患者家属、社区居民以及医护人员自身提供健康促进服务的规章制度。

2. 建立与完善健康促进组织管理体系 试点医院应成立医院健康促进领导小组,配备专职健康促进工作人员,建立与完善开展健康教育服务的组织网络,制定健康促进工作计划,落实健康促进工作经费与设施。

3. 开展员工能力建设培训与动员 试点医院定期开展健康促进医院工作的组织动员及医护人员健康教育技能培训,提高员工开展健康促进工作的积极性与技能水平。

4. 建设安全、和谐、健康的诊疗环境

(1)物质环境:建设安全、适宜的诊疗和就医环境,建筑、设备与设施、卫生、食品和饮水、垃圾分类与无害化处理等符合国家标准。

(2)人文与宣传环境:宣传、倡导与履行文明、礼貌、温馨、关爱的医疗行为规范,营造良好的医患关系;在院内环境和候诊区域,利用橱窗、内部电视/视频、宣传手册、电子显示屏和网络等形式,在不影响正常诊疗秩序、患者就医和住院治疗的情况下,开展健康保健和疾病防治知识传播。

5. 提高患者、家属和社区居民及医护人员健康促进的知识与技能

（1）院内患者健康教育：在患者接诊、入院、出院、随访等诊疗过程中，结合患者所患疾病，通过评估与咨询，提供个性化的、易于理解的、适宜的疾病影响因素与健康指导信息，向患者及家属传授疾病预防、治疗、康复、保健和健康生活方式知识和技能，并确保患者出院后健康促进服务能延伸到社区其他机构或组织。

（2）社区健康促进与合作：医院定期组织向社会开放的健康课堂和专题健康讲座；通过大众传媒对公众开展健康知识和技能传播；积极开展与社区其他机构的合作，拓展健康促进活动。

（3）医护人员健康促进：医院定期组织由医护人员参加的自我保健、生活方式倡导、心理调适和健康管理等方面的健康促进活动。

6. 特色健康教育与健康促进活动　试点医院根据自身专业优势、工作特点、现代新媒体技术，针对孕产妇、儿童、老年人、流动人口、企业员工等特定人群开展创新型或特色的健康促进与健康管理服务。

7. 无烟医院建设　按照《无烟医疗卫生机构标准》，严格执行无烟医院规章制度，医院室内场所全面无烟，建立首诊询问吸烟史、开展面向患者、家属及医务人员的控烟与劝阻戒烟教育及戒烟服务；医务人员应掌握简单实用的戒烟技巧，带头不吸烟，做控烟表率。

六、健康促进医院标准

2004 年，WHO 欧洲区提出了健康促进医院标准，包括五大方面 24 条。

（一）管理政策

医院有书面的开展健康促进工作的政策，并把该政策作为全院整体医护质量管理系统的必需内容之一，该政策需明确其目的是为了促进患者及其家属和医护人员自身的健康。

1. 医院明确自身对实施、评价和修改就健康促进政策的责任。

2. 医院为了实施、评价和修改健康促进政策提供必要的资源保证。

3. 医院职工熟知健康促进政策，并被融入新职工入院教育内容。

4. 为了保证对健康促进活动的质量进行必要的评估，医院保证有关资料和数据的可获得性。

5. 医院应保证医护人员具有开展健康促进活动的能力（知识和技术），并为他们提供健康促进方面的继续教育的机会。

6. 医院应提供开展健康促进活动所必备的场所、设施、设备、经费等。

（二）患者评估

医院保证医务人员能够与患者密切合作，对开展何种健康促进活动进行系统的评估和分析。

1. 为了提供适宜的健康促进服务，医院保证对所有患者进行健康促进的需求评估。

2. 医院在对患者进行诊断时要考虑到患者是否需要特殊的健康促进服务。

3. 在医院对患者第一次接诊时（初诊患者）就进行健康促进需求评估。

4. 在对患者进行健康促进需求评估时要考虑到患者的社会和文化背景。

5. 根据患者的需要，充分利用其他医疗机构提供的患者信息。

（三）患者信息和干预

医院为患者提供明确的有关患者所患疾病、健康状况和危险因素的基本信息，并根据患者的需要制定健康促进干预方案。

1. 根据健康促进需求评估，应明确告知患者影响他们所患疾病的因素是什么，并与患者紧密合作，制定健康干预方案。

2. 医院应该为患者提供一个明确的、易于理解和适宜的他们所患疾病的病情、治疗、护理以及影响疾病转归的因素有哪些。

3. 在对患者的需求进行充分评估的基础上，保证为所有的患者提供系统的健康促进服务。

4. 医院应保证对患者开展健康促进干预的情况、取得的效果情况、是否开展评价等建立档案。

5. 医院应保证所有的患者、医院职工和其他到访人员能够得到健康影响因素的信息。

（四）倡导健康的工作场所

医院管理者应着手把医院建设成为一个健康的工作场所。

1. 医院保证采取综合的健康促进人力资源策略，有计划的对医护人员进行健康促进有关技能的培训。

2. 医院应保证实施创建健康和安全的工作场所的政策，为医护人员提供职业健康服务。

3. 医院保证在医护人员的参与下创建良好的工作环境。

4. 医院应采取措施提高医护人员的健康意识。

（五）合作与可持续发展

医院在开展健康促进工作时应不断与其他医疗保健机构及社会各部门合作。

1. 医院应明确健康促进服务是整体医疗服务的重要组成部分。

2. 医院在开展健康促进工作时应与社区中的其他现有的医疗机构、社会保健服务提供机构和其他相关的社会机构和部门进行充分的合作。

3. 医院应对出院患者继续开展健康促进服务。

4. 医院应为接受患者的其他医疗保健机构提供患者的有关疾病情况、治疗情况的信息档案资料。

中央补助地方健康素养行动项目制定和下发了《健康促进医院试点工作规范》（2014 年试行版）和《健康促进试点医院考核指标》（2014 年试行版），供各省（区、市）开展健康促进医院试点工作参考。

案　例

香港港安医院创建健康促进医院

香港港安医院按照加入国际 HPH 网络的要求，首先将"遵从职业道德操守、团队合作、提供促进病患康复与健康生活方式的全面保健服务与环境支持"明确列入医院的使命宣言，并专门成立了"健康生活方式促进中心"组织与运作健康促进计划的实施，在患者、员工和小区三个层面上，持续四年实施了"新起点生活方式"、"健康企业"、"健康小区"三个可持续发展的健康促进计划，2012 年通过国际 HPH 网络审议，成为香港首个国际"健康促进医院"。

（一）患者方面

1. 新起点生活方式计划（NEWSTART lifestyle program）：为患者及需要保健的人士提供健康改善计划，重建良好的生活模式，已有数千人通过此计划重建了良好的生活模式，成功抵御高血压、糖尿病、肥胖、心脏病和压力等都市病的威胁。

2. 健康企业计划（corporate wellness program）：此计划根据企业的需求，量身设计不同形式的计划，包括一个小时的讲座、为期一天的研习班、健康沙龙或健康营活动等，以唤醒员工对疾病的危机意识，帮助他们了解预防疾病的重要性，内容涵盖良好生活模式的要旨、工作与娱乐之间的平衡，缓解压力的窍门等。

3. 港安医院"健体班"（fitness club）：这是香港最早成立的长跑会之一，自1984年开始组织参加者马拉松、半马拉松、患者步行计划等赛事，让更多人体验到做运动的乐趣与健康收益。

（二）员工方面

医院通过动员员工参加"健体班"、提供院内健康素食配餐、不定期举办羽毛球和篮球比赛、全院旅行日、健康营等活动长期倡导与推动员工和患者保持恒常运动、劳逸结合、缓解压力，保持身心健康。

（三）社区方面

通过与社区不同团体的密切合作，实施健康小区计划（health union community program），多年来已举办数百场健康讲座、健康工作坊（运动班、健康营等）、健康烹饪班等活动，深化小区居民对健康的认识。荃湾港安医院自2010年开始举办"荃城健康巡礼"，这是全港首个连续性的大型小区健康推广活动；香港港安医院亦与湾仔区议会和非盈利机构合作举办"绿色星期一"（Green Monday）、世界心脏日等活动。

（任学锋）

思　考　题

1. 什么是健康促进场所？
2. 健康促进区县、健康促进街道、健康村概念的异同点？
3. 开展健康促进企业需针对哪几个领域开展工作？
4. 健康促进学校创建的主要步骤有哪些？

参 考 文 献

1. 李忠阳,傅华.健康城市理论与实践.北京:人民卫生出版社,2007.
2. 江捍平.健康与城市.北京:中国社会科学出版社,2010.
3. 田本淳.健康教育与健康促进实用方法(第2版).北京:北京大学医学出版社,2013.
4. 魏荃,米光明.社区健康教育与健康促进手册.北京:化学工业出版社,2005.
5. 孙建国.社区卫生服务技术规范丛书 社区健康教育.北京:科学技术文献出版社,2010.
6. 马骁,健康教育学.北京:人民卫生出版社,2013年5月,第2版.
7. 卫生部.健康教育服务规范.国家基本公共卫生服务规范(2011年版).
8. 李霜,李涛,张巧耘,等.工作场所健康促进试点项目干预策略探索.中华劳动卫生职业病杂志,2013,31(4):318-320.
9. 张巧耘,汪庆庆,王欢,等.企业健康促进现状评价指标体系的构建.中华劳动卫生职业病杂志,2013,31(3):233-237.

10. Atten J. Building workplace safety with rewards and recognition. Occup Health Saf,2014,83(6):36.

11. Atilola O，Akinyemi O，Atilola B. Taking the first step towards entrenching mental health in the workplace：insights from a pilot study among HR personnel in Nigeria. Niger J Med,2014,23(1)：70-76.

12. Jurgen M P,Karl K,Christina D. The health promoting hospital：concept and development. Patient Education and Counselling,2001,5(4):239-243.

第十一章

分人群健康教育与健康促进

- -

第一节　计划生育与生殖健康教育

培训要点：
1. 计划生育与生殖健康的概念。
2. 计划生育生殖健康教育的发展。
3. 计划生育生殖健康教育的内容与重点。

计划生育与生殖健康教育是计划生育工作的重要组成部分。实行计划生育不仅是我国的基本国策，也是促进人民群众转变生育观念和生育行为，建立健康生活方式的过程。计划生育促进了妇女发展，改善了妇女健康，大大减少了因怀孕与分娩导致的孕产妇死亡和疾病的危险性，使儿童得到更好的关爱，减少儿童死亡与儿童疾病，保障母婴安全。当前，在人口政策调整的新形势和背景下，计划生育和生殖健康教育将在促进人的全面发展和维护生殖健康方面发挥更加重要的作用。

一、计划生育与生殖健康教育概述

（一）概念

计划生育与生殖健康教育是指以传播、教育和干预为手段，以帮助个体或群体树立科学的生育观念，消除或减少影响生殖健康的危险因素，自愿采取计划生育，建立健康的生殖行为，促进生殖健康，所进行的系列活动及其过程。计划生育与生殖健康教育的重点人群是育龄人群，青少年、儿童和中老年也是重要的目标人群。

1. **计划生育**　为了社会和家庭两方面的利益，利用近现代生育科学知识和相关技术对生育行为进行理性调节，控制生育数量和生育间距，以维护夫妇和孩子的身心健康，增进家庭幸福，并促进人口发展与经济社会的发展相适应。

2. **生殖健康**　1988 年，世界卫生组织专家巴塞拉多（J. Berzelatto）提出"生殖健康"的概念及生殖健康政策的观点，同年，法赛拉博士（M. F. Fathalla）在此基础上增加了性健康的内容，进一步完善了生殖健康的内涵。1994 年，国际人口和发展大会正式将生殖健康概念、策略和行动等列入《行动纲领》，明确提出到 2015 年人人享有生殖健康的保健目标。

生殖健康是指生殖系统及其功能和生殖过程所涉及的身体、精神和社会的健康状态。因此,生殖健康意味着人们能够:①享有满意和安全的性生活;②有生育能力;③有调节生育的能力,包括可以自由决定是否生育、何时生育和生育多少;④男性和女性均有权获知、并能实际获取他们所选定的安全、有效、可负担、可接受的计划生育方法,以及他们选择的不违反法律的其他生育调节方法;⑤有权得到适当的保健服务,安全地经历妊娠和分娩;⑥向夫妇提供生育健康婴儿的最佳机会。生殖健康可概括为性健康和生育健康两大方面和身体、精神和社会三个层面的健康状态,性健康包括生殖系统和性心理的发育、成熟,性活动和性传播疾病的预防等内容。生育健康的核心是生育调节,重点是避孕节育、优生优育及不孕不育。

(二)计划生育与生殖健康教育的意义和作用

计划生育与生殖健康包含了人口、经济、社会、资源、环境协调发展等广泛内容,远远超出医学范畴,因而开展计划生育与生殖健康教育的意义,在于在实现可持续发展条件下,坚持以人的全面发展为中心,不断提高人民的生活水平和生活质量,使群众真正富裕、健康和幸福,在计划生育工作中实施生殖健康教育,有利于提高妇女地位,有利于保护妇女、儿童的身心健康,有利于促进男性生殖健康和实现人人享有生殖健康的目标。

计划生育与生殖健康教育的目的是通过向不同人群,特别是育龄人群和青少年传播计划生育与生殖健康相关信息、培养技能、开展计划生育与生殖保健服务,提高公众的生殖健康自我保健意识,促进生育观念和行为的转变,保证安全和健康的性生活,确保人群在整个生命周期的生殖安全,提高生殖健康水平。开展计划生育与生殖健康教育是国际人口与发展大会《行动纲领》赋予的职责,也是我国《人口与计划生育法》、《计划生育技术服务管理条例》等法律法规的要求。计划生育生殖健康教育在计划生育工作和维护生殖健康中起着不可替代的作用。

二、计划生育和生殖健康教育的基本经验

(一)始终把政策宣传和健康教育放在计划生育工作的突出位置

"计划生育是我国的基本国策,宣传教育是贯彻落实计划生育基本国策的中心环节",计划生育工作的指导方针是"以宣传教育为主、避孕为主、经常性工作为主",宣传教育在整个计划生育工作中始终处于首要地位,而计划生育生殖健康教育是计划生育宣传教育的重要组成部分。

(二)提供充分的保障条件

1. 组织机构、人员与服务网络　为实现宣传教育工作的经常化、制度化与规范化,设立了从国家到省、市、县及乡镇街道的宣传教育机构,如宣教司、宣教处和宣教科等,从事宣传教育的行政管理。同时,全国各地都设置了从事宣教的事业单位,如各级宣教中心、人口报社、人口出版社等。此外,还设立了地、市、县、乡、计划生育技术服务站或宣传指导站,在不同层面建立了宣教工作网络,组建宣教队伍。

2. 经费和物质保障　宣传教育要有专门的经费投入,用于计划生育宣传品、广播电视节目的制作及宣教设备的购买。

3. 基层阵地保障　人口学校,也称婚育学校,是县(区)乡(镇、街道)社区中开展人口与计划生育工作培训、宣传、教育的场所。每对新婚夫妇或育龄人群都需要在此场所接受计划生育生殖健康教育及人口政策的教育。

(三) 多种的宣传教育形式

利用人口学校、流动服务车、计划生育技术服务站定期查环、查孕、查病的机会开展健康教育,以及走村入户,开展"五期"教育和生殖健康知识的普及;同时,也通过面对面的咨询、典型案例的示范、群众自编自导自演的文娱活动,寓教于乐,开展健康教育活动。

三、计划生育与生殖健康教育的重点内容

1. 人口与可持续发展教育　以人的全面发展为中心,不断提高人们的生活质量,把实行计划生育同经济、社会与家庭幸福相结合。

2. 生殖权利与责任的教育　尊重并保障妇女的生殖健康和生殖权利,不断提高广大夫妇行使生殖权利和调节自身生育的能力。

3. 避孕节育知情选择和计划生育优质服务教育

(1)服务提供者向育龄人群提供充足的避孕节育知识、信息和教育,使他们在充分了解现行避孕方法的基础上,结合自身的情况,由自己对避孕方法作出负责任的选择。

(2)宣传避孕节育核心信息,开展避孕节育健康素养教育,倡导科学避孕,减少非意愿妊娠。包括介绍避孕节育方法的种类、各种避孕节育方法的效果、优缺点和适用情况、不适用情况及副反应。

(3)不同人群对避孕方法的选择,包括新婚或未育夫妇准备生育时的避孕方法,已有一个子女的夫妇应首选或已决定不再生育的夫妇或因身体情况不宜生育的夫妇的避孕方法,产后 6 个月内哺乳期妇女的避孕方法,40 岁以上妇女的避孕方法,患有严重的心、肝、肾疾病、高血压、糖尿病等基础疾病者的避孕方法等。

4. 消除不安全流产、减少重复流产及流产并发症　一旦避孕失败,必须到正规的医疗机构寻求终止妊娠的服务,不要私自服用药物流产药,以免不安全流产导致生命危险;流产后要立即落实避孕措施防止重复流产,要让流产妇女了解到,反复流产会严重影响妇女的生殖健康,增加宫腔粘连、感染、继发不孕等并发症及出生低体重儿的风险。同时,要开展尊重生命的教育,不要轻易流产,更不能随意剥夺非意愿出生婴儿的生命。

5. 妇女整个生命周期的生殖健康状况的教育　包括青春期教育、孕前优生教育、孕产期保健、安全分娩、科学育儿以及中老年保健。

6. 青少年性与生殖健康教育及预防性传播疾病的教育　包括性生理、性心理和性道德教育,以及传播疾病预防的教育等。

7. 男性参与计划生育和男性生殖健康教育　包括对男性进行避孕、节育和性传播疾病预防的教育等。

四、计划生育与生殖健康教育的评价

(一) 评价方法

计划生育与生殖健康教育的评价方法,与其他分人群的健康教育评价方法相似,分为形成性评价、过程性评价、效果评价与总结评价,具体见本书第六章。

(二) 常用的计划生育与生殖健康教育评价指标

1. 生殖健康教育核心信息知晓率　知晓某生殖健康知识的人数除以被调查者总人数的百分比。

2. 健康行为形成率　健康行为形成率是指在健康行为调查中,某种健康行为形成的人

数占被调查的总人数的百分比。

3. 避孕现用率 避孕现用率一般是指已婚育龄妇女避孕率,也是目前我国计划生育常规统计中使用的指标,计算方法很简单,是用期内已采用避孕措施的已婚育龄妇女人数除以同期已婚育龄妇女人数的百分比。一般按女性计算;已婚是指法定婚姻;分母包括了打算怀孕、正在怀孕、哺乳未避孕和不孕者。该指标反映一定时期内已婚育龄妇女采用避孕措施的普及程度及落实情况。

4. 采用各种避孕措施的人数及构成比 避孕措施构成比,指采用某种避孕方法的人数在避孕总人数中所占的比重,以百分比表示,属于构成指标,是了解各种避孕方法使用情况的常用指标,且各种避孕方法的构成比之和应等于100%。

5. 由于流产引起的产科和妇科住院的百分比。

6. 人工流产率 指在一定时期内(通常指一年)人工流产数与育龄女人数之比,一般用千分表示,反映一定时期内育龄妇女施行人工流产手术的频度指标。人工流产不是避孕方法,而是避孕失败的补救措施,应适当控制。这一指标决定于受孕妇女占育龄妇女的比重和受孕妇女中进行人工流产的比重两个因素的影响。从理论上说,人工流产也可按受孕妇女计算。

7. 少女妊娠率 世界卫生组织把少女妊娠定义为10~19岁年龄阶段的妊娠。然而,对于青少年性与生殖健康的某些指标,通常的数据资源只能涵盖15~19岁年龄组,因此,少女妊娠率是指15~19岁少女怀孕人数与该年龄段少女人数之比。

思 考 题

1. 生殖健康的概念及其内涵。
2. 计划生育与生殖健康教育的内容和重点有哪些?

(刘 庆)

第二节 妇幼健康教育与健康促进

培训要点:
1. 妇幼健康教育与健康促进的主要内容;
2. 妇幼健康教育的主要方法;
3. 妇幼健康教育的评价指标。

一、概述

妇幼健康教育与健康促进是针对妇女、儿童及相关人员,通过传播妇幼保健知识和技术、帮助目标对象获得必要的和正确的保健知识,增强健康意识,促使其改变不健康的行为,自觉地采纳有益于健康的行为和生活方式,消除或减少影响危险因素,预防疾病,促进身心健康,提高健康水平和生活质量。同时,通过政府主导和社会力量的发动,为妇幼保健工作提供政策和环境支持,为发展妇幼卫生工作创建更好的社会支持环境和物质环境。因此,妇幼健康教育与健康促进是促进妇女儿童健康发展的重要手段,是妇幼卫生工作的重要内容。做好妇幼保健健康教育和健康促进工作,对于提高我国妇幼保健卫生服务的水平和促进我国妇女儿童健康发展具有重要的意义。

二、妇幼健康教育的主要内容

（一）妇女保健健康教育的主要内容

1. 青春期健康教育　包括传授青春期生理和心理发育特点、青春期生殖健康和常见生殖系统疾病的相关卫生保健知识,帮助其了解生殖器官的构造和功能,指导建立正常两性关系;指导建立青春期的良好卫生习惯,如月经期的卫生与保健。

2. 围婚期健康教育

（1）婚前期健康教育:对已确定婚姻关系的人群开展教育,包括指导其采纳婚前医学检查、接受婚前卫生指导等。

（2）新婚期健康教育:对于新婚夫妇指导做好生育计划,帮助其学习避孕知识和技能,学习性卫生知识和优生优育知识。

3. 妊娠期健康教育　包括传授孕期营养知识和相关生活卫生知识等,并指导孕妇到医院和妇幼保健院（所）定期做产前检查。对于孕晚期的孕妇,要指导她们做好哺乳的相关准备,并学会对胎动的监测。

在整个孕期过程中,都要对孕妇进行有关妊娠异常的教育,孕妇需要懂得出现何种情况需要立即看医生。

4. 分娩期健康教育　通过健康教育让孕妇学习了解临产先兆的知识,及时入院分娩;了解分娩过程;消除紧张恐惧情绪,与医务人员配合,顺利分娩。

5. 产褥期健康教育　主要包括产后卫生、产后饮食与营养、产后休息与运动、产后身体恢复与身体保健、产后健康检查等内容。

6. 哺乳期健康教育　主要包括尽早开奶、母乳喂养、人工喂养和婴幼儿护理的知识与技能。

7. 育龄期健康教育　主要包括妇女一般卫生知识、技能传授和卫生习惯的指导,如经期卫生、安全性行为和预防意外怀孕、预防常见妇科感染、预防性病艾滋病等,并指导就医行为。

8. 更老年期健康教育　主要包括传授更年期生理变化的相关知识,消除心理紧张情绪,正确对待更年期的生理变化。遇有严重的更年期症状时在医生的指导下采取某些药物治疗的措施,预防相关疾病的发生。特别是指导更年期妇女如何调节生活方式,适应这个时期的生理变化,顺利度过更年期。

（二）婴幼儿保健健康教育的主要内容

婴幼儿健康教育主要以父母及家庭监护人为教育对象,并通过对幼儿园老师的指导来开展针对幼儿的生活和卫生行为训练,培养孩子的良好卫生习惯。

重点内容包括婴幼儿的生长发育及变化规律方面的知识、合理喂养与营养知识、烹饪和喂养技巧、儿童身体活动指导、儿童早期智力开发和训练方法、常见病防治知识和危重情况处理知识与技能、预防接种和健康检查知识、生长监测图的使用方法指导等。

此外,在婴幼儿成长的过程中,也需要通过对家长或监护人的教育提升其健康素养,帮助他们培养良好的卫生习惯,只有家长学习了知识、掌握了技能、有了好的卫生习惯,才能做好婴幼儿的健康保护。

三、妇幼健康教育的主要策略与方法

（一）争取政府和各级领导的支持,创建有利的社会环境

1. 政府重视是妇幼健康教育的关键　妇幼健康教育属于社会教育范畴,涉及的目标人

群众多,影响面广,教育内容多,对人的影响深远,因此,妇幼健康教育是各人群健康教育的重中之重。要开展好妇幼人群的健康教育工作,需要各级政府部门的重视和支持。因此,向各级政府领导介绍做好妇幼健康教育工作的重大意义十分重要。做好当地妇幼健康教育,不仅关系到当地妇女和婴幼儿的健康和人口素质的提升,而且与当地的经济发展紧密相连。另一方面,还要向领导介绍妇幼健康教育的工作内容。妇幼健康教育的内容广泛,持续时间长,因此工作量大,困难多,必须得到政府的有力支持。通过领导开发,获得领导支持,促进当地政府出台相应的支持政策,创建有利的社会支持环境,是开展妇幼健康教育工作的重要策略,也是做好妇幼健康教育工作的关键所在。

2. 多部门合作是妇幼健康教育的支撑 妇幼健康教育是一项社会性活动,要发动社会力量参与妇幼健康教育工作。发动教育、妇联、工会、共青团、计划生育、广播电视、科协等相关部门,形成各级卫生部门为主体、多部门共同参与的妇幼健康教育组织体系。

(二)在妇幼保健基本服务中对妇女、儿童、家长、家属进行健康教育

主要通过婚前保健、孕前保健、产前保健和儿童保健等院内服务和产后访视、妇女病普查普治、集体儿童保健等院外服务来实现。孕妇学校是目前非常普遍的一种针对孕期保健的健康教育形式,通过孕妇学校比较系统地授课,结合实例,模拟操作,有效提高孕妇自我保健意识和对相关知识的理解与掌握。

(三)结合妇幼卫生项目进行健康教育

20 世纪 90 年代以来,卫生部组织开展了创建"爱婴医院"活动,广泛宣传母乳喂养知识,对于营造保护、促进和支持母乳喂养的良好社会氛围,提高母乳喂养率,促进婴儿生长发育,降低婴儿腹泻和肺炎的发病率,发挥了重要作用。2000 年,国务院妇女儿童工作委员会、卫生部和财政部实施"降低孕产妇死亡率,消除新生儿破伤风"项目,为了达到树立科学生育观,提高住院分娩率的目标,项目实施过程中,通过开展多种形式的宣传教育,帮助群众了解科学的妇幼保健知识,树立科学的生育观、健康观,使群众懂得住院分娩的好处,提高自我保健和利用卫生服务的能力,为项目的开展提供了技术支持,并营造了良好的社会氛围。2009 年实施的"农村妇女孕前和孕早期补服叶酸"和"农村妇女两癌检查"项目,通过对新婚夫妇进行增补叶酸的知识普及,增加了叶酸知晓率和叶酸增补剂孕前开始服用率,降低了畸形儿的发生率;在乳腺癌和宫颈癌防治中,针对就医行为开展教育,促进服务对象对服务的利用。此外还有很多成功的例子,如应用交通安全小黄帽,增加对小学生安全保护,减少交通事故的发生;通过多部门合作开展青少年的生殖健康教育项目;以面对面的形式,开展城市儿童肥胖干预;在一些突发事件中,如汶川地震后,及时开发制作健康教育材料,将特殊情况下的妇女儿童保健知识迅速传递给服务对象。

(四)开展有针对性、不同形式的妇幼健康教育

妇女儿童在生理和心理发育过程中呈现出明显的阶段性,在开展健康教育活动时,应根据不同人群、不同层次的政治、经济、文化背景,针对性地选择、采用不同的内容与方法。如,①运用互联网:用互联网传播妇幼保健知识既便于目标人群随时查阅,也可以进行即时交流,还具有很好的私密性,适合生殖健康知识的传播;②利用宗教活动:在民族地区,宗教领袖也加入到健康教育的行列中,如在回族聚居地区,通过阿訇鼓励孕产妇到医院生孩子,对提高住院分娩率起到了很好的作用;③利用民间艺术形式及其他方式:在少数民族地区,健康教育知识还被改编成民间文艺进行传播,如山歌、对歌、说唱等。

四、妇幼健康教育效果评价的主要指标

（一）知识知晓率指标

1. 妇幼健康核心信息均分 $= \dfrac{\text{被调查者知识得分之和}}{\text{被调查者总人数}} \times 100\%$

2. 妇幼健康核心信息知晓合格率 $= \dfrac{\text{妇幼保健知识达到合格人数}}{\text{被调查者总人数}} \times 100\%$

3. 单条妇幼健康核心信息知晓率 $= \dfrac{\text{知晓某妇幼保健知识的人数}}{\text{被调查者总人数}} \times 100\%$

4. 妇幼保健核心信息总知晓率 $= \dfrac{\text{调查问卷正确回答核心信息总数}}{\text{核心信息数} \times \text{有效问卷总数}} \times 100\%$

（二）信念态度指标

某一正确信念持有率 $= \dfrac{\text{持有某一正确信念的被调查人数}}{\text{被调查对象总数}} \times 100\%$

某一信念改变率 $= \dfrac{\text{干预后改变了该一信念的人数}}{\text{干预前调查中持有该一信念的人数}} \times 100\%$

（三）行为指标

1. 某项健康行为持有率 $= \dfrac{\text{持有某项健康行为的人数}}{\text{被调查对象总数}} \times 100\%$

2. 某项不健康行为改变率 $= \dfrac{\text{干预后改变了该行为的人数}}{\text{干预前具有该行为的人数}} \times 100\%$

3. 4 个月内纯母乳喂养率 $= \dfrac{\text{4 个月内纯母乳喂养儿童数}}{\text{调查儿童总数}} \times 100\%$

（四）健康指标

1. 孕妇贫血患病率 $= \dfrac{\text{孕妇贫血人数}}{\text{被调查孕妇总数}} \times 100\%$

2. 儿童贫血患病率 $= \dfrac{\text{儿童贫血人数}}{\text{被调查儿童总数}} \times 100\%$

3. 儿童中、重度营养不良患病率 $= \dfrac{\text{中、重度营养不良儿童数}}{\text{被调查儿童总数}} \times 100\%$

思　考　题

1. 妇女健康教育的主要内容有哪些？
2. 婴幼儿健康教育的主要内容有哪些？

3. 妇幼健康教育效果评价的指标有哪些?

(韩　晖)

第三节　儿童青少年健康教育与健康促进

培训要点:
1. 儿童青少年面临的健康问题。
2. 儿童青少年健康教育与健康促进的目标和内容。
3. 健康教育与健康促进的具体策略。

对儿童青少年开展健康教育是保障儿童青少年身心健康的有效措施,可以促进儿童青少年养成良好的卫生习惯,提高自我保健的意识和能力,在预防各种常见病,促进健康体质的改善上发挥着重要的作用,对于提高全民族健康水平具有深远的意义。

一、儿童青少年面临的健康问题

(一) 生长发育不平衡,身体功能和素质下降

1985～2005 年的 20 年间,我国儿童青少年身体形态发育水平不断提高,身体发育匀称度有所改善,但身体功能和素质呈现下降趋势。反映学生肺功能的重要指标—肺活量在许多年龄段出现负增长,学生速度素质、爆发力、力量素质和柔韧素质等指标在 1995～2005 年的 10 年间,呈明显下降趋势。2010 年全国学生体质与健康调研结果表明,大学生身体素质继续呈现缓慢下降趋势。

(二) 超重和肥胖流行趋势快速上升

伴随着社会经济的迅猛发展和都市化进程的加快,我国儿童青少年的超重、肥胖检出率持续、大幅度上升,慢性非传染性疾病发生、发展及其并发症的发生出现低龄化趋势。

(三) 部分地区营养不足问题依然严重

根据 2005 年的资料,7～22 岁学生低体重及营养不良检出率,城市男生为 21.61%,乡村男生为 25.80%,城市女生为 32.74%,乡村女生为 34.16%。受自然条件的限制和经济发展滞后的影响,西部地区儿童青少年营养不良问题依然严重。

(四) 心理社会能力不足,健康危险行为高发

青少年的心理健康与其心理社会能力密切相关。众多研究表明,青少年心理社会能力不足,可以导致各种健康危险行为的发生。与儿童少年心理密切相关的行为问题有吸烟、酗酒、药物滥用、不安全性行为、少女怀孕、离家出走、欺侮、暴力以及自杀等,这些不良行为被统称为"健康危险行为"或"健康问题行为"。

(五) 健康素养亟待提高,学生常见病高发

学生健康素养的水平与学生常见病发生密切相关。2010 年全国学生体质与健康调研结果表明,各年龄段学生视力不良检出率继续上升,7～12 岁小学生为 40.89%,13～15 岁初中生为 67.33%,16～18 岁高中生为 79.20%,19～22 岁大学生为 84.72%。与 2005 年相比,多数年龄组学生乳牙龋齿患病率、恒牙龋齿患病率出现反弹。

二、儿童青少年健康教育与健康促进的目标和原则

儿童青少年的健康教育是以小学、初中和大学生为主要教育对象,以提升其健康素养水

平和健康水平为目的的教育活动,是学校素质教育的重要组成部分。教育部在 2008 年 12 月颁布了《中小学健康教育指导纲要》,明确提出学校健康教育与健康促进目标,即,"通过有计划地开展学校健康教育,培养学生的健康意识与公共卫生意识,掌握必要的健康知识和技能,促进学生自觉地采纳和保持有益于健康的行为和生活方式,减少或消除影响健康的危险因素,为一生的健康奠定坚实的基础"。

学校健康教育应遵循以下原则:

1. 坚持健康知识传授与健康技能传授并重 学校健康教育不仅要考虑传递健康的知识、信息,同时还要重视学生心理社会适应能力、各种卫生保健技能运用的培养。目前,健康教育特别强调以技能为基础,关注学生健康素养的全面提高。

2. 遵循教育学规律,坚持健康知识和技能传授的循序渐进 学校健康教育涉及的人群年龄范围广泛,教育内容应科学、准确,符合不同发育阶段儿童青少年的身心发育水平和认知能力,由浅入深,由易到难,由具体到抽象,螺旋式递进,更好地促进学生的理解与掌握。

3. 坚持健康教育理论学习与学生生活实际相结合 要充分认识和分析学校儿童青少年所面临的各种健康问题以及不同的社会文化背景,使教育贴近学生的生活和健康需求,寓教于乐,鼓励学生主动参与各种教育活动,学以致用,真正形成解决实际健康问题的决策能力,并付诸行动。

4. 与家庭、社区密切结合 通过多种形式,如,家长会、社区活动,获得家长和社区的支持配合,为学校开展健康教育创造良好的社会支持性环境。

三、基本内容和方法

(一) 基本内容

1. 中小学健康教育基本内容 根据 2008 年教育部《中小学健康教育指导纲要》,中小学健康教育内容包括五个领域:①健康行为与生活方式。使学生能够正确认识个人行为与健康密切相连,形成合理膳食、积极锻炼等健康的生活方式;②疾病预防。帮助学生学习认识常见疾病,如传染性疾病的传播、学校生活环境中常见疾病的影响因素,提高对身体的保健能力;③心理健康。了解心理健康的影响因素,保持积极情绪、发展良好自我认知、提高心理社会适应能力;④生长发育与青春期保健。为学生提供正确的生长发育与生殖健康的知识和保健技能。培养学生能以一种负责态度、健康的方式维护个体及青春期健康;⑤安全应急与避险。学习在不同环境下的安全知识,培养相关的技能和应对策略,保证自身和他人的安全。

根据儿童青少年生长发育的不同阶段,依照小学低年级、小学中年级、小学高年级、初中年级、高中年级五级水平,把五个领域的内容合理分配到五级水平中,分别为水平一(小学 1~2 年级)、水平二(小学 3~4 年级)、水平三(小学 5~6 年级)、水平四(初中 7~9 年级)、水平五(高中 10~12 年级)。五个不同水平互相衔接,完成中小学校健康教育的总体目标。

2. 大学生健康教育基本要求 1993 年 1 月 18 日,原国家教委研究制定了《大学生健康教育基本要求(试行)》。健康教育的内容包括十二部分:

(1)大学生健康和健康教育。

(2)大学生身心发育和疾病特征。

(3)心理卫生。

(4)学习卫生和起居卫生。

(5)饮食与营养。

(6)运动卫生。

(7)行为环境与健康。

(8)性心理与卫生。

(9)传染病。

(10)各科常见病。

(11)急症自救与互救。

(12)用药知识。

(二)学校健康教育方法

中小学校健康教育的方法通常是与学校的教学方法相结合,如授课老师在课堂进行教学和示教的方法,这类方法适用于知识内容的讲解。涉及信念态度和行为的内容最好采用参与式的教学方法,如组织学生开展讨论、组织课外小组活动、学生自办墙报、学生自制视频材料、漫画比赛、演讲比赛,组织学生参观健康展览等。

大学生健康教育方法主要有鼓励学生选修健康课、组织健康讲座、组织学生参加健康主题的社会活动,如结核病防治"百千万活动",艾滋病义务宣传员活动等,以及参与一些健康主题的社会调查活动,既能帮助学生学习健康知识,又能帮助学生提升社会活动能力;再如针对预防艾滋病的同伴教育活动等。

四、儿童青少年健康教育与健康促进评价

(一)常用方法

1. 问卷调查　根据事先设计好的调查问卷,内容包括一系列与本教育活动相关的问题,由受试学生选择答案。根据答案的准确与否,判断受试者的知、信、行水平。问题尽量简单明了,内容不宜过多,耗时不宜过长;答案应尽量具体化、数量化;评分方法应统一。

2. 行为观察　通过现场观察,记录学生的态度和行为表现。

3. 自我评估　学生可以日记方式向老师报告自己对教育活动的参与情况和体会,也可让学生填写自我评价表(表 11-1)。

表 11-1　小学生卫生习惯自我评价表

姓名:　　　　性别:　　　　　　　　年龄:

评价项目	选择内容	夺星记录
不随地吐痰	从未做到	★
	偶尔做到	★★
	天天做到	★★★
不随手乱扔垃圾	从未做到	★
	偶尔做到	★★
	天天做到	★★★

续表

评价项目	选择内容	夺星记录
吃饭前便后洗手	从未做到	★
	偶尔做到	★★
	天天做到	★★★
不喝生水喝开水	从未做到	★
	偶尔做到	★★
	天天做到	★★★
每天早晚刷牙	从未做到	★
	偶尔做到	★★
	天天做到	★★★
每天进行一小时体育锻炼	从未做到	★
	偶尔做到	★★
	天天做到	★★★

　　注:如果你选择 A 可以得到一个★;选择 B 可以得到两个★★;如果选择 C 可以得到三个★★★,看看谁的星星最闪耀。

　　[资料来源:中小学健康教育教师教学指导用书(三年级第九课 认识传染病)人民教育出版社,2013]

　　4．访谈师生　通过与老师和学生开展面对面交谈,了解教育活动的实施状况。

　　5．小组讨论　可根据具体要求分组讨论。鼓励学生发表看法时不要有顾虑;使讨论在无拘无束气氛中进行,从而获得更多、更直接的信息。

　　(二)学校健康教育评价的指标

　　1．健康知识指标　主要来自问卷调查,以量化方式表现。对低年龄、不具备用文字确切表达能力的小学生,可以个别谈话方式进行。群体评价主要通过"知晓率"、"及格率"、平均得分等衡量;个体可用自身教育前后的得分来衡量。

　　2．健康信念　学生对健康知识、保健设施、保健行为等所持的认识、观点和态度。

　　3．健康行为变化　可分别从"形成率"和"参与率"角度选择指标。例如评价口腔健康教育,可用早晚刷牙率、有效刷牙率等"形成率"指标。

　　4．生长发育和常见病患病率比较　用于中、长期效应评价。如:①身高、体重、胸围等体格发育水平;②因病缺课率;③营养不良、贫血、肥胖检出率等。

五、儿童青少年健康教育与健康促进实施策略

　　(一)定期监测学生体质 推动体育卫生工作科学化

　　从 1985 年开始,我国建立了学生体质健康调研制度,5 年一个周期,在全国范围内对7～22 岁学生体质健康状况进行调研,定期公布调研结果。定期开展学生体质健康调研工作,

不仅能够及时了解和掌握我国学生体质健康的现状和发展变化趋势,为我国学校体育健康工作发展规划和干预政策的制定提供客观、科学的依据,也可通过向社会发布调研结果,促进全社会对学生健康状况的关注和支持。

(二)阳光体育运动

为全面贯彻党的教育方针,认真落实"健康第一"的指导思想,吸引广大青少年学生走向操场、走进大自然、走到阳光下,积极参加体育锻炼,切实提高学生体质健康水平,教育部、国家体育总局、共青团中央决定从 2007 年开始,结合《学生体质健康标准》的全面实施,在全国各级各类学校中广泛、深入地开展"阳光体育运动"。

阳光体育运动要求进一步提高对体育的认识。要以"达标争优、强健体魄"为目标。用 3 年时间,使 85% 以上的学校能全面实施《学生体质健康标准》,使 85% 以上的学生能做到每天锻炼一小时,达到《学生体质健康标准》及格等级以上,掌握至少 2 项日常锻炼技能,养成良好的体育锻炼习惯,体质健康水平切实得到提高。建立和完善《学生体质健康标准》测试结果记录体系,测试成绩记入小学生成长记录或学生素质报告书,初中以上学生要记入学生档案,并作为毕业、升学的重要依据。要与体育课教学相结合。坚持依法治教,规范办学行为,严格执行国家有关体育课时的规定,开足、上好体育课,不得以任何理由挤占。要与课外体育活动相结合。配合体育课教学,保证学生平均每个学习日有一小时体育锻炼时间。要营造良好的舆论氛围。通过多种形式,大力宣传阳光体育运动,广泛传播健康理念,使"健康第一"、"达标争优、强健体魄"、"每天锻炼一小时,健康工作五十年,幸福生活一辈子"等口号家喻户晓、深入人心。建立评比表彰制度,对在阳光体育运动中取得优异成绩的单位和个人给予表彰,以唤起全社会对学生体质健康的广泛关注,吸引家庭和社会力量共同支持阳光体育运动的开展。

(三)学校生活技能教育

世界卫生组织专家认为,"心理社会能力,是指人能有效处理日常生活中的各种需要和挑战的能力;是个体保持良好的心理状态,并在与他人、社会和环境的相互关系中表现出适应的和积极的行为的能力"。生活技能具体表现为以下 10 种能力:①自我认识能力;②同理能力;③有效交流能力;④人际关系能力;⑤调节情绪的能力;⑥缓解压力的能力;⑦创造性思维能力;⑧批判性思维能力;⑨决策能力;⑩解决问题能力。

案　　例

西藏地区学校预防艾滋病教育模式

在联合国儿童基金会的资助下,教育部于 2007 年开始在西藏启动并实施学校预防艾滋病教育项目,覆盖拉萨、山南和林芝地区的 51 所项目学校,学生共计 69 475 人。

1. 项目实施策略

(1)各项目学校将预防艾滋病教育纳入课程,开课率 100%,使学生全面系统地了解艾滋病相关知识。

(2)通过校园内张贴宣传画、办板报、广播、开展讲座等多种形式,向广大师生宣传预防艾滋病健康知识,提高学生的自我防范意识。

(3)组建学校预防艾滋病机构网络,骨干教师、学生志愿者和同伴教育队伍,应用参与式方法,让师生亲自参与到保护健康活动中来。

2. 项目主要活动

(1)建立和完善学校预防艾滋病教育工作机制,为项目开展提供组织保障:西藏自治区党委、政府高度重视艾滋病防治工作,成立了自治区预防与控制艾滋病协调领导小组,制定了一系列政策措施,各有关部门紧密配合,社会各界广泛参与,形成政府主导、多部门合作的防治工作机制,为全面遏制艾滋病的蔓延奠定了坚实的基础。

(2)明确思路,精心设计工作方案与计划:结合本地学校实际,制定了拉萨、山南和林芝地区(市)项目工作方案与计划。

(3)培训师资和同伴教育者,打造项目学校开展艾滋病活动的中坚力量:教育部和儿基会组织专家进行了三期每期 6 天的培训,共培训管理人员和骨干教师 241 人,学生同伴教育者 130 余人。4600 名同伴教育者接受了学校二级同伴教育培训,每个教学班保证 3～5 名同伴教育志愿者。

(4)结合民族文化特点通过多种形式,深入广泛地开展学校预防艾滋病教育工作:每学期 6 课时内容的学校健康课的开课率达到 100%;通过充分利用预防艾滋病资料包、问卷调查、专题讲座、主题班会、知识竞赛、绘画比赛与书法比赛、漫画比赛、文体活动、校园广播、宣传栏、黑板报、同伴教育活动和"我对父母说…"活动等多种形式深入开展学校预防艾滋病教育活动。

(5)加强监督检查,稳步推进学校预防艾滋病教育工作:按照教育部/联合国儿童基金会 2009 年项目工作要求,西藏工作领导小组与当地教育部门对本项目学校工作开展情况进行了自查与督察,及时发现存在的问题,及时改正,确保学校预防艾滋病教育工作取得良好效果。

3. 项目成果

(1)打造了一支专业知识优良的学校预防艾滋病健康教育师资队伍:自 2007 年以来,在教育部/联合国儿童基金会的大力支持与指导帮助下,西藏地区教育厅积极创造条件,培训师资 400 多名。每所学校均有 2～3 名师资。

(2)丰富了学校预防艾滋病健康教育材料:2008～2009 年,先后开发印制了藏汉双语《青少年预防艾滋病基本知识》、《2008 年中国—联合国儿童基金会西藏学校预防艾滋病教育教案汇编》、藏文版的《学校预防艾滋病和禁毒教育手册》,以及《2008～2009 年学校预防艾滋病教育课件汇总光盘》、2009 年视频和光盘资料。

(3)培训有效地提高了学生的艾滋病相关知识水平,项目提高了学生预防艾滋病基本知识和技能水平。

思　考　题

1. 目前儿童青少年面临的健康问题,给青少年的健康与发展带来了怎样的挑战?

2. 运用生活技能教育理念和参与式教学方法,如何设计开展有效的健康教育教学活动?

3. 在创建健康促进学校中,儿童青少年健康教育与健康促进发挥怎样的作用?

(马迎华)

第四节　老年人健康教育与健康促进

培训要点:

1. 老年健康教育对象的特点。

2. 老年健康教育的主要内容。

3. 老年健康教育的主要策略和方法。

一、老年健康教育的特点和意义

世界卫生组织对老年群体年龄的划分标准为,60～74 岁为年轻的老年人,75～89 岁为老年人,90 岁以上为长寿老年人。

由于增龄和老化的原因,一般来说,老年人机体逐渐衰弱,生理功能减退,是慢性病的高发群体。同时,因为他们的体能和脑力的减退,自我保护能力也逐渐降低。健康教育工作应针对老年群体的特点开展细致而深入的知识传播、信念和技能教育和行为干预工作。随着我国老年人口,特别是高龄和失能老年人口的增加,老年健康与保健问题愈加突出。我国政府重视老年人的健康保健和卫生服务问题,近年来推动建立和完善老年医疗保障服务和政策体系,为 65 岁以上老年人提供免费体检,同时,在社区增加对老年人群的关注,组织老年人参加健康课堂,接受健康教育,以提高他们自身的健康素养,加强保健,维护健康。

通过开展老年健康教育,提高老年人群的健康素养,帮助老年人掌握卫生保健和常见病预防和治疗知识,可有效降低慢性病发生的危险性,做到定期体检,无病早防,有病早治,不仅能够改善老年人的生存和生活质量,而且能够减少医疗费用,降低家庭及社会负担。另一方面,老年人是在为社会作出贡献后步入暮年的群体,这个群体理应受到社会的尊重和关怀。做好老年健康教育工作是对老年群体关怀的一种体现,是社会文明的组成部分。

二、老年健康教育与健康促进的内容

老年人健康教育的重点是向老年人传授老年饮食与营养平衡知识、老年人的运动与安全保护知识、预防常见疾病的知识和日常保健知识;帮助老年人提高对健康体检的重视;指导老年群体改变相关不健康的行为;为老年人提供心理支持,帮助疏导和化解老年群体的相关心理问题;指导老年人顺利度过更年期等。

1. 老年人的饮食与营养平衡知识　老年人的消化功能逐渐减退,代谢水平降低,对营养的吸收也会逐渐减少,要针对老年特点开展膳食与营养健康教育,如如何制作有营养又易于消化的食物;食物品种的选择知识,一日三餐的合理搭配等。

2. 老年人的运动与安全保护知识　老年人需要适当运动,但是随着年纪增加,运动器官和功能都有衰退,需要指导老年人如何选择运动方式,如何掌握运动强度和运动时间。同时,要指导老年人在运动中和日常生活中如何注意安全,包括运动场所的安全、室内外经常活动场所的安全和交通安全等。

3. 预防常见疾病的知识和日常保健知识　老年人除了与青壮年人群一样需要学习一般疾病的防治知识外,还要学习了解一些老年人群易患的疾病的防治知识,如心脑血管疾病、糖尿病、高血压、高血脂、高胆固醇血症、骨质疏松症、腰腿关节疾病、便秘和睡眠障碍等。另外,阿尔茨海默病(老年性痴呆)和帕金森病也是老年人群所特有的疾病。这些疾病会严重影响老年人的健康和寿命,也会大大降低老年人的生活质量,需要大力开展有关内容的教育和传播活动。

4. 帮助老年人提高对健康体检的重视　对于老年人来说,定期健康体检十分重要,普通全面体检每年一次,有些特定的健康问题则应该根据医生意见,按期到医院进行检查。许多老年人在没有发现严重健康问题之前,往往不重视体检,影响了疾病的早诊早治,降低治疗效果。因此,帮助老年人认识健康体检的重要性,并改变其对健康体检的认知态度,积极采纳定期体检行为,是健康教育的重要内容。

5. 指导老年群体改变不健康的行为习惯和生活方式 除了以上提到的健康体检行为外,还需要指导老年人注意改变其他相关的不健康行为,如帮助老年人戒烟,指导老年人适量饮酒等。

6. 为老年人提供心理支持,帮助疏导和化解心理问题 随着年龄增大,老年人会自然出现社会角色的改变和社会地位的变化、老年夫妻的相处、丧偶、子女分居、对新生物的不熟悉等问题,处理不好就有可能会引发心理问题。健康教育工作者不仅需要关注老年人的生理问题,而且也要关注老年人的心理问题,注意通过社区和家庭对老年人的开展心理支持活动。

另外,需要考虑如何利用健康促进策略,动员相关政策和地方法规的出台,努力改变老年人的生存环境,提高老年人的生活质量和生命质量。例如,为创办老年之家提供支持和优惠条件;为创办敬老院、"阳光大院"和"托老所"等老年服务机构提供支持等。

另外,老年健康教育的内容还应包括,对直接为老年群体服务的人员开展培训,如对社区工作人员、社区卫生人员、老年人服务志愿者、敬老院和托老所等机构的服务人员进行培训和指导,使之更好地为老年人的健康服务。

三、老年人健康教育的策略与方法

(一)政策与资源动员

社会动员的重点是促进政府出台相关政策,给予老年人的更多的政策和资源倾斜。同时,应增强对社区卫生服务人员和志愿者的培训,调动社区人员参与老年健康教育服务的积极性。

(二)个别指导

通过社区卫生服务人员和健康教育人员针对社区老年人的身体特点、健康问题、文化水平、民族文化、风俗习惯等特点,面对面地指导其学习相关的健康知识,采纳健康行为。在个别指导中最重要的是具体分析老年人的特点,突出针对性。

(三)健康讲座

由社区卫生服务人员、健康教育专业人员、医疗人员给社区的老年居民做健康讲座,是简便易行的方式。老年人关注自己的健康问题,退休后往往有时间参加此类活动,社区卫生服务中心或乡镇卫生院的医务人员下到社区和农村,组织老年人举办健康讲座,会受到老年人的欢迎。需要注意的是,在组织讲座之前要适当做些调查,了解该社区中有哪些主要健康问题,尽量让讲座内容具有针对性。

(四)示范演示

老年人需要掌握相关的健康技能,如使用体温表测体温、使用血压计测量血压、使用血糖仪测血糖、使用尿糖试纸检测尿糖等,健康教育工作者和社区卫生服务人员需要在传授知识的同时演示和传授相关技能,并指导老年人实际操作。

(五)小组讨论

老年人喜欢结交同龄人,这正是健康教育人员组织老年人开展以健康问题为核心的小组讨论的有利条件。组织小组讨论,需要预先了解老年人中存在的主要健康问题,针对这些问题做好相关准备,并选择适当的时间和合适的地点,组织老年人一起,在主持人的引导下对某些健康问题开展讨论。通过讨论可以传播知识,影响行为。也可以通过讨论,进一步发现问题,为进行深入的干预活动提供信息。每次参加小组讨论的人员不宜过多,一般以 10 人左右为宜,持续的时间不宜过长,应尽量控制在一个小时以内。

思 考 题

1. 开展老年健康教育与健康促进工作有哪些特点和意义?

2. 老年健康教育与健康促进工作的内容有哪些?

3. 针对老年人的健康教育工作常采用哪些方法?

(王志会)

第五节　流动人口健康教育与健康促进

培训要点:

1. 流动人口健康教育与健康促进的意义。

2. 流动人口健康教育与健康促进的策略与方法。

一、流动人口的特点

"流动人口"指人们在没有改变原居住地户口的情况下,到户口所在地以外的地方从事务工、经商、社会服务等各种经济活动的群体,主要是指从农村到城市务工的群体。国家统计局公布的数据显示,2013 年年末,全国流动人口达 2.45 亿,超过总人口的 1/6。流动人口群体一般为青壮年,同时也有很多学龄儿童跟随父母一起生活,并在流入地上学读书。

一般来说,流动人口在社会群体中处于弱势,因为他们的社会地位较低、收入较低、劳动强度比较大、居住环境和劳动环境也都比较差。此外,流动人口不太可能全面享受基本公共卫生服务,在合作医疗报销方面也不可能像当地居民那样方便。而由于流动人口接收信息渠道的局限性,使其在接收健康信息方面也相对受限,处于信息覆盖的薄弱位置。这些都是流动人口这个群体的特殊情况。

二、流动人口健康教育与健康促进的内容

流动人口健康教育是依据既定的法律、法规和技术规范,针对流动人口,通过传播保健知识和技术,有目的和系统的健康教育活动和行为干预,帮助其获得必要和正确的保健知识,增强健康意识,促使其自觉地采纳有益于健康的行为和生活方式,自愿地改变不健康的行为,适应流动人口的工作、生活环境,有能力消除或减轻影响流动人口健康的危险因素,预防疾病,促进身心健康,提高生活质量。

流动人口健康教育的内容包括:

1. 帮助流动人口树立科学的健康观,提高卫生服务利用能力　获取经济收益是流动人口的关注重点,应帮助其在工作的同时重视自身健康,树立良好的健康观念。另外,我国政府提供的基本公共服务以居住地而不是以户口所在地为依据,流动人口在务工地区可以享受到与当地人相同的基本公共服务。帮助流动人口了解国家和地方对流动人口的卫生政策,指导、说服流动人口主动接受和寻求卫生服务,有效利用卫生服务资源,也是健康教育的重要内容之一。

2. 促进健康行为形成,提高自我保健能力 通过健康教育可以促进流动人口形成健康行为,消除不健康行为,可大大降低影响流动人口健康的危险因素发生,并降低危险因素对流动人口的健康的危害。

3. 增强流动人口的社会适应能力和心理调适能力 流动人口工作环境差,工作压力大,缺乏稳定的生活条件,人际关系和社会适应都会遇到很大的挑战。对流动人口实施有针对性的健康教育和健康促进,可以为他们建立社会关爱氛围,提高他们适应社会的能力以及心理调适能力,有利于他们在陌生的环境中,幸福、愉快工作和生活,为社会作出更多的贡献,也维护了整个社区的稳定。

4. 落实基本公共卫生服务均等化 我国政府为全体居民提供包括健康教育在内的基本公共卫生服务。

三、流动人口的主要健康问题

流动人口的健康状况总体上比较好,这主要与这一群体特殊的年龄结构和工作要求有关,但他们受到的健康威胁比一般人群更为严重。流动人口的健康问题主要表现在传染病、妇幼健康、心理健康、工伤事故和有毒有害作业因素等方面。

(一)传染病

1. 性传播疾病和艾滋病 由于流动人口中男性居多,且以青壮年为主,未婚或夫妻分居等现象普遍,容易造成高危性行为,增加了性传播疾病和艾滋病的患病风险。同时,娱乐服务行业的青年女性流动人口也是感染性传播疾病和艾滋病的高危人群。

2. 结核病 流动人口结核病患病率较高,聚居性生活和工作增加了结核病传播和暴发流行的风险。

3. 病毒性肝炎 我国是肝炎大国,流动人口大多缺乏防病意识,感染和传播病毒性肝炎的危险性较大。

(二)儿童保健和免疫规划

流动人口子女的免疫规划、儿童保健工作一度相对滞后,存在疫苗可预防传染病发病和传播的风险。

(三)妇女保健

流动人口的孕产妇在孕期建卡、产前检查、孕期系统管理及产后访视等方面,与常住人口相比明显偏低。

(四)心理健康和精神卫生方面

流动人口的心理健康问题需要引起关注,2010 年震惊全国的"富士康事件"就是一个极端的案例。

(五)卫生服务利用

1. 流动人口对公共卫生服务的利用总体不足 流动人口对公共卫生服务政策的知晓度低,缺乏认知,缺少利用服务的主动性。虽然我国为流动人口提供了一些基本的公共卫生服务,相当一部分是免费或者减免费用的服务,但是他们对这类政策的知晓度不高。如国家对肺结核、艾滋病等提供了一些政府减免治疗的政策,但 2010 年在上海、四川、湖北等省市开展的调查发现,接受访谈的流动人口对这些政策普遍不知情,客观上影响了公共卫生服务的充分利用。

2. 流动人口对不同类型公共卫生服务的利用差异较大 2010 年对上海的流动人口公

共卫生服务专题调查,不同类型公共卫生服务呈现出"四高四低"现象:儿童免疫规划利用率高,系统保健服务利用率低;孕产妇平价分娩利用率高,产前定期访视利用率低;传染病防治服务利用率高,精神卫生服务利用率低;健康宣教利用率高,健康档案建档利用率低。

四、主要策略与方法

(一)宣传和实施卫生政策

2013年6月,国务院办公厅发布《国务院办公厅关于成立国务院农民工工作领导小组的通知》(国办发〔2013〕60号),2014年9月30日发布《国务院关于进一步做好为农民工服务工作的意见》(国发〔2014〕40号),提出加强农民工医疗卫生和计划生育服务工作,加强农民工聚居地的疾病监测、疫情处置和突发公共卫生事件应对,强化农民工健康教育、妇幼健康和精神卫生工作;加强农民工艾滋病、结核病、血吸虫病等重大疾病防治工作,落实"四免一关怀"等相关政策;完善社区卫生计生服务网络,将农民工纳入服务范围;鼓励有条件的地方将符合条件的农民工及其随迁家属纳入当地医疗救助范围。

2010年卫生部发布《卫生部办公厅关于开展农民工健康关爱工程项目试点工作的通知》,内容为:开展农民工健康教育、建立农民工健康档案、开展农民工结核病防治及其子女免疫规划工作、开展农民工艾滋病、梅毒、乙肝母婴阻断项目、开展农民工职业病防治关爱工程。在经费提供方面,每年的中央财政布置地方公共卫生专项资金中均有一部分用于流动人口的公共卫生工作。

2013年11月28日,国家卫生计生委办公厅印发《流动人口卫生和计划生育基本公共服务均等化试点工作方案》,要求建立健全流动人口健康档案,开展流动人口健康教育工作。

(二)促进公共单位履行健康责任

用工单位应当承担对流动人口进行公共卫生、计划生育等方面的宣传教育,协助政府和社区进行管理和服务的责任,形成政府、社区、用工单位责任明确、协调配合的管理和服务机制。同时要强化社区行动,促进流动人口和当地居民的融合,形成归属感。要在流动人口工作、生活的环境或场所(如社会、学校、工作场所)层面做好三个努力:①努力形成有益健康的自然环境;②努力完善社会环境;③努力解决经济障碍。

(三)建立有效的工作网络

要依托社区、医院、学校、工作场所、交通工具等各种组织网络,多层面地开展流动人口健康教育工作。传播方式以大众传媒宣传、小媒体宣传和同伴教育为主,强调双向沟通。

案　例

利用手机短信提高流动孕产妇对妇幼保健服务利用的研究

据统计,在2010年,平湖市流动人口为30.3万,其中育龄妇女14.25万人,占全市育龄妇女的51.93%;2010年全市接生单位共接待4868名产妇分娩,其中流动人口产妇为2035人,占41.80%。自2012年10月开始,平湖市妇幼保健所与浙江移动公司平湖分公司合作,在中国疾病预防控制中心妇幼保健中心和联合国儿童基金会的指导下,开展了利用手机短信提高流动人口对妇幼保健服务利用情况的研究。

1. 目的

评价应用手机短信开展健康教育的干预效果,探索应用手机短信提高目标人群妇幼保健服务利用的模式。

2. 方法

主要利用手机短信息的方法,向流动人口孕妇顶起发送孕产妇保健知识。

3. 效果

(1)提高流动孕产妇妇幼保健知识知晓率。干预组流动孕产妇妇幼保健知识知晓率由基线调查时的 36.36% 提高至终末调查时的 81.82%。

(2)调查对象对分娩选择的意愿。流动孕妇在分娩方式意向上选择自然分娩的比例均在 90% 以上。

(3)调查对象妇幼保健服务利用情况。对妇幼保健服务利用率,干预组孕产妇的孕早期产检率和及时产检率高于对照组,喂初乳的比例在 73% 以上。

(4)满意度。目标人群对手机短信内容、发送方式均表示满意。

4. 存在问题

手机短信实现了单向发送功能,缺乏双向的交流模式。

思 考 题

1. 流动人口与其他人群健康教育的区别何在?

2. 如何在流动人口中有效开展健康教育与健康促进工作?

参考文献

1. 黄敬亨.健康教育学.上海:复旦大学出版社,2003.

2. 田本淳.健康教育与健康促进实用方法.北京:北京大学医学出版社,2014.

3. 顾宝昌.生殖健康与计划生育国际观点与动向.北京:中国人口出版社,1996.

4. 杜蔚云,吕阳等.健康教育对甘肃省甘南州藏区育龄妇女生殖健康相关行为的影响.中国健康教育,2009,25(4):274-277.

5. 吴尚纯,刘庆.流产后避孕健康教育与咨询.实用妇产科杂志,2012,28(4):249-251.

6. 陈思蓉.妇幼保健教育学.北京:科学出版社,1998.

7. 金曦.妇幼保健健康教育基本信息释义.北京:中国协和医科大学出版社,2013.

8. 北京大学医学部,卫生部,UNICEF.基层健康教育使用手册.2012年.

9. 中国健康教育中心.乡村健康教育人员工作手册.北京:中国人口出版社,2014.

10. 田本淳.基层妇幼保健健康教育培训教材.北京:北京医科大学出版社,2001.

11. 黄醒华,王临虹.实用妇女保健学.北京:中国协和医科大学出版社,2006.

12. 刘湘云等.儿童保健学(第四版).南京:江苏科学技术出版社,2011.

13. 吴争鸣等.国家基本公共卫生服务培训指导.北京:中国科学技术出版社,2010.

14. 中华人民共和国教育部.中小学健康教育指导纲要,2008年印发.

15. 王培玉.健康管理学.北京:北京大学医学出版社,2012.

16. 教育部关于2010年全国学生体质与健康调研结果公告,教体艺[2011]4号.

17. 教育部.中小学健康教育指导纲要.北京:人民教育出版社,2008.

18. 宋尽贤,廖文科.中国学校体育30年.北京:高等教育出版社,2010.

19. 季成叶.现代儿童少年卫生学(第2版).北京:人民卫生出版社,2010.

20. 马迎华,张冰,王凤清,等.学校健康教育最佳实践探索——西藏地区学校预防艾滋病教育模式.中华预防医学会儿少卫生分会第九届学术交流会、中国教育学会体育与卫生分会第一届学校卫生学术交流会、中国健康促进与教育协会学校分会第三届学术交流会论文集,2011-12-01.

21. 马迎华.青春期预防艾滋病教育与青少年生活技能教育.中国青年政治学院学报·青少年研究,2007(6):

11-15.

22. 国家卫生和计划生育委员会流动人口司.中国流动人口发展报告(2014).北京:中国人口出版社,2014.

23. 崔斌,周红.各国流动人口主要卫生服务利用障碍及改善基本卫生服务可及性的措施.中国药物经济学, 2009,6:47-56.

24. 李鲁.社会医学(第三版).北京:人民卫生出版社,2009.

25. 蒋收获,戴佳慧,陈刚.加强管理,改善流动人口卫生保健服务利用.医学与哲学(人文社会医学版), 2007,28(9):64-66.

26. 陈刚,吕军,刘英涛,等.流动儿童卫生保健服务利用状况分析.中国全科医学,2006,9(8):643-645.

（顾沈兵　王　剑）

第十二章

疾病与危险因素防制的健康教育与健康促进

培训要点:

1. 慢性病及其危险因素的特点,慢性病健康教育主要内容。

2. 传染病的特点,传染病防控的健康教育与健康促进策略、方法。

3. 应对突发公共卫生事件健康教育的原则、策略、方法。

4. 不同时期、不同场所心理健康教育的任务、内容和形式。

5. 控烟健康教育内容、综合控烟策略与重点人群控烟健康教育方法。

第一节　慢性病健康教育与健康促进

一、慢性病的概念及特点

(一) 慢性病的概念

慢性病的全称为慢性非传染性疾病,一旦患病,不能自愈,也很难治愈。国际疾病系统分类(ICD-10)中将主要的慢性病划分为:①精神和行为障碍;②呼吸系统疾病;③循环系统疾病;④消化系统疾病;⑤内分泌、营养代谢疾病;⑥肌肉骨骼系统和结缔组织疾病;⑦恶性肿瘤。目前对全球和我国居民健康有重大影响的四类主要慢性病包括心血管疾病(如心脏病和卒中)、癌症、慢性呼吸系统疾病(如慢性阻塞性肺病和哮喘)和糖尿病。

(二) 慢性病的特点

1. 发病隐匿,潜伏期长,一般来说进展缓慢,不能自愈,也很难通过治疗而痊愈。

2. 病因复杂,目前认为受一系列的社会和环境决定因素,以及行为危险因素、生物危险因素(如乙肝病毒感染增加肝癌的患病风险)及遗传因素的影响而发病。

3. 个人生活方式对发病有重要影响。

4. 是常见病、多发病,近几十年来在全世界广泛流行,患者数增长速度快。

5. 多种因素共同致病,一因多果,一果多因。例如,吸烟可同时引起心血管疾病、癌症和慢性呼吸系统疾病,是典型的一因多果。膳食不平衡、身体活动不足、过量饮酒、肥胖、血压升高、高血糖和血脂异常是冠心病、脑卒中等心脑血管疾病、糖尿病以及大肠癌、乳腺癌等某些癌症的共同危险因素,是典型的一果多因。2009 年,WHO 报告:酒精消费、高血压、高体质指数、高胆固醇、高血糖、烟草使用、水果蔬菜摄入量低和缺乏身体活动,导致了 61% 的心血管疾病死亡。

6.多种危险因素相互关联。对于缺血性心脏病,目前已知的危险因素至少有八种,其中2型糖尿病、高胆固醇血症、高血压、身体活动不足、吸烟等是缺血性心脏病独立的危险因素;脂肪摄入过多、身体活动不足、超重和饮酒又是胆固醇升高的危险因素,上述四个因素可以引起胆固醇血症,继而导致缺血性心脏病的发生;超重可引起2型糖尿病从而增加缺血性心脏病的发生危险等。可见,危险因素可通过不同途径相互关联,共同导致慢性病。

二、健康教育和健康促进在慢性病防控中的地位和作用

健康教育帮助人们改变不健康的行为习惯和生活方式,采纳健康的生活方式,是预防慢性病最基本的措施。同时,慢性病的发生和流行又是一个社会性问题,预防和控制慢性病,没有政府的支持和全社会的广泛参与是不可能取得最终效果的,因此,防控慢性病又需要健康促进。

对于一般人群和高危人群开展健康教育与健康促进,是有效的一级预防措施,目的是减少慢性病危险因素在人群中的流行。针对高危人群开展健康教育与健康促进,重点是干预不健康的生活方式和危险因素,同时提倡筛查,做到早发现和早治疗,属于二级预防;对于慢性病患者开展健康教育,目的是加强病情监测,促进合理治疗和科学用药,提高管理率,预防并发症,促进康复,属于三级预防。可见,健康教育健与健康促进贯穿于慢性病预防、治疗和康复的各个环节。

三、慢性病防控健康教育的内容与方法

以目前对我国居民健康有重大影响的主要慢性病、相关行为危险因素和生物危险因素为重点,并根据各地慢性病和危险因素的流行特点安排健康教育内容,采用积极有效的方法。慢性病健康教育的重点内容和方法包括:

1.控制与降低危险因素的流行

(1)减少烟草流行,控制烟草危害。对于青少年,重点是预防吸第一支烟。家庭、学校创建无烟环境,禁止成年人在青少年面前吸烟,禁止校内及校园周边烟草销售,传播烟草危害知识,举办预防吸烟的活动等都是有效的健康教育方法。对于吸烟者,重点是开展吸烟行为干预,帮助其戒烟,如提供戒烟干预服务,传授"五日戒烟法"等。

(2)倡导合理膳食:主要是宣传倡导《中国居民膳食指南》、《中国居民平衡膳食宝塔》(适用于6岁及以上人群)、《婴儿膳食指南》(适用于出生至一周岁)、《学龄儿童膳食指南》(6～12岁)和《儿童青少年零食消费指南》(适用于3～17岁)等国家指南或权威发布的内容。可通过学校课程教育系统讲授合理膳食的知识和技能;通过大众媒体进行营养知识传播,面向公众广泛普及科学合理的膳食理念和技能;针对孕产妇、少年儿童的父母、老年人、慢性病患者等特殊人群,可通过营养知识讲座、面对面咨询等,提供科学合理膳食习惯的知识与技能。

(3)增加身体活动:提倡经常性中等强度身体活动,每周5～7天,每天30分钟以上,或每周150分钟以上。可通过大众媒体宣传普及科学合理运动的知识和技能,在学校开设运动与健康的课程,邀请名人进行全民倡导等方式开展健康教育。对于慢性病患者和老年人,重点是为他们提供个体化的、适宜的运动技能,可开具运动处方,开展个别指导等。

(4)限制饮酒:不饮酒或少量饮酒。男性饮酒每天纯酒精摄入量应不超过40g,女性应不超过20g。可通过大众媒体传播过量饮酒的危害知识,对准备怀孕的父母、孕产妇和慢性病

患者等特殊人群,提供个体化和针对性的饮酒危害知识,对于酒精依赖患者,重点是提供戒酒干预。

(5)帮助人们保持心理平衡:重点是帮助人们以积极、平和的心态面对生活和工作压力,学习保持心理平衡的知识和技能。可通过学校教育开展心理卫生课程,通过大众媒体倡导心理健康的理念,开展心理健康知识讲座,开展有针对性的心理健康咨询。对于焦虑症、抑郁症等神经症患者,重点是提供积极的治疗指导。

2. 促进慢性病的筛查、早期规范治疗和科学管理　对于高危人群,重点是促使其主动参与筛查,做到早发现。对于慢性病患者,健康教育的主要任务是促使其及早治疗,积极主动配合医生规范治疗和管理。患者健康教育的目的是让患者了解所患的疾病、及早治疗的必要性及其对未来健康的影响,以及生活方式调整一体化综合治疗方案和治疗目标,了解与掌握自我管理的方法等。

3. 不同年龄段人群的健康教育

(1)在孕前及孕期,倡导合理膳食和适量运动,并通过孕期保健,预防和控制孕期体重过重、糖尿病、高血压的发生,以及营养不良或失衡对新生儿及其一生健康的不良影响。

(2)在婴儿期(从出生到2岁),提倡母乳喂养和辅食的正确添加。同时,要教会父母及看护者正确的喂养和育儿知识,养成健康的行为习惯。

(3)学龄前(3~5岁)和学龄儿童(6~12岁),以其常见病、多发病防控和健康生活方式养成为重点内容。重点是对家长和学校老师普及科学健康的生活方式知识与技能。

(4)青少年时期,通过开设健康教育课及组织相关活动,培养与巩固青少年良好的生活方式,拒绝吸烟、酗酒等不良生活方式的诱惑。

(5)对于成年人和老年人,根据其主要慢性病及危险因素,以及不同职业人群与流动人口的疾病特点开展针对性的行为干预。

四、慢性病防控中的健康促进

慢性病的健康促进是提高人们预防、管理和控制慢性病,保护和促进健康的能力的过程,也是通过倡导、赋权和协调等策略的实施,调动全社会的积极性,改革或出台慢性病防控政策,创建慢性病预防和控制的支持性环境,为人们提供健康技能,全社会各部门共同参与的过程。

1. 出台或改革有益于慢性病防控的政策　在国家和政府层面,应以立法、国家规划的形式,颁布实施减少或控制危险因素危害的法律法规,如,减少烟草流行和危害的法规、全民健身条例、环境保护法、慢性病防治规划等。在机构层面,应倡导建立健康场所,如,健康城市、健康促进学校、健康村镇等。

2. 创造支持性环境　在物质环境方面,应为公众提供必要的生活、娱乐、休闲和健身条件,增加或开放体育场馆,加强环境绿化美化,控制环境污染,加强食品安全和饮用水保护。在社会环境方面,重点是营造人人崇尚健康生活方式、实践健康行为的舆论和人文环境,培育健康文化。

3. 强化社区行动　目的是调动生活社区和功能社区所有成员的积极性,作出有益于慢性病预防控制的决定,调动自身资源,发挥各自优势,共同努力,为慢性病防控形成协调一致的合作伙伴。

4. 发展个人技能　向人们传授有益于慢性病通过防控的技能,包括健康的决策技能,对同伴压力的拒绝技巧,心理调适技能,膳食营养技能,个人生活方式的管理技能等。

5. 调整卫生服务方向 重点是建立以促进健康而不是以治疗为导向的卫生服务系统,不仅仅为患者提供慢性病的治疗服务,更重要的是为社区居民和大众提供慢性病的预防服务,如,控制吸烟等危险因素的咨询服务、慢性病的筛查服务、心理健康咨询服务等。

健康促进的范围可大可小,可以是国家健康促进行动,也可以是健康促进场所的创建,可以针对多个健康问题采取综合干预,也可以针对某一个健康问题(如吸烟)开展干预;策略和方法可涉及政治、经济、法律、环境和社会,也可只是在工作单位中出台有关规定,如工间操制度、健身器材或健身房的设置、组织职工运动会等。

案 例

全民健康生活方式行动

"全民健康生活方式行动"是 2007 年由原卫生部疾控局、全国爱国卫生委员会办公室、中国疾控中心共同发起,由原卫生部部长任领导小组组长的全国性健康促进活动。行动以"和谐我生活,健康中国人"为主题,以"我行动,我健康,我快乐"为行动口号,以政策发展、创建支持性环境、促进社区行动和提高大众健康生活方式相关知识和行为为核心开展活动。到 2013 年 6 月底,全国有 2024 个县/区开展了该行动,促进了健康生活方式在全国的普及。该行动的目标、策略和成效介绍如下:

1. 工作目标

(1)全国有 50% 的省、自治区、直辖市组织开展第一阶段"健康一二一"示范行动,并提供可供当地借鉴的示范活动经验。

(2)制订评价标准,组织开展示范行动,示范单位、示范社区、示范食堂/餐厅及示范超市,组织评估。

(3)加强媒体宣传行动。充分利用各地主流媒体,采用多种形式,开展健康生活方式传播活动。

(4)提高居民对合理膳食和身体活动知识的知晓率,采用合理膳食指导工具及主动参加锻炼的人数比例明显提高。

2. 策略措施

(1)政府倡导和推动。出台政策、策略及措施;发挥领导示范作用;开展示范创建活动。

(2)努力营造舆论环境。利用主流媒体,形成氛围。

(3)广泛动员社会力量。加强合作,规范合作,激励参与,形成合力。

(4)普及相关知识。针对不同人群,采取各种方式。

(5)促进全民行动。方案和工具支持、环境支持和技术服务。

(6)加强能力建设。

3. 行动成果

(1)政策支持

1)建立全民健康生活方式日:每年的 9 月 1 日。

2)从 2008 年起,行动被纳入中央补助地方项目,由中央财政直接拨付经费到各省,支持各地开展行动。

3)从 2011 年起,行动被列入医改重大专项。经费逐年增加。

4)2011 年行动被纳入《慢性病综合防控示范区建设考核标准》。

5)2012 年《中国慢性病防治工作规划(2012—2015 年)》将开展全民健康生活方式行动作为慢性病防控关口前移的重要措施。

6)2012 年行动被纳入《疾病预防控制工作绩效评估标准(2012 年)》。

(2)技术支持

1)制定相关技术资料:包括《跟我学——吃动两平衡》、健康生活方式核心信息、膳食技术指导方案、身体活动技术方案、"快乐 10 分钟"活动技术方案等。

2)工具研发:体重指数(BMI)计算尺、腰围测量尺、控油壶、限盐勺和定量盐勺等。

(3)建设健康支持性环境

各地切合实际,创建了丰富多彩的支持性环境,包括:

1)健康步道、主题公园、健康知识一条街、健康加油站、健康小屋。

2)示范创建:示范餐厅、示范食堂、示范单位、示范社区等。

3)健康城市创建,包括健康上海、健康重庆、健康山东、健康湖北、健康宁夏、健康广州、健康唐山等。

(4)强化社区行动

国家级慢性病综合防控示范区创建,目前以县/区行政区划为单位的示范区已创建 140 个,示范区内,形成了政策主导,卫生、教育、体育、广电等多部门参与协作的工作网络,在社区层面,以社区医院为中心,动员了一批家庭健康保健员与社区街道办事处协作开展社区层面的健康生活方式促进活动。

(5)发展个人技能

1)培养健康生活方式指导员。要求每个县(区)培养至少 150 名健康生活方式指导员,配发指导工具,在周围人群中开展健康生活方式宣传教育,截至 2013 年 6 月 30 日,全国培养健康生活方式指导员近 4 万人。

2)充分利用各类媒体,深入开展宣传。目前各地电视台设立了健康教育频道或栏目,传播健康知识。

(6)行动领域发展

行动之初,内容主要集中在膳食和增加身体活动两方面。随着行动的深入发展,行动领域逐渐拓宽为合理膳食、增加运动、控烟、限酒等四大危险因素;从针对慢性病发展拓宽至传染病、伤害、抑郁,以及日常卫生、口腔卫生、合理用药等领域。

目前,行动仍在进行之中,并将在促进健康意识提高和建立良好生活方式,改善居民健康方面发挥良好作用。

【点评】

全民健康生活方式行动是典型的健康促进项目,项目策略包括了《渥太华宪章》中健康促进五项策略的各个方面。在制定健康的公共政策方面,如将行动列入医改重大专项,经费逐年增加;各地健康城市的创建得到本地的行政支持。在创造支持性环境方面,有示范社区、示范单位等局部环境支持,也有主题公园、健康步道乃至健康城市等大环境的支持。在强化社区行动方面,有慢性病社区综合防控示范区创建,也有学校开展的"快乐 10 分钟"活动等多种活动。在发展个人技能方面,有培养健康生活方式指导员和多种媒体的健康教育活动等,内容全面,丰富多彩,可大可小,各地可切合实际开展。

(王文娟)

第二节　传染病健康教育与健康促进

一、概述

传染病是由细菌、病毒或寄生虫等病原体引起的、能在人与人、动物与动物或人与动物之间相互传播的一类疾病。传染病有明确的病原体，有传染性，并在一定条件下可造成流行。传染病的流行需要三个基本条件，或称为三个环节，即传染源、传播途径和易感人群，缺乏任何一个环节，都无法造成传染病的流行。针对传染病流行的三个环节，预防控制传染病主要包括管理传染源、切断传播途径和保护易感人群三个方面的措施。因此，在传染病预防控制的健康教育与健康促进工作中，要针对这三个环节，根据不同传染病的特点，有针对性地开展健康教育与健康促进活动。

作为健康教育工作者，必须了解传染病的发生、发展状况，掌握和理解传染病预防控制的基本知识，围绕传染病传播的传染源、传播途径、易感人群这三个环节开展有针对性的健康教育活动，以有效地预防传染病的发生。

传染病控制须坚持预防为主的原则，开展经常性的健康教育是传染病预防的一项基本措施，在经常性健康教育工作开展好的地方，即使是发生了传染病疫情，也会因为当地群众普遍有防病的知识和意识，主动接受或配合政府相关部门采取的各项疾病控制措施，从而使疫情能够在短时间内得到有效控制。

世界各国都十分重视传染病控制的健康教育工作。我国在艾滋病防治领域已经建成了政府主导、多部门合作的艾滋病控制法律和法规、国家的"四免一关怀"政策、全社会共同参与的预防控制机制，形成了有利于艾滋病防治的社会环境。我国在结核病防治健康教育方面，建立了明确的健康促进策略，设立并不断完善健康促进材料资源库。在流感防控方面，充分发挥各类媒体，广泛开展健康传播活动，积累了丰富的经验。

为更好的应对传染病，特别是新发传染病的发生，全球已建立了以世界卫生组织为中心的覆盖全球的预警和应对系统，对于新发传染病的应急预案和处置逐步规范化和常态化，健康教育预防控制传染病的基本措施之一。

二、目标和任务

（一）主要目标

传染病防控健康教育的最终目标是预防和减少传染病的发生和流行，在健康教育的实际工作中，主要目标包括：

1. 普及传染病预防控制的基本知识；

2. 掌握传染病预防方法，引导人们采取正确的预防措施；

3. 养成良好个人卫生习惯；

4. 突发传染病疫情时，提高自我防范意识和自我保护能力；

5. 消除公众恐慌心理，关怀和不歧视传染患者。

（二）主要任务

1. 提高全社会的参与意识　传染病的预防控制不是单靠卫生部门能够实现的，需要全社会的参与。如我国在2011年控制新疆输入性脊髓灰质炎野毒株疫情工作中，健康教育发挥了不可替代的作用。深入细致的健康教育工作,提高了群众的自我防护意识,在疫苗的强化接种中,促进了群众的密切配合。

2. 提高人们的卫生防病知识,改变人们的不良行为　健康教育帮助人们掌握基本卫生防病知识,改变不良卫生行为和习惯,减少传染病的发生和流行。

3. 消除恐慌,维护社会秩序　突生传染病疫情防控过程中,良好的健康教育工作可以减少甚至避免社会动荡的出现。在疫情刚出现时,健康教育能及时地让公众了解相关信息,起到预警作用,提高人们的防范意识;在疫情发生过程中,健康教育可以使公众对于疫情的发生和发展有进一步的认识,了解正确信息及预防和自我保护的知识,有利于政府和相关部门建立起群防群治的社会机制;在疫情结束或接近尾声时,健康教育可以帮助受到冲击和影响的人群从疾病、伤害或其他特殊状态下尽快恢复过来,重新回到正常的社会生活中。

三、健康教育与健康促进活动的组织实施

(一)原则

1. 政府主导,多部门合作　在日常的传染病健康教育活动中,需要争取当地政府对传染病预防健康教育工作的重视,发挥宣传、教育等部门的作用,动员多部门共同参与和协作。在突发传染病疫情的控制中,要成立专门的宣传组,专职负责健康教育和新闻宣传工作。

2. 需求为导向,确定传染病健康教育需求及传播策略　开展传染病防控的健康教育工作,首先要进行需求调查,包括公众或目标人群对重大传染病预防知识的需求、行为改变障碍、当地的社会、文化特点及可利用的资源等。需求评估的目的是为制定针对性强的健康教育内容,采用适宜的形式和方法,确定有效的策略提供科学依据。

3. 区分不同人群　为提高健康教育效果,应明确区分健康教育活动针对的不同目标人群,如,针对流感防控的健康教育,主要目标人群是儿童、老年人等,艾滋病防控健康教育的重点人群则是青少年、吸毒、卖淫和嫖娼者。

4. 确定健康教育的核心信息　核心信息在传染病健康教育活动中发挥着至关重要的作用,如果没有明确的核心信息,就无法实现预定的健康教育目标。传染病核心信息可以从国家卫生计生委网站或中国疾病预防控制中心网站获得,但在当地使用时,一定要结合当地目标人群的特点及主要危险因素、高危行为进行改编或本土化开发,最好在使用前经过目标人群预试验测试,以确保其起到预期的教育效果。

5. 明确不同季节的宣传重点　部分传染病有很强的季节性,应针对不同季节易发的传染病,开展有针对性的健康教育。如在冬春季节,要以流感等呼吸道传染病的健康教育为主,而在夏秋季则以肠道传染病健康教育为主,如细菌性腹泻等。

6. 有计划、有步骤地开展针对性的健康教育　根据大众需求与疫情发展随时调整健康教育内容,在开展重大传染病防治健康教育工作时,应该有明确的工作方案,以普及传染病防治知识为基础,在疫情发生发展的不同阶段,及时调整宣传教育策略,制定有针对性的宣传教育计划。

7. 加强效果评估　各级健康教育机构要充分发挥专业技术优势,养成科学评估的意识,及时掌握和了解健康教育活动的效果,及时发现问题,及时进行调整。

(二)重点内容

传染病预防控制的健康教育活动主要内容,要根据与不同传染病预防控制主要环节中大众需要遵从的行为准则来确定,同时也包括其中需要懂得和掌握的关键知识。

1. 针对传染源的管理

(1)患者:通过健康教育活动,应帮助公众做到早发现、早诊断、早报告、早隔离、早治疗。患者一旦诊断为传染病或疑似传染病,就应按传染病防治法规定实行分级管理。

(2)病原携带者:重点是促使病原携带者树立健康道德,定期检查,做好职业选择,如,乙肝病毒携带者不适宜从事托幼、餐饮娱乐服务行业。

(3)密切接触者:对于与传染源有过接触并有受感染可能者进行健康教育的重点是促使其密切配合防疫部门的措施,接受医学观察或检疫。

2. 切断传播途径的健康教育　健康教育的重点是帮助人们养成良好的卫生习惯,采取有效措施,阻断传播途径的实现。

(1)肠道传染病通过粪便等污染环境,因此应加强有关被污染物品和环境消毒以及饮食卫生方面的教育。

(2)呼吸道传染病防控健康教育的重点是促使人们养成不随地吐痰、咳嗽打喷嚏时有效遮掩口鼻、及时开窗通风、必要时佩戴口罩、勤洗手、健身运动等良好的行为习惯。

(3)对于接触传播的传染病,做好个人防护、加强个人卫生,做到勤洗手等是重点的教育内容。

(4)血液与性传播疾病主要通过输血与性行为传播,大力推荐使用安全套、杜绝吸毒和共用注射器等是宣传教育的重点。

(5)经昆虫媒介传播的疾病,除做好个人防护外,杀虫是防止虫媒传染病传播的有效措施。

(6)对于母婴垂直传播的疾病,重点是说服目标人群做好产前检查和采取必要的预防阻断措施。

3. 保护易感人群的健康教育

(1)基础预防:对于普通公众来说,预防传染病的最重要的是掌握传染病防治常识,养成良好的卫生习惯,平衡的营养、足够的休息和睡眠,以及适量的运动等。

(2)免疫接种:免疫接种的健康教育重点是普及免疫接种知识,树立免疫接种意识,开展免疫接种的社会倡导等。

(3)药物预防:在需要服用预防性药物达到预防目的的传染病,健康教育的重点是药物的正确服用、预防性服药的目的和意义以及注意事项等。

(4)个人防护:健康教育的重点人群包括医务人员、生物实验室工作人员以及传染病患者家属等。对于前两种人群健康教育的重点是促使他们严格遵守操作规程,必要时配置和使用个人防护用品。有可能暴露于传染病生物传播媒介的个人需穿戴防护用品如口罩、手套、护腿、鞋套等。疟疾流行区可使用个人防护蚊帐。性生活应使用安全套等。

(三) 主要方法

1. 动员关键人物,促进全社会参与　当地政府领导、相关部门负责人、居委会主任和宗教领袖等是传染病健康教育的关键人物,争取他们的关心和支持,会取得事半功倍的效果。广大群众对传染病预防控制的理解、支持和参与非常重要,要促进社区、医院、学校、机关单位、街道或乡村居民关心并参与传染病防控的健康工作。

2. 以大众传播为主,人际传播为辅开展大众健康教育　一方面是要广泛动员媒体,开展大众传染病防治知识立体式传播,另一方面要对特定目标人群进行健康观念的引导和个人行为干预,包括个人访谈、小组访谈、健康知识讲座与宣讲、健康咨询等面对面的人际沟通。大众传播和人际传播有机结合往往可以起到更好的教育效果。

3. 针对儿童青少年人群　儿童青少年是传染病高易发人群,要针对儿童青少年的特点,采用为他们所喜闻乐见的形式开展传染病预防的健康教育工作。如,编儿歌、顺口溜(儿歌)、配乐广播快板书、数来宝(好来宝)等。漫画和图片是深受儿童、家长和老百姓喜爱的传播形式。

(1)充分利用学校的现有网络、墙报、广播、讲座等多种形式开展健康教育,普及传染病防治知识。

(2)学校老师在日常教学活动中,可将传染病预防知识整合、渗透到相关学科中,采用课堂内教学及课外活动多种形式,开展学生健康教育,如,可以结合体育课、科学课、思想道德课、生物课、卫生课等课程开展教学;也可以结合地方课时及学校自定课程安排到生活技能课、社会实践课、专题教育课等教学活动中。

(3)学校健康教育教学方法可以使用小型讲座、讨论与解答、自学、同伴教育、游戏活动、课后作业、家长会、"小手拉大手"等。

(4)学校教师应身体力行,注意个人卫生与环境卫生,做好示范带头作用;同时把预防传染病的知识带给家人和亲友,将学校教育延伸到家庭与社区。

4. 针对医院就诊患者　医院是各类患者集中的场所,也很容易造成传染病传播,2003年的非典疫情造成的医院传播,教训深刻,我们要针对医院的特点,有针对地开展传染病的健康教育。

(1)加强对医务人员的传染病知识培训。对医院相关科室医护人员进行传染病自我防护、防治知识、健康教育技能培训,做好自我防护教育。

(2)在医院门诊开辟宣传栏或墙报,闭路电视播放预防传染病宣传片,发放预防传染病的宣传品,都是常用的形式。

(3)结合医院日常诊疗工作开展健康教育,如为门诊患者提供健康咨询与行为劝导、发放健康教育处方等。

(4)医院要积极参与和配合社区、学校、街道开展各种面向群众的宣传活动,如咨询、讲座、发放材料、专家热线答疑等。

5. 针对农村人口　由于我国大部分农村地区经济条件相对落后,医疗条件不足,结核病等重大传染病疫情高发,在传染病的健康教育工作中,要结合当地疾病流行特点,积极对农村地区人口开展健康教育。

(1)做好农村乡村三级卫生机构医护人员预防传染病的培训,让他们了解和掌握有关传染病的知识与预防措施,以及向农村居民传播传染病防治知识的基本技巧。

(2)利用县乡电视和基层广播站,在适合农民收听收看的时间,集中播放传染病预防的有关信息。也可以将传染病的防控知识、相关政策等信息改编成适合当地的文艺作品,如,二人转、山东快书、山歌等。

(3)在合适的地点、位置张贴预防传染病的宣传材料。

(4)利用村民大会、技术学校、文化站、入户宣传等形式向农村居民提供适合他们文化水平和理解能力的、符合当地风俗习惯的宣传教育,如健康巡讲、故事会、村民主题讨论会、同伴学习组等,并通过发放宣传画、小折页、年画等进行辅助宣传。

(5)教育村民在传染病流行期间,减少串门和往来,减少到集市和人群密集的地方去。

(6)广泛宣传关于为传染病患者提供免费或减免治疗费用的政策,鼓励患病主动求医与接受治疗。

（7）教育广大农民要懂得防治传染病，必须依靠科学，破除迷信，相信政府，相信医务人员，相信正规渠道的信息，不传、不信小道消息，自觉抵制封建迷信活动。

6. 针对突发传染病疫情　在面临突发传染病疫情时，社会公众普遍有求新、求真的心理，急切希望了解当前突发疫情的事实真相，希望了解到这一事件的影响，以及对自己或家人的威胁程度，如何采取应对措施等，借助这一时机开展健康教育，会起到事半功倍的效果。应重点采用以下具体方法。

（1）建立媒体沟通机制，充分利用广播、电视和报纸等大众媒体的传播优势，在短时间内将关键信息覆盖到整个社区或人群。要在政府有关部门的领导下，及时邀请当地电视台、广播电台、地方主要报纸进行全方位的宣传。

（2）运用"个别劝导、电视讲座、咨询"等方式，对有关人员进行心理危机疏导干预。积极利用网站、手机报、微信、微博等影响大的社交媒体，开展相关知识的传播。

（3）有效利用各种宣传阵地，如墙报、黑板报等，开展防治传染病的宣传教育工作。在机场、火车站、长途汽车站、汽车站、高速路沿途、主要街道路口、城市中心广场等处，利用现有的电子显示屏和广告牌，进行大众教育。

（4）快速制作简单的宣传材料，如小折页、招贴画、传单、手册、光盘，并在公共场所和社区向群众发放。

（5）对可能暴露于传染源或发生疫情流行的人群及场所（如禽流感流行时家禽养殖场、小学学生）开展针对性的健康教育。在医院、学校等重点人群中开展培训活动，积极开展学校、社区和医院的健康教育。

健康教育工作者要及时向群众发布准确、实时的科学知识，从而引导大众的健康相关行为，应该在公共卫生专家、大众传播专家和心理危机干预专家的共同参与下，指导科学应对，兼顾大众的承受能力，确定公布信息的适宜时机与形式，科学有效地开展大众健康教育，减少传染病的传播和蔓延，促进传染病疫情的快速控制。

（王　林　郭浩岩）

第三节　应对突发公共卫生事件健康教育

突发公共卫生事件是指突然发生的，造成或者可能造成社会公众健康严重损害的重大传染病疫情、群体不明原因疾病、重大食物和职业中毒以及其他严重影响公众健康的事件。突发公共卫生事件不仅严重危害人民群众的身体健康和生命安全，而且还会导致严重的政治、经济和社会秩序问题。我国各级政府和卫生部门均设有应对突发公共卫生事件的机构和人员队伍，在突发公共卫生事件前后和应急处置过程中，开展有针对性的健康教育，快速普及防控知识和技能，提高涉事人群和公众的自我防护能力，是依法处置突发公共卫生事件工作的重要组成部分。

一、突发公共卫生事件的危害

突发公共卫生事件的危害主要包括如下几点：

1. 威胁人类生命安全　无论是中毒，还是传染病、群体不明原因疾病的暴发流行，都会给受影响人群生命健康带来直接或间接的危害，包括发病、心理障碍、死亡等。

2. 危及社会稳定　因为事件的突发性和危害性,常会在一定阶段内带来社会心理紧张甚至恐慌,导致抢购、逃离、应激后心理障碍(PTSD)、群体性心理危机、群殴、自杀等,影响社会稳定,严重的还会引起社会动荡和经济萧条。

3. 影响经济发展　突发公共卫生事件的负面效应最明显的表现之一是对经济的影响。"非典"危机结束后,亚洲开发银行估测后认为,SARS 使亚洲 GDP 损失 180 亿美元,占 GDP 总量的 0.6%;如果按照最终总支出计算,SARS 对最终总支出(TFE)的影响为 590 亿美元,占 GDP 的 2%。其中,中国大陆所遭受的损失最大,GDP 损失为 61 亿美元,占 GDP 的 0.5%;而香港地区所受的影响相对其经济规模而言最严重,SARS 造成的损失占 GDP 总量的 2.9%。

二、突发公共卫生事件的分类

突发公共卫生事件主要包括以下几类:

1. 重大传染病疫情　指某种传染病在短时间内发生、波及范围广,出现大量的患者或死亡病例,其发病率远远超过历年发病率的平均水平。

2. 群体性不明原因疾病　指在短时间内,某个相对集中的区域内同时或者相继出现具有共同临床表现的患者,且病例不断增加,范围不断扩大,又暂时不能明确诊断的疾病。

3. 重大食物和职业中毒　指由于食品污染和职业危害而造成的人数众多或者伤亡较重的中毒事件。

4. 其他　指生物、化学、核辐射等自然或人为因素引发的严重影响公众健康的事件。

三、突发公共卫生事件健康教育的目的和意义

(一)目的

健康教育是应对突发公共卫生事件工作不可或缺的组成部分。通过健康教育提高公众对突发公共卫生事件及其可能引发危机事件的认知和自身预防保护能力,促使人们在公共健康紧急状态下自觉采纳自我保护行为并积极地开展互助互救活动,减少或避免事件对自身和他人的危害。

(二)意义

1. 为社会公众、家庭或机构及时提供准确的防控信息,帮助人们减少因信息不足引发的心理恐惧。

2. 帮助公众在科学知识与正确观念的指导下积极应对突发公共卫生事件。

3. 指导公众改变自身行为预防和保护自己与他人避免或减少突发公共卫生事件的不利影响。

4. 增加公众与医疗卫生机构专家间的交流。

四、突发公共卫生事件健康教育的原则

在突发公共卫生事件应对过程中,健康教育对公众正确认知风险,掌握防治知识和技能,形成积极的心理状态等方面均有重要影响。良好的健康教育工作应该能有效利用传播渠道,理性传达信息,满足公众特定的需求。

不同于日常健康教育活动,突发公共卫生事件中的健康教育具有特殊性,主要体现在事件的突发性、影响的普遍性、信息的迫切性,以及高度的关注度等方面。

一般说来,突发公共卫生事件健康教育应当遵循以下原则:

1. 预防为主,平战结合　预防是应对突发公共卫生事件的首要环节,也是突发公共卫生事件处置的前提。坚持预防与应急相结合,常态与非常态相结合,针对常见突发公共卫生事件,对公众开展预防和应对突发公共卫生事件知识的宣传教育和行为干预,增强公众对突发事件的防范意识,增强忧患意识,提高公众自救、互救和应对各类突发公共卫生事件的综合素质。

2. 积极配合,主动服务　突发公共卫生事件的应对需要在各级政府的领导下,由卫生、教育、交通、农业、建设、广电、科技等相关部门共同参与来完成。各级健康教育机构需要在政府及行政部门的领导下,充分发挥专业技术优势,积极配合相关部门,开展好各自职责范围内的健康教育工作,并主动加强对全社会健康教育工作的组织指导。通过有计划、有组织、系统的健康教育活动,最大程度地减少突发公共事件及其造成的人员伤亡和危害,避免或杜绝突发事件所造成的次生或衍生社会问题。

3. 阶段明确,策略得当　在不同性质的突发公共卫生事件的不同阶段,公众的需求是不同的。当突发公共卫生事件发生后,如果事件本身对公众的危害不大,公众可能没有出现害怕、担心、恐惧、恐慌、愤怒情绪,对信息的需求不迫切;如果公众感知到事件对他们的生命和健康存在一定的危害时,对信息的需求就会变得迫切。开展突发公共卫生事件健康教育工作,应以普及防治知识为基础,在事件发生发展的不同阶段,分析社会公众心理的变化和相应的关键信息,及时调整策略,制定有针对性的干预措施。

4. 信息可及,注重实效　选择的传播渠道应是当地实际条件允许的、群众可及的。作为主要传播手段,不同类别的媒体意味着不同的传播特点和传播方式。在主动选择媒体进行健康教育工作时,需要基于突发公共卫生事件发生的情况和受众认知情况。可以充分运用网络及其他媒体手段,提高信息的可及性和获取的便利性,满足群众基本需求,提高服务资源的有效利用率。

5. 监测到位,评估及时　突发公共卫生事件发生后,应开展各类影响因素(包括公众知识、态度、行为状况)、健康干预措施及其效果的监测,快速分析评估,确定针对突发公共卫生事件核心信息、目标人群和传播策略,充分利用和发挥健康教育与健康促进工作网络作用,指导社区和乡镇卫生服务机构,以及学校、工矿企业、医院和公共场所等更好地开展突发公共卫生事件健康教育与健康促进工作。

五、突发公共卫生事件健康教育的策略

一般说来,开展突发公共卫生事件健康教育,应采用以下策略:

1. 根据事件的不同阶段开展健康教育工作　在常态下,应鼓励公众寻找健康相关信息。但是,在突发公共卫生事件发生后,情况发生了变化,公众将根据事态的进展自发地寻找信息。

在威胁尚远时,公众仅仅是希望了解一下事件的基本情况和进展,获取信息主要是被动的,主要渠道是电视新闻、报纸等。当威胁就在身边,并且疫情逐渐严重时,公众防护意识逐渐加强,信息的需求(疾病特征、个人防护措施、政府及卫生部门采取的措施、疫情进展和信息获取途径)逐渐增多,获取信息变得更主动,主要通过人际渠道寻求信息,如拨打电话(医院、疾控中心、居委会、熟人等),或到当地卫生部门、居委会询问,或邻居、熟人间相互询问等。

应当注意,需要根据突发公共卫生事件的不同发生阶段确定核心信息和主要的传播渠道,清楚什么时候需要将什么知识和信息放在网上,什么时候提供热线,什么时候开展人际沟通。

2. 根据事件中的不同情况开展健康教育工作 在突发公共卫生事件的应对过程中,可能会发生这样或那样的情况,应根据具体情况制定并实施针对性的健康教育策略。以下为流感大流行时,针对公众接种流感疫苗的不同情况,所做的健康教育工作重点:

(1)公众对流感疫苗需求比较低而疫苗可及性(生产量少)也比较低:告诉公众为什么关注这个新病毒,采取哪些步骤可以获得疫苗,哪些人被推荐接种该疫苗,鼓励接种季节性流感疫苗。

(2)公众对流感疫苗需求量比较高而疫苗可及性还比较低:告诉人们疫苗缺乏的原因,解释保护重点人群的原因,强调其他保护性的方法。

(3)公众对流感疫苗需求比较低而疫苗可及性却比较高:采用社会推广方法,向接种疫苗人群推荐的相关信息,提高公众对疾病的认识,宣传疫苗的益处,谈论有关疫苗安全的问题。

(4)公众对流感疫苗需求比较高而疫苗可及性也比较高:利用健康传播理论,帮助疾病预防控制机构解释疫苗的运输发放可能出现的问题,并就疫苗安全性问题作出快速反应。

3. 健康传播过程中要让公众感觉到事件是可控的 突发公共卫生事件发生后,不仅要向公众传播卫生防护知识,还需要向公众发布疫情进展、政策措施等方面的信息。一方面需要展示政府或其他部门已经采取和正在采取的预防及控制措施,告诉公众哪些部门负责此次事件的控制工作,让公众知道对今后几天应该作出怎样的预期(对卫生部门、对疫情发展等),增加公众对事件的可控感;另一方面需要向公众推荐个人防护控制的方法,以进行自我保护及保护家人;告诉公众到哪里可以获得更多的信息,加强公众的控制能力。

4. 用简明扼要、容易理解的语言传播 应急状态下,很多人对信息的理解和反应与常态下不同。公众容易产生恐惧心理,担忧度上升,注意力持续时间可能缩短,对有矛盾的信息处理能力也下降,对可信的信息源依赖性增加。

因此,在开展突发公共卫生事件健康教育与健康促进工作时,应尽量避免使用专业用语,采用那些既能准确表达事件相关的信息,又能让公众明白的词句。在信息制作的过程中,可以通过使用非技术性、简单、正面语言,剔除修饰语及说明、缩略语、肯定句等来满足人们在应急状态下的认知需求。同时,在对公众的观点作出反应时,还要对其感情作出反应;要告诉公众能做什么,而不要告诉他们不能或者不愿意做什么。

5. 健康传播过程中要满足媒体的需要 现代化的大众媒介因其广泛的传播范围、迅捷的传播速度及深远的舆论影响而成为突发公共卫生事件健康教育与健康促进工作的重要工具。由于媒体具有传递信息至公众的功能,他们将成为卫生部门应对危机的最重要盟友。让媒体确切地知晓可以从谁哪里得到准确的信息,并且帮助他们在截稿之前完成消息采集或者协助他们完成直播报道。在与媒体打交道时,要记住他们总是在寻找一些持续发展的故事来吸引受众的注意;要认识媒体所处的制度环境,理解媒体采访和报道的方式;更要懂得如何与不同制度类型的媒体打交道,从而更容易借助媒介外部的制约力量来掌握更大的信息主动权和议程设置能力。

六、突发公共卫生事件健康教育内容与方法

(一) 突发公共卫生事件健康教育的内容

1. 突发公共卫生事件核心信息 核心信息是指在一定的阶段和范围内,针对特定的目

标人群及主要健康问题而制定的健康信息。核心信息是要求目标人群掌握的最重要的、最基本的健康信息。

突发公共卫生事件核心信息包括事件的类别、预警级别、起始时间、可能影响范围、警示事项、应采取的措施等。同时还要包含以下几个方面的内容：

（1）政府应对事件的决策、行政措施,使用的法律法规内容以及各项预防控制措施。

（2）个人、单位、社区、公共场所要采取的主要应对措施以及相应的法律责任和义务。

（3）与突发公共卫生事件相关的基本知识和技能。

（4）政府应对突发公共卫生事件的主要处置机构、救治机构的名称、地点及其联系电话。

（5）免费咨询或救助、心理疏导、心理危机干预的热线电话。

（6）各种防控干预措施、科研工作的进展和取得的效果。

2. 各类突发公共卫生事件重点内容

（1）传染病及生物恐怖事件：针对传染病基础知识的内容（各种传染病的传染源、传播途径、临床特点、流行病学特征、主要危害及预防控制措施；计划免疫与预防接种的知识），传染病防治相关法律、法规及部门职责及公众责任的相关知识,以及生物恐怖的病原学基础知识、传播特点、危害及防控知识。

（2）食物及职业中毒事件：食物中毒应对知识（食物中毒的分类、发生因素、主要症状及预防控制）和职业中毒应对知识（职业中毒的分类、发生及影响因素、不同种类职业中毒的主要症状、预防控制措施及相关法律、法规）。

（3）化学、核与辐射事件：有毒有害化学物质应对知识（有毒有害化学物质的种类、对人体危害、主要症状与急救原则），核与辐射事件应对知识（大型核设施泄漏后的个人防护、超剂量核照射后的现场救护）。

3. 心理健康指导　发生突发公共卫生事件后,人群普遍容易出现焦虑不安、恐惧、情绪不稳、忧郁悲观等情绪,极易产生各种心理问题,因此必须给予必要的心理健康指导。

（二）突发公共卫生事件健康教育中不同机构的责任

1. 健康教育专业机构

（1）为行政部门收集相关信息,为卫生行政部门制定突发公共卫生事件应对策略提供信息依据。

（2）制定突发公共卫生事件健康教育和健康促进应急预案、工作计划和实施方案。

（3）开展应对突发公共卫生事件健康教育与健康促进专业人员培训及技术指导。

（4）设计、制作和分发突发公共卫生事件健康教育传播材料,组织开展大众卫生知识传播活动,向社会提供预防保健相关知识服务,建立和发展健康教育信息网络。

（5）开展应对突发公共卫生事件健康教育与健康促进评估,建立健全工作档案、包括年度工作计划、工作记录、年终考核评价。

2. 社区卫生服务机构

（1）建立以社区卫生服务机构为骨干,社区内学校、工矿企业、医院和公共场所等为基础的社区突发公共卫生事件健康教育与健康促进工作网络,设置专兼职人员。

（2）负责社区突发公共卫生事件健康教育的组织协调与实施工作,包括突发公共卫生事件防范意识、自救互救卫生知识的普及、个体和群体的健康管理,重点人群与重点场所健康教育,宣传健康行为和生活方式等知识。

（3）全科医生和社区护士在医疗、护理、预防保健、突发公共卫生事件应急等各项工作中开展有针对性的健康咨询、健康指导。

（4）建立固定的健康教育阵地，设立健康教育活动（中心）室。

（5）配合上级单位和健康教育专业机构开展健康教育相关工作；协助、指导社区内学校、机关、企事业单位开展健康教育活动。

（6）根据应对突发公共卫生事件的需求，开展多种形式的健康教育活动。

（7）开展医护人员和社区健康教育骨干人员的健康教育培训。

3. 市区县级医疗卫生机构

（1）市区县级医疗机构要建立健全健康教育工作制度，配备专兼职人员负责突发公共卫生事件健康教育工作。

（2）组织开展针对医院医护人员的突发公共卫生事件健康教育培训工作。

（3）根据驻地社区实际，采取多种形式开展社区突发公共卫生事件健康教育与健康促进活动，同时，为基层社区卫生服务机构提供技术指导和业务培训。

（4）设立突发公共卫生事件卫生科普宣传和健康教育活动宣传栏、视频，提供各类宣传材料。

（5）根据应对突发公共卫生事件具体情况和社区的需求，配合开展相关健康教育活动。

（三）突发公共卫生事件健康教育的方法和步骤

严格地讲，常态下和突发公共卫生事件应对中的健康教育与健康促进两者在技术手段并无本质的区别。

1. 常用方法

（1）发布核心信息，根据《卫生部法定传染病疫情和突发事件信息发布方案》规范突发事件核心信息的发布工作。及时地利用广播、电视、报纸和网络等大众媒体，迅速将核心信息覆盖到目标人群。

（2）制作、发放、张贴健康教育传播材料，如墙报、挂图、标语、传单等。

（3）利用讲座、培训对学校学生、单位职工、社区重点人群开展信息传播。

（4）利用热线电话开展免费咨询或救助、心理疏导、心理危机干预等。

（5）利用咨询、个别指导、小组培训等形式开展行为指导。

（6）其他经常可以利用的渠道还有大喇叭、黑板报等。

2. 实施步骤

（1）建立专业工作组：突发公共卫生事件发生时，在突发公共卫生事件领导小组指导下，迅速成立健康教育与健康促进专业工作组，负责组织协调、实施应对突发公共卫生事件的健康教育与健康促进工作。

（2）开展快速评估：健康教育与健康促进专业工作组要密切关注、了解事件的发展，通过访谈、小组讨论、现场观察等形式进行快速评估，准确地找出事件发生地区居民的健康需求，确定健康教育工作的重点内容。

突发公共卫生事件，由于事件的危害性、公共属性，事关社会成员的切身利益（所有事件发生时在事件影响范围内的人都有可能受到伤害，危害包括公众健康和生命安全、社会经济发展、生态环境等，也包括事件引发公众恐惧、焦虑情绪等），在事件发生之初，往往会引发公众对信息的渴求。由于人类自我保护的本能，人们在危机发生时的第一反应和最大需求就是了解信息，急于知晓事件发生情况和发展过程、事件是否对社会和个人利益造成影响、政府目前的态度和所采取的相关处置措施等。

可以有多种方式和渠道了解公众的需求和关注点,如:通过公众热线,对公众舆论进行监测,了解公众的健康问题,以及在事件不同阶段所需要的信息;通过开设专题网页,收集公众反馈信息,了解他们对信息的实时需求;通过社会调查,了解公众此时的思想状况和想要了解的信息;关注新闻报道,了解媒体发布的信息;通过媒体监测,可以发现媒体在关注什么、发布了什么、什么被遗漏了;通过文献回顾,了解既往同类事件发生时公众的反应和需求,作为公众需求分析的补充。

(3)确定目标人群:根据突发公共卫生事件的性质和快速评估结果,健康教育与健康促进专业工作组要分级确定健康教育工作的目标人群。

1)一级目标人群:是指处于事件范围内、直接受到影响的人群,如事件受害者、现场目击者等,他们是需要直接改变行为的人群;

2)二级目标人群:是指与一级目标人群有着密切联系,能影响一级目标人群认知、价值观和行为的人,如一级目标人群的亲属、朋友等;

3)三级目标人群:是指参与事件处置的人员,包括防疫人员、医疗人员,能给一级目标人群以信任感的一些人;

4)四级目标人群:能够对当时的事件和处置产生影响的人,如政策制定者等关键人物。

(4)制定核心信息,确定传播策略:根据突发公共卫生事件的性质和各级目标人群的需求,健康教育与健康促进专业工作组要准确地确定有针对性的核心信息和传播策略。

在制定核心信息时要注意遵循以下三个原则:①政策性原则:即核心信息应该体现当地的文件政策精神;②科学性原则:即核心信息应该是科学、准确的;③指导性与关键性原则:必须是能够对公众的相关行为有所指导的关键信息。

由于突发公共卫生事件具有突然发生、不可预见、进程快、影响广等特点,一旦事件发生后进展迅速,短时间内就有可能造成大量的人员伤亡和严重的财产损失。卫生应急风险沟通应在平时做好充分的准备,特别是制定满足公众需求的各类信息,以保证在事件突然发生时能有效开展风险沟通工作,确保事件的应急处置协调有序地进行,尽可能将事件控制在萌芽状态,或最大限度地降低事件的危害程度。在突发公共卫生事件发生时,应根据这些信息,针对不同人群和事件不同发展阶段,再分别确定风险沟通的核心信息。

在选定和制作核心信息时,应考虑以下六个方面:

1)判断事件对公众的影响:在制定核心信息之前,首先要对事件进行深入的分析,明确事件对公众健康可能会带来的影响、涉及的人群与范围、对公众心理影响的程度及主要原因、事件的可控程度。

2)发布的内容是事实还是立场:事实还是立场其实是一个取舍,也可以二者兼有。当事实基本清楚时,发布事实;当事实太不明朗时则表明部门态度,明确始终把人民群众的健康放在第一位,为维护公众健康坚持不懈战斗的态度。在某种意义上,态度决定一切。有时,相对事实的具体情况来说,公众更关心政府部门是否在全力以赴保护公众健康,从而获得安全感。

3)公众应该怎样保护自己与家人的健康:如何保护自身及家人的健康是事件发生后公众最关心的问题。对公众的建议应当是核心信息的重要组成部分。这些建议应该是易于理解便于执行的,如对于毒气泄漏的建议,是尽量留在室内,用被单等蒙住口鼻,等待救援。

4)卫生行政部门将采取哪些措施来防止类似事件发生。

5)向公众表达同情或关注:对于因突发公共卫生事件而受影响的公众适当表达人文关

怀,易于获得公众理解支持及事件的迅速处理。

6)告知下一次信息发布的时间和计划:这有助于帮助公众了解信息的进展是动态的,让公众对事件保持适度关注,有助于事态的有效控制。

在突发公共卫生事件健康教育中,传播策略的确定要考虑调动一切可以利用的资源,根据事件的不同性质、不同发展阶段和不同情况,通过各种途径开展多种形式的健康教育、传播、干预活动。

(四)突发公共卫生事件健康教育的评估

应采用科学、可行的方法,收集真实而完整的信息,对突发公共卫生事件健康教育活动的计划、措施、方法、效果进行系统的评价。具体评价方法可参照有关健康教育评价内容。

(解瑞谦)

第四节　心理健康教育

心理健康是人体健康的重要组成部分。在快速发展和急剧变化的现代社会,人们因为要应对各种各样的变化和快速发展、要应对多种机遇和挑战,要学习日新月异的新知识新技术,要面对各种诱惑,要面对快速发展所引发的新矛盾、新冲突,普遍承受着较以往任何一个时代更多更大的心理压力,各种心理障碍和精神疾病患病率越来越高,并呈现出不断增长的趋势,对个人健康、家庭幸福和社会和谐构成很大的不利影响。开展心理健康教育与健康促进,促使人们关注心理健康,懂得如何维护心理健康,是关系到个人健康、家庭和睦和社会稳定和谐的大事,健康教育工作者必须学习和懂得心理健康教育的内容和方法。

一、心理健康教育的概念和内容

心理健康是指人的基本心理活动的过程和内容完整并协调一致,即认知、情感、意志、行为、人格完整,能适应环境和社会,心理上与社会环境和谐协调的状态。中国心理卫生协会根据中国国情和社会文化特点制定的心理健康标准包括五个方面:

1. 自我认识　能够客观全面地认识自我并接纳自我,有心理安全感。

2. 独立性　具备基本的独立生活和学习能力,能够解决日常遇到的一些问题。

3. 情绪　情绪基本稳定,心态比较积极,能够适当控制自己的情绪。

4. 人际交往　能够建立基本和谐的人际关系,在社会交往中获得心理上的满足感。

5. 环境适应　能够接受现实、承受挫折,并能采取合理措施应对困难。

一般来说,心理健康教育又称心理素质教育,简称为心理教育或心育,它是教育者运用心理科学的方法,对教育对象心理的各层面施加积极的影响,以促进其心理发展与适应,维护其心理健康的教育实践活动。心理健康教育的目标包括三个方面。首先,使受教育者形成良好的心理素质;其次,帮助受教育者减少和避免影响心理健康的各种不利因素,维护心理健康;第三,根据受教育者成长发展的需要和特点,采取多种形式和方法,提高心理健康水平。

二、生命不同时期的心理健康教育内容

(一)儿童期心理健康教育内容

儿童期包括胎儿期、婴儿期、幼儿期、童年期。

1. 胎儿期 胎儿的心理健康主要通过妊娠母亲的心理行为调节来实现。胎儿期心理健康教育应针对妊娠母亲,围绕以下内容进行:①合理的膳食及保健,保障胎儿心身正常发育;②稳定愉悦的情绪,避免因情绪的波动导致孕妇内分泌紊乱,影响胎儿的正常生长发育,甚至影响智力发育。

2. 婴儿期 婴儿的心理健康取决于其营养状况、生活技能训练及良好习惯的养成,因此婴儿期心理健康教育的内容包括:①提倡母乳喂养,增强婴儿免疫力,促进智力发展,同时增加母婴情感沟通,使婴儿获得心理需求的满足,有助于神经系统发育和情感发展;②进行口头言语训练,鼓励儿童多说话,父母要多创造口头言语交流的机会;③进行运动技能的训练,手的抓握动作和独立行走对儿童心理发展具有重要意义,所以要选用搭积木、装拆玩具等方法,训练手的抓握技能,训练走、跑、跳、攀等运动动作;④培养婴儿良好的习惯,包括饮食、规律睡眠、大小便等,对其今后的性格发展和社会适应性有着重要影响。

3. 幼儿期 幼儿期心理健康教育要做到:①鼓励幼儿多做游戏,促进幼儿智力开发,塑造性格。在与同伴的游戏过程中,幼儿形成一定的交往能力,情感得以丰富;②幼儿性别意识的强化,在穿着打扮、举止言行上,要与性别身份相一致,避免幼儿产生性别角色认同的混乱;③明确幼儿在家庭中的地位,家庭成员对他的态度会对他的性格产生重要影响;④为幼儿营造一个温暖和睦的家庭环境,可唤起幼儿愉快的心境。同时幼儿还可以通过观察、模仿学习家庭中的适应行为,对其以后处理人际关系、婚恋关系、家庭关系等产生积极影响;⑤正确对待幼儿的过失和错误,引导幼儿认识错误,吸取教训,避免挫伤幼儿的积极性和主动性;⑥不过分保护,培养孩子独立做事的能力和技巧,长期受到过度保护的儿童容易造成心理问题。

4. 童年期 童年期心理健康教育应做到:①帮助学龄期儿童尽快适应学校环境,耐心地从品德行为、课堂纪律、学习方法、体育锻炼、劳动卫生等方面引导儿童对自己的行为进行自我约束;②按照儿童的心理发展规律安排教学内容和方法,培养儿童的学习兴趣;③合理安排学习任务,实施素质教育;④发现心理问题及时解决;⑤善于体验他们的情绪反应,疏导不良的情绪,鼓励儿童的自信心和独立性;⑥培养儿童的价值观、时间观念、竞争意识、自强自立精神,拒绝不良社会风气和不健康的文化侵蚀。

(二)青少年期心理健康教育内容

1. 尊重和发展青少年成熟的自我意识,尊重青少年的个人隐私。学校应及时开展青春期的自我意识教育,使青少年能够认识到自身生理、心理发展变化规律,学会客观地认识自己。

2. 引导和塑造青少年健康的性意识,对青少年及时进行性教育,消除青少年对性器官及第二性征的神秘、好奇、不安和恐惧;培养高尚的道德情操;提高法制观念;自觉抵制黄色影视书刊的不良影响。

3. 培养青少年驾驭情绪的能力,适时引导青少年学会用多维、客观、发展的观点去看待周围的人和事,逐步纠正他们偏激的认识,使他们的情绪趋于成熟。

4. 纠正青少年不良行为,首先,让青少年深刻认识到不良行为可能带来的危害;其次,教会青少年掌控自我行为的方法;第三,给青少年提供培养积极健康行为的机会和场所。

5. 引导青少年树立正确的人生观,培养他们拥有面对困难百折不挠,在绝境中发现希望的坚定信念。

(三) 青年期心理健康教育内容

针对青年时期的特殊心理健康问题:社会适应、情绪情感和性困惑三个方面开展心理教育。

1. 社会适应问题 ①帮助青年人正确认识自己,了解自己的长处与不足,学会辩证思维,用客观的标准去衡量现实;②帮助青年人确定切合实际的奋斗目标,避免不必要的心理挫折和失败感,同时正确对待失败和挫折,从中汲取教训和经验;③使青年人了解相互交往的重要性,帮助青年人获得更多交往的途径和机会。

2. 情绪情感问题 ①帮助青年人为自己制定适当的学习、工作和生活目标;②增加愉快体验,多回忆积极向上、愉快生活的经历,克服不良情绪影响;③使情绪获得适当表现的机会,可以通过向好友诉说,或找心理学专业人员咨询,把内心的想法与情感与他人分享,消弭不良情绪;④行动转移法,用新的工作或新的行动去转移不良情绪的干扰。

3. 性困惑问题 ①帮助青年人科学的认识性,保证性心理健康;②正确理解性意识与性冲动,接受其自然性与合理性。③增进男女正常的交往,稳妥、理性择偶。

(四) 中年期心理健康教育内容

针对中年时期的特殊心理健康问题:心理疲劳、更年期综合征以及家庭与婚姻矛盾开展心理教育。

1. 心理疲劳 ①帮助人们扩大关注的范围,除了工作外,还要关注家人的感受、与朋友的关系、业余爱好以及工作以外的社会活动等;②留出属于自己的私人时间;③善于抓住工作的重点;④树立正确的成败观;⑤不要求全;⑥学会倾诉。

2. 更年期综合征 ①帮助人们正确认识更年期的心身反应;②养成有规律的生活习惯;③提倡家庭与社会的关心;④加强自我调节和控制,学习各种放松方法。

3. 家庭与婚姻矛盾 ①帮助中年人增进夫妻间的沟通交流;②培养良好的子女养育方式。

(五) 老年期心理健康教育

1. 克服权威心理 ①善于急流勇退;②找回自己的兴趣与爱好;③坚持科学用脑。

2. 消除孤独心理 ①正确认识孤独带来的危害;②加强人际交往。

3. 避免恐惧心理 ①确立生存的意义;②老年人也要有性生活;③家庭与婚姻的和睦。

4. 减少多疑心理 ①注重人际关系的协调;②保持一定的社会活动和社会参与度,建立老年人的自我价值感;③通过自身的学习和训练,发展老年人积极的人格特征。

三、不同场所开展心理健康教育的基本方法

(一) 社区心理健康教育的方法与效果评价

1. 社区心理健康教育方法

(1)利用大众媒体开展系统的、经常化的宣传教育:利用大众媒体,围绕公众心理健康知识和技能普及,组织心理健康方面的专家讲座、案例报道、案例分析、专家访谈、分析评论等,可在维护公众心理健康方面起着很重要的作用。

(2)现场专家讲座:定期或不定期地在某些群体中,如社区、农村、民间团体中组织开展面对面的、通俗易懂的专家讲座,进行有针对性的、互动的心理健康教育。

(3)开设心理健康教育课程:根据不同对象的特点以及不同时期心理健康问题,有计划地开设心理健康教育课程,并对课程的教育和学习效果进行分析、评估,纳入管理、考核制度之中。

(4)同伴教育:同伴教育在增强信息传递的可信性、可接受性和渗透性以及提高教育的有效性等方面是其他传统教育方法无可比拟的。同伴教育也是某些特殊人群,如因患有躯体疾病而伴发心理问题者之间传播信息的最佳途径。

(5)高危人群的集体晤谈或有针对性的个体健康教育活动:对精神疾病患者的家属、职业竞争激烈的职业人士、空巢老人,以及职业心理创伤的高危人群如警察、士兵、医生、战地记者或事故记者等,选用集体晤谈的形式,来减轻压力,给予精神支持和安慰,帮助当事人在心理上消化创伤体验。

(6)心理咨询热线:心理咨询热线能提供方便、快捷、专业、有针对性的、多方位的心理健康教育,方便公众随时获取自己需要的内容。

2. 社区心理健康教育与健康促进的成效与评价　随着人们对社区心理健康服务认识的加深,北京、新疆、广东、浙江及湖北等地已在某些社区开始开展心理健康服务,涉及心理健康教育、心理咨询及治疗、心理疾病康复等方面的内容,效果显著。2003 年以政府为依托,创建了克拉玛依区三级心理健康教育及咨询服务网络体系,向社区居民提供全面、连续的心理健康服务。近年来,北京社会生活心理卫生咨询服务中心以北京市东城区为试点,由东城区民政局提供资金,在建国门、朝阳门两个街道分别建立了社区心理健康服务站,逐步形成以"服务站"为主、"中心"专家专业技术支持、社区心理辅导员在居民家门口服务的工作机制。2008 年深圳全市增加到 300 个社康中心推广心理卫生,社区健康服务中心心理卫生服务实施覆盖率 50% 以上。到 2010 年,深圳全市已实现社区健康服务中心心理卫生服务项目 100% 的覆盖率。上述情况真实反映了近年来我国社区心理健康教育与健康促进工作的全面发展和可喜成绩。尽管如此,为了评价心理健康教育与健康促进的确切效果,需要不断完善评价体系。目前比较普遍适用的评价体系如下:

(1)结构指标

1)政府主导与协调:①建立政府心理卫生防治领导小组,并建立固定的工作机制;②制定地区心理卫生发展规划;③社区心理健康教育纳入地区精神卫生服务发展规划;④建立社区心理健康教育服务的财政保障政策;⑤政府心理健康教育服务常规预算占政府所有卫生预算的比例;⑥政府心理健康教育专项预算占政府卫生专项预算的比例。

2)防治网络建设:①建立心理健康教育网络;②设立社区心理健康教育的专项经费;③制定社区心理健康教育的工作规范/指南;④心理健康教育信息系统的建设;⑤每千人口从事心理健康教育的人员数。

3)社区卫生机构支撑:①每千人口社区专兼职心理健康教育人员数;②设立社区心理健康教育服务的专项经费。

(2)过程指标

1)人员培训和能力建设:①社区卫生机构心理健康教育人员培训的覆盖率;②社区卫生机构心理健康教育人员培训的类型。

2)多部门开展的活动:①多部门开展的社区心理健康教育相关项目数量;②多部门开展社区心理健康相关活动职责明确的完成情况。

3)普通人群的心理健康教育服务:①心理健康教育资料覆盖率;②设置心理健康教育社区宣传栏;③举办心理健康教育专题讲座;④开展其他心理健康教育类型活动。

4)高危人群的心理健康教育服务:①危机相关的心理健康教育资料覆盖率;②举办危机相关的心理健康教育专题讲座;③开展其他危机干预类型的心理健康干预活动。

5)筛查心理疾患人群的心理健康教育服务:社区人群焦虑、抑郁或其他心理问题的筛查率。

6)群众参与活动:社区心理健康教育服务的居民参与程度。

(3)结果指标

1)心理健康状况:①普通人群、高危人群、精神障碍三类人群自测心理健康状况平均分;②普通人群、高危人群、精神障碍三类人群自测心理健康状况改善程度。

2)心理健康的认知:①普通人群、高危人群、精神障碍三类人群心理健康认知测评均分;②普通人群、高危人群、精神障碍三类人群心理健康认知改善程度。

(二)学校心理健康教育的内容、方法与成效评价

1. 学校心理健康教育的内容和方法

学校心理健康教育的形式多种多样,在小学以游戏和活动为主,在初中以活动和体验为主,在高中以体验和调适为主,在大学以教育和指导为主。

(1)开设心理健康活动或讲座。包括心理训练、问题辨析、情境设计、角色扮演、游戏辅导、心理知识讲座等,旨在普及心理健康科学常识,培养良好的心理素质。

(2)个别辅导与咨询。开设心理咨询室(或心理辅导室)。个别辅导是教师对学生给予直接指导,排解心理困扰,并对有关的心理行为问题进行诊断、矫治的有效途径。对于有严重心理问题的学生,应及时识别并转介到医学心理诊疗部门。

(3)心理健康教育融入教学活动。要创设符合心理健康教育工作要求的物质环境、人际环境和心理环境。寻找心理健康教育的契机,注重发挥教师在教育教学中的人格魅力和为人师表的作用,建立起民主、平等、相互尊重的新型师生关系。班级、团队活动和班主任工作要渗透心理健康教育。

(4)开通学校与家庭同步教育渠道。学校要指导家长转变教子观念,了解和掌握心理健康教育的方法,注重自身良好心理素质的养成,营造家庭心理健康教育的环境,以家长的理想、追求、品格和行为影响孩子。

2. 学校心理健康教育与健康促进的成效与评价

学校心理健康教育与健康促进效果评价标准包括4个方面:

(1)心理健康教育机构设置:①学校心理健康教育纳入学校工作计划,有专门领导分管落实,有年度工作计划;②学校设立心理咨询室或心理辅导室,有心理学专业人员负责,有工作制度和流程,有基本心理服务设施,学生心理档案的管理规范;③学校有心理健康教育专项经费,并使用合理。有与心理健康教育相关的图书资料。

(2)心理健康教育师资队伍建设:①学校有经过专业培训的专职或兼职心理健康教育教师;②学校定期安排专兼职教师参加心理健康教育专业培训或学术会议;学校定期对全体教师进行心理健康相关知识技能培训。

(3)心理健康教育工作的开展:①学校应对学生开设心理健康教育活动课或定期组织专题讲座;②学校心理咨询与辅导室应定期开放,接待有需求的学生。档案资料管理规范,遵守心理辅导专业伦理道德规范;③学校各项教育教学活动中渗透心理健康教育;④学校针对学生心理健康状况,定期开展面向学生家长的亲子关系、家庭教养方式等为内容的心理健康讲座;⑤学校应鼓励教师积极开展心理健康教育方面的科研课题。

(4)心理健康教育工作成效:①学校有年度心理健康教育工作总结;②学校通过问卷调查及座谈会等方式获得大众对学校心理健康教育工作的评价和反馈,并作出总结;③学校有健康教育相关研究成果。

（三）医院心理健康教育的内容、方法与成效评价

1. 医院心理健康教育的内容与方法　医院心理健康教育的主要内容是普及心理健康知识，树立心理健康意识，了解简单的心理调节技术和方法，认识心理异常现象，初步掌握心理保健常识。

在临床治疗过程中，应依据场所、实施对象等不同条件，开展多种形式、灵活多变、易于操作的心理健康教育服务。

（1）门诊心理健康教育

1）候诊教育：主要采用宣传栏、橱窗、健康教育展板、健康教育处方或通过导医台、分诊台、健康教育索取栏、健康教育园等途径，分发心理健康教育处方等传播材料；有条件的医院可设置闭路电视或电子显示屏，让患者及患者家属在候诊时接受心理健康教育。

2）随诊教育：是医护人员在对患者检查、治疗过程中，随时进行的面对面的口头心理健康教育。

3）门诊心理咨询：主要是设立各类专科心理咨询门诊，如专科保健心理咨询门诊、优生优育心理咨询门诊等。选派具有丰富医学知识和临床经验，掌握一定专科保健、心理学知识和咨询技巧的医护人员担任咨询员，认真准确地解答患者及患者家属提出的有关健康和疾病的问题。

4）专题讲座和培训班：根据患者需要，开展心理健康或针对关于某种疾病心理问题的讲座和培训班，普及心理疾病防治、康复、保健知识和心理技能。适用于需定期到医院接受医疗服务的慢性病患者及患者家属。

（2）住院心理健康教育

1）入院心理健康教育：在患者刚入院后立即进行。主要是为了使患者尽快熟悉住院环境，稳定心理情绪，遵守医院制度，服从医嘱，配合治疗。通常由值班护士和主管医生采用口头的方法实施。

2）病房心理健康教育：患者在住院期间进行的经常性心理健康教育工作。在系统化整体医疗服务中实施心理健康教育是病房教育的一个重要发展趋势。常采取医护结合、分层进行、各有侧重、各负其责的模式。

护理员：对患者进行心理卫生指导、心理卫生知识常规宣传和必要的心理卫生测查。

护士：在病房进行各种处置时，了解患者心理变化和心理需求，进行心理护理和遵医行为教育，协助医生激励患者建立健康行为，积极配合临床治疗。

护士长：检查指导护士、护理员的心理健康教育工作，针对重点患者进行强化心理教育，促进患者身心康复。

医生：利用查房和值班时间，针对患者的不同情况给予疾病防治、康复和心理卫生方面的教育，明确患者心理健康目标，加强自我心理保健。

3）出院心理健康教育：由医护人员向出院患者及其家属所进行的个别谈话教育。主要内容包括：①向患者交代住院治疗的结果、出院后随病情变化可能出现的心理状况、出院后的心理保健注意事项；②指导患者合理饮食、锻炼和生活起居；③鼓励患者出院后巩固和发展住院治疗的效果，防止疾病复发和意外情况的发生。④同时征求患者对医院和医护人员的意见，不断改进医院心理健康教育工作。

4）出院后心理健康教育：是指患者出院后进行的追踪性的心理健康教育。其方法包括书信指导、定期或不定期家访、电话咨询等。

2. 医院心理健康教育与健康促进的成效与评价

(1)组织保障:包括开展心理健康教育工作的战略规划、组织结构、团队建设、人才培养等。

(2)技术保障:包括科技支撑、媒介传播、培训指导等。

(3)物质保障:包括经费预算是否充足、场地布局合理性、仪器设备配备等。

(4)效果保障:采用多方式,评估患者心理健康知识知晓率和行为改变情况、对医院心理健康教育服务满意度等。

总之,社会公众是社会发展的真正主体,他们的心理素质状况对我国未来社会的健康发展、民族精神乃至国际竞争力都起着重要作用。因此,公众心理健康的有效促进和维护应该成为保持国家可持续稳定发展的重要战略。但是,目前心理健康服务在我国尚处探索与发展阶段,尚未形成完整而独立的操作体系。提高全民的心理素质是一项复杂而艰巨的系统工程,需要各级政府、学校、企事业单位、卫生机构、社区、家庭以及个人的共同参与,形成合力,在借鉴国外心理健康教育经验的基础上形成本土化的心理健康教育模式,不断在探索中逐步走上规范化、制度化、科学化的道路。

(西英俊　贾炽华)

第五节　控烟健康教育

一、中国吸烟流行情况及其危害

中国是全世界最大的卷烟生产及消费国,现有吸烟者 3.01 亿,吸烟人数占世界吸烟者总人数的近 30%,居世界首位。中国 15 岁以上人群吸烟率为 28.1%,其中男性为 52.9%,女性为 2.4%。无论从吸烟量,吸烟开始年龄以及所使用的烟草种类来看,目前中国青壮年吸烟者的吸烟特征和西方国家吸烟者以往的吸烟特征十分相似。由于吸烟危害的滞后性,可以预期,他们未来所承受的吸烟危害将会远远超出现在的中老年人。

2010 年调查显示,在中国 9 亿多不吸烟成年人中有 5.6 亿人遭受二手烟暴露,加上 1.82 亿遭受二手烟暴露的儿童,中国共计有 7.4 亿不吸烟者遭受二手烟危害。二手烟暴露率以公共场所为最高,其次是家中和工作场所。目前,已有 100 多个城市制定了公共场所禁止吸烟的地方性法规、规章,但尚未出台全国性法规,这也是多年来中国人群二手烟暴露水平居高不下的一个重要原因。

在现阶段,虽然吸烟对中国人群整体危害尚处于早期,但由于吸烟人数众多,各类疾病本底死亡率高。据估算,中国每年有 100 多万人死于烟草相关疾病,如目前的吸烟状况不改变,预计到 21 世纪中叶,中国每年因吸烟而死亡的人数将突破 300 万。二手烟暴露同样会对健康造成严重危害,导致发病和死亡风险增加。2002 年,中国估计有 5.58 万人因二手烟暴露,死于肺癌和缺血性心脏病,估计每年因二手烟暴露死亡的总人数超过 10 万。

二、国际控烟策略与我国控烟履约进展

(一)国际控烟策略

1. 世界卫生组织《烟草控制框架公约》　为促进烟草控制全球化,从 1999 年起,世界卫

生组织开始推动制定《烟草控制框架公约》(framework convention on tobacco control, FCTC)(以下简称《公约》)。《公约》于2003年5月21日在第56届世界卫生大会上获得通过。截至2014年7月,已有168个国家和地区签署了《公约》。这是世界卫生组织主持制定的世界上第一个限制烟草的全球性公约,是人类公共卫生领域和控烟史上的一座里程碑,它标志着烟草控制已经由国内立法控制扩大到国际法上的共识。2003年11月10日,我国政府正式签署《公约》,并于2006年1月正式生效。

2. 全球控烟MPOWER综合战略 2008年2月,世界卫生组织发布了《2008年全球烟草流行报告》,该报告总结了179个成员国控烟的现状和经验,提出了控制烟草流行的MPOWER综合战略。该综合战略包括:

- M(monitor)监控烟草使用与预防政策
- P(protect)保护人们免受烟草烟雾危害
- O(offer)提供戒烟帮助
- W(warn)警告烟草危害
- E(enforce)确保禁止烟草广告、促销和赞助
- R(raise)提高烟税

3. 世界无烟日 为了引起国际社会对烟草危害人类健康的重视,世界卫生组织1987年11月建议将每年的4月7日定为"世界无烟日(World No-Tobacco Day)",并于1988年开始执行。自1989年起,世界无烟日改为每年的5月31日。每年的"世界无烟日"都会设立一个主题,并围绕主题开展系列宣传活动。开展无烟日活动旨在提醒人们吸烟有害健康,呼吁全世界吸烟者主动放弃吸烟,号召所有烟草生产者、销售者和整个国际社会一起行动,投身到反吸烟运动中去,为人类创造一个无烟草的环境。

(二)我国控烟"履约"进展

1. 公共场所无烟立法工作的推进 2008年,北京市政府颁布了《北京市公共场所禁止吸烟范围若干规定》,拓宽了原来有限的禁止吸烟场所。其他多地城市,如上海、杭州等,也在积极推进控烟立法工作。

2008年3月11日,卫生部和全国爱卫办联合印发《无烟医疗卫生机构标准(试行)》,要求各地在创建无烟医疗卫生机构中遵照执行。2009年卫生部等四部委颁布了《关于2011年起全国医疗卫生系统全面禁烟的决定》。2010年教育部联合卫生部共同发布了《关于进一步加强学校控烟工作的意见》,规定中等职业学校和中小学校及托幼机构室内及校园应全面禁烟。2011年2月,卫生部发布《公共场所卫生管理条例实施细则》,明确提出:室内公共场所禁止吸烟,但允许设立室外吸烟区。

2012年,国务院印发《卫生事业发展"十二五"规划》,明确要求"全面推行公共场所禁烟",首次将控烟列入我国经济和社会发展五年规划。2014年,中共中央办公厅、国务院办公厅联合印发了《关于领导干部带头在公共场所禁烟有关事项的通知》,明确要求各级领导干部要模范遵守公共场所禁烟规定,把各级党政机关建成无烟机关。

2. 开展临床戒烟治疗服务,提供戒烟帮助 2007年,世界卫生组织烟草或健康合作中心组织编写完成我国第一部临床戒烟指南——《2007年版中国临床戒烟指南(试行本)》,提出适用于国人烟草依赖治疗的方案,成为我国戒烟治疗规范与行业标准。2009年和2014年,参考临床戒烟领域最新研究成果,并结合我国戒烟干预工作特点,进行了指南的两次修改。2009年卫生部等四部委颁布的《关于2011年起全国医疗卫生系统全面禁烟的决定》把

建立戒烟门诊作为评估无烟医院的标准之一,戒烟门诊得以在全国推广。2004 年,世界卫生组织烟草或健康合作中心开通国内首条戒烟热线(010-65089393),并受卫生部委托,于 2009 年升级为全国戒烟热线(400 888 5531)。2014 年 2 月 7 日,国家卫生计生委办公厅发布《关于进一步加强控烟履约工作的通知》,要求:卫生计生机构在提供医疗卫生服务过程中,应建立首诊询问吸烟史制度,将其纳入病历考核标准,为吸烟患者提供戒烟指导和服务。

3. 禁止烟草广告、促销和赞助　2010 年全国爱国卫生运动委员会修订并发布了《国家卫生城市、区标准及其考核命名和监督管理办法》,明确提出卫生城市的城市建成区不能有烟草广告。2009 年、2010 年卫生部和教育部分别以部长令等形式要求医院和学校不得设置烟草广告或变相烟草广告。2011 年广电总局办公厅发出《关于严格控制电影、电视剧中吸烟镜头的通知》,明确要求电影、电视中不得出现烟草的品牌标识和相关内容,及变相烟草广告等。

4. 提高烟税　2009 年 5 月,财政部和国家税务总局联合下发《关于调整烟产品消费税政策的通知》,将甲类卷烟的从价消费税税率由原来的 45％调整为 56％;乙类卷烟的从价消费税税率由原来的 30％调整为 36％。另外,在卷烟批发环节加征一道从价税,税率为批发价的 5％。

5. 提高公众对吸烟危害健康的认识　2012 年 5 月 30 日,卫生部发布《中国吸烟危害健康报告》、《中国吸烟危害健康报告内容概要》和《中国吸烟危害健康报告事实清单》等重要文献。世界卫生组织驻华代表蓝睿明博士表示:报告的发布是中国公共卫生史上的重要里程碑。2013 年 8 月 22 日,国家卫生计生委根据该报告编写并印发《控烟健康教育核心信息》。

必须看到,我国控烟履约工作任重道远。一些国际上证明有效的控烟措施在我国尚未得以实施,如制定全国范围的公共场所禁止吸烟法令,规定在烟盒上印制吸烟危害健康警示图,大幅提高卷烟税和卷烟价格等。

三、控烟健康教育的主要内容

(一) 吸烟(包括吸二手烟)危害健康

1. 吸烟(包括吸二手烟)的危害　烟草烟雾含有 7000 余种化学成分,其中已发现数百种成分对人体有害,包括至少 69 种致癌物。吸烟几乎可损害人体所有器官,诱发或直接导致多种疾病,包括:

(1)吸烟与恶性肿瘤:吸烟可以导致肺癌、口腔和鼻咽部恶性肿瘤、喉癌、食管癌、胃癌、肝癌、胰腺癌、肾癌、膀胱癌和宫颈癌,以及结肠直肠癌、乳腺癌和急性白血病。

(2)吸烟与呼吸系统疾病:吸烟可以导致慢性阻塞性肺疾病和青少年哮喘,增加肺结核和其他呼吸道感染的发病风险。

(3)吸烟与心脑血管疾病:吸烟可以导致冠心病、脑卒中和外周动脉疾病。

(4)吸烟与生殖和发育异常:女性吸烟可以降低受孕概率,导致前置胎盘、胎盘早剥、胎儿生长受限、新生儿低出生体重以及婴儿猝死综合征。此外,吸烟还可以导致勃起功能障碍、异位妊娠和自然流产。

(5)烟与糖尿病:吸烟可以导致 2 型糖尿病,并且可以增加糖尿病患者发生大血管和微血管并发症的风险,影响疾病预后。

(6)吸烟与其他健康问题:吸烟可以导致髋部骨折、牙周炎、白内障、手术伤口愈合不良及手术后呼吸系统并发症、皮肤老化、缺勤和医疗费用增加,幽门螺杆菌感染者吸烟可以导致消化道溃疡。此外,吸烟还可以导致痴呆。

2. 戒烟的健康效益　　戒烟是已被证实的减轻吸烟危害的唯一方法,吸烟者戒烟后可获得巨大的健康效益。

戒烟可以降低肺癌、冠心病、慢阻肺等多种疾病的发病和死亡风险,并改善这些疾病的预后。吸烟者戒烟时间越长,死亡风险越低。

任何年龄戒烟均可获益。早戒比晚戒好,戒比不戒好。与持续吸烟者相比,戒烟者的生存时间更长。有研究发现,吸烟者与不吸烟者相比,平均寿命约减少 10 年,60 岁、50 岁、40 岁或 30 岁时戒烟可分别赢得约 3 岁、6 岁、9 岁或 10 年的预期寿命。并且,戒烟后所增加的寿命年数为"健康的生命年数",与持续吸烟者相比,戒烟者更少伴有疾病和残疾。

吸烟的女性在妊娠前或妊娠早期戒烟,可以降低早产、胎儿生长受限、新生儿低出生体重等多种妊娠问题的发生风险。

(二) 吸烟成瘾是一种慢性疾病

烟草依赖是造成吸烟成瘾的主要原因,是一种慢性高复发性疾病,其本质是尼古丁依赖。

1. 尼古丁是造成烟草依赖的重要精神活性物质　　作为一种兴奋剂,尼古丁比一些可产生欣快感的药物如可卡因、安非他明或吗啡更为有效。尼古丁可以改善一些个体的工作表现和认知能力,延长注意力集中的时间,还能够减轻焦虑、抑郁。但是,尼古丁具有高度的成瘾性。

2. 烟草依赖的表现　　烟草依赖常表现为躯体依赖和心理依赖两个方面。躯体依赖表现为,在停止吸烟或减少吸烟量后,吸烟者将会产生一系列不易忍受的症状和体征,医学上称之为戒断症状,包括吸烟渴求、焦虑、抑郁、不安、头痛、唾液腺分泌增加、注意力不集中、睡眠障碍、血压升高和心率加快等,部分戒烟者还会出现体重增加。一般情况下,戒断症状可在停止吸烟后数小时内开始出现,在戒烟最初 14 天内表现最为强烈,大约 1 个月后开始减轻,部分患者对吸烟的渴求会持续 1 年以上。精神依赖又称心理依赖,俗称"心瘾",表现为主观上强烈渴求吸烟。

3. 烟草依赖程度的评估　　吸烟成瘾者的烟草依赖程度可根据 Fagerström 烟草依赖评估量表进行评估(见表 12-1)。

表 12-1　**Fagerström 烟草依赖**(尼古丁依赖)**评估量表**

评 估 内 容	0 分	1 分	2 分	3 分
您早晨醒来后多长时间吸第一支烟?	>60 分钟	31～60 分钟	6～30 分钟	≤5 分钟
您是否在许多禁烟场所很难控制吸烟	否	是		
您认为哪一支烟您最不愿意放弃?	其他时间	早晨第一支		
您每天抽多少支卷烟?	≤10 支	11～20 支	21～30 支	>30 支
您早晨醒来后第 1 个小时是否比其他时间吸烟多?	否	是		
您卧病在床时仍旧吸烟吗?	否	是		

注:0～3 分,为轻度烟草依赖;4～6 分,为中度烟草依赖;≥7 分,为重度烟草依赖。

烟草依赖患者不易成功戒烟。烟草依赖程度越高,在戒烟过程中产生的戒断症状和吸烟渴求越强,吸烟者维持戒烟的可能性越小。烟草依赖者常需依靠专业化的戒烟治疗才能有效地提高长期戒烟的可能性。

（三）为吸烟者戒烟提供指导

目前能够明显提高长期戒烟率的有效治疗方法包括戒烟劝诫，戒烟咨询，戒烟热线及药物治疗。没有成瘾或者烟草依赖程度较低的吸烟者可以凭毅力自行戒烟（但经常需要给予简短的戒烟建议，并激发其戒烟动机）；烟草依赖程度较高者，则需要更强的戒烟干预，包括进行行为矫正以及使用戒烟药物等。

1. 行为干预　对于所有吸烟者均可使用"5A"方案进行干预。具体为：

（1）询问（ask）：所有患者在医疗机构就诊时都应被询问并记录吸烟情况。

（2）建议（advise）：用明确的、强烈的以及个体化的方式建议所有吸烟者戒烟。

（3）评估（assess）：评估每位吸烟者的戒烟意愿。

（4）帮助（assist）：提供戒烟药物以及咨询治疗。

（5）安排随访（arrange）：包括门诊随访和电话随访。

2. 戒烟药物　《2007年版中国临床戒烟指南（试行本）》以及《2008年美国临床戒烟指南》推荐了3类能够有效增加长期戒烟效果的一线临床戒烟用药，包括尼古丁替代疗法（nicotine replacement therapy，NRT）用药（尼古丁咀嚼胶、尼古丁吸入剂、尼古丁口含片、尼古丁鼻喷剂和尼古丁贴剂）、盐酸安非他酮缓释片和伐尼克兰。吸烟者在使用前应咨询专业医生，并在医生指导下使用。

四、控烟健康教育与健康促进的实施

（一）青少年控烟健康教育

首先，学校要积极创造无烟环境，学校全体职工应主动禁烟，为学生树立良好榜样，学生家长及来访者应禁烟；其次学校要教育和引导学生认识吸烟的危害，并帮助吸烟的学生戒烟，积极开展丰富多彩的健康教育干预内容和方法，引导学生的正确行为。

家长是孩子的第一任老师，家长的言行直接影响青少年的健康，因此要求家长做到不吸烟，尤其是不在子女面前吸烟，为孩子树立榜样，对处于好奇沾染上吸烟的孩子，家长应帮助其尽早戒烟。

社会环境对青少年的影响极大。一要加大执法力度，不许向未成年人售烟，有效限制青少年获得烟草；二要履行《公约》，广播影视部门通过禁止和减少影视人物吸烟镜头、严格制烟草广告，使青少年远离烟草诱惑；三是通过卫生部门到学校、社区讲课、设立展台、宣传台等使青少年认识吸烟的危害，共青团组织可开展形式多样的教育活动，倡导文明、健康的生活方式。

（二）医院控烟

1. 在医学院校开设控烟健康教育课程　过去50年来，一些发达国家的医学院校通过设置烟草相关课程，实施控烟教育，改变学生吸烟习惯，使学生在承担社会控烟和正确处理吸烟者责任上发挥重要作用。随着医学生使用烟草的现象减少，社会总人口吸烟率也逐渐降低。2009年，国家规划研究生教材、国家级继续医学教育教材首次写入"吸烟危害健康"的内容，使烟草危害健康的内容第一次被正式纳入国家医学教育体系。2013年，卫生部"十二五"规划医学生本科教材将烟草病学的内容以专章形式写入教材。同年，国家医学考试中心组织编写了《执业医师与控烟》，首次将关于烟草控制的考试内容纳入执业医师资格考试。

2. 医务人员将控烟工作融入临床工作中　控制烟草使用是医生义不容辞的责任，医生帮助患者降低烟草危害最直接的方法就是帮助他们戒烟。有数据显示,70%的人每年都会就医一次或以上,即使是医生仅给予3分钟以下的简短戒烟建议,也会使戒烟率明显增加。在患者就医时,一位对烟草危害有深刻认识的医生向患者提出的简单戒烟忠告,就可能完全改变患者以后的吸烟行为。这样的忠告比其他任何人的劝告及其他任何形式的宣传教育都要更有效。

对于有戒烟意愿的吸烟者,医生应提供戒烟帮助(如处方戒烟药物和进行行为矫正,对于需要强化治疗者可推荐至戒烟门诊),对于尚无戒烟意愿的吸烟者,应激发其戒烟动机,并鼓励他们尝试戒烟。在临床工作中,即使医生非常繁忙,至少也应问问并记录就诊者是否吸烟,应建议所有吸烟者必须戒烟,向有戒烟意愿的吸烟者提供简单的戒烟帮助,如处方戒烟药物和(或)进行简短戒烟咨询,必要时推荐他们去戒烟门诊或拨打戒烟热线(400 888 5531)。

3. 戒烟门诊是对吸烟者进行强化戒烟干预的场所　戒烟门诊是对吸烟者进行专业化戒烟干预的一种有效途径与方式,其对象主要是经过简短干预效果不佳或自愿进行强化戒烟干预的吸烟者。1956年,瑞典斯德哥尔摩建立了世界上第一家戒烟门诊,之后世界上很多国家相继建立了戒烟门诊,目前已有数百万人在戒烟门诊成功戒烟。1996年,世界卫生组织烟草或健康合作中心在北京朝阳医院建立了我国第一家戒烟门诊,目前全国至少已有几百家规范化戒烟门诊。戒烟门诊可提供的戒烟服务包括戒烟劝诫,戒烟咨询,戒烟热线及药物治疗。

4. 针对医务人员的控烟健康教育　我国医务工作者吸烟问题存在着知识和行为脱节的情况,尽管医生掌握了一定的控烟相关知识,但吸烟率较高,部分医生在患者面前仍然吸烟。国外发达国家控烟经验显示,要想全人群吸烟率下降,必须先有医生吸烟率的下降,因此,对医务工作者进行控烟健康教育势在必行。

首先,应加强知识宣传,研究显示医生对吸烟危害的认识并不全面,尽管已经普遍掌握了吸烟对冠心病、肺癌、慢性支气管病的影响,但对于吸烟及二手烟暴露与其他多种疾病和健康问题的关系了解较少。其次,应加强医生健康教育知识和技能,戒烟门诊和健康教育科以外的其他科室医生也应主动对患者进行控烟健康教育,这就需要医生掌握戒烟干预的知识和技能。此外,应加强医生职业道德教育,使医生明确自己在控烟工作中的责任,珍视医生在患者心中的形象,做好表率作用。

5. 针对医院领导的控烟健康教育　国外控烟经验表明,控烟工作的成功与否与领导的支持密切相关。领导的态度和行为对整个人群的控烟工作起着示范和引导作用。提高医院领导控烟意识是开展医院控烟工作关键。医院领导应认识到开展医院控烟工作不仅有利于患者健康,而且有利于医院职工的健康,可以减少职工病休和疾病负担,控烟工作还能提升医院形象,而这些并不会花费大量人力物力。在医院管理方面,医院可以设置控烟委员会,形成由上而下的控烟管理体系,制定相应的规章制度。

6. 针对患者的控烟健康教育

(1)门诊患者:门诊控烟健康教育可以充分利用患者门诊候诊时间开展,可以采取多种干预措施和方法,如发放控烟健康教育宣传资料、播放控烟视频、长期设置宣传栏,还可以组织医务人员开展现场咨询、专题讲座。

(2)住院患者:住院患者健康教育的实施对象不仅是患者,也应包括患者家属,利用住院期间实施控烟健康教育可以取得较好的效果。医院的无烟环境对患者控烟起到促进作用。

病房内应醒目悬挂宣传标语,医生应向患者及家属宣传吸烟危害知识、戒烟知识和技能,鼓励、支持患者及家属戒烟。

(三)控烟健康教育的效果评价

反映控烟健康教育效果的指标包括:吸烟危害健康知识水平的提高;对吸烟和控烟态度的改变;吸烟行为的改变;吸烟率的下降等。

目前开展的控烟健康教育项目尚缺乏有效的效果评价机制,应该建立起长效的项目评价机制,对控烟效果进行实时监测,并进行阶段性总结和评价,为控烟健康教育工作的持续开展提供指导和依据。

案　例

全国无烟医院创建工作

针对我国医务工作者和医疗机构中吸烟情况普遍的问题,2008 年原中国卫生部和全国爱国卫生运动委员会发布了《无烟医疗卫生机构标准(试行)》;2009 年原中国卫生部发布了《在 2011 年起全国医疗卫生系统全面禁烟的决定》。为帮助医疗机构创建无烟环境,中国控制吸烟协会、中国疾病预防控制中心控烟办公室和 WHO 烟草或健康合作中心分别在国内开展了无烟医院创建工作。下面以 WHO 烟草或健康合作中心开展的项目为例介绍无烟医院创建工作。

2008 年,WHO 烟草或健康合作中心获得国际防痨和肺疾病联合会的项目支持,在中国 41 家医院中试点开展无烟医院创建工作。

(一)方法

首批共有来自全国 20 个省的 41 家医院参加了本项目。项目组首先举办"无烟医院项目启动会",动员医院院长,获得创建无烟医院的承诺。随后,要求每家医院委派一位无烟协调员,负责项目的沟通和推进,并对协调员进行相关培训,建立协调员工作网络。项目医院根据项目总体要求制定项目实施方案和进度,并建立院内控烟小组,包括成立控烟领导小组、成立科室控烟小组、设立控烟监督员和巡查员等。同时,项目医院按照要求建立健全医院控烟制度和管理方法,包括制定项目医院控烟领导小组职责及工作制度;将无烟医院建设纳入医院的发展计划;制定医院控烟考核与奖罚制度;制定医院控烟巡视员、监督员职责与工作制度;制定医务人员简短戒烟劝导规定;制定戒烟门诊或戒烟医生工作制度和职责;制定室外吸烟区设置和管理办法等。

在项目医院职工中进行了基线及终期吸烟情况调查。项目组每 3 个月挑取 1 家医院进行督导,确保无烟医院创建工作顺利开展,并确保无烟协调员每季度提交工作报告以明确项目的进展。

(二)结果

41 家医院均实施了院内禁烟,大多数医院建立了戒烟门诊;在监测的 11 项政策指标中,有 8 项获得了显著改善;常规记录患者吸烟状况较难实现;职工吸烟率由 14.8% 降至 10.7%($P<0.001$);室外无烟区有助于室内禁烟;职工教育是无烟医院实施过程中的首要关键措施。

(三)结论

以上结果表明,通过采取综合措施,在中国医院中实行无烟医院标准是可行的(见表 12-2、表 12-3)。

表 12-2　在项目实施的 14 个月之中 41 家项目医院控烟措施的改变情况

	第一次调查		第二次调查		χ^2	P
	是	否	是	否		
禁止销售烟草制品	26	15	41	0	18.4	<.001
室内禁止吸烟	23	18	41	0	23.1	<.001
综合的禁烟标志	39	2	41	0	0.5	.474
设立室外吸烟区	17	24	40	1	30.4	<.001
鼓励员工戒烟	11	30	41	0	43.3	<.001
要求所有员工建议患者戒烟	30	11	41	0	12.7	<.001
官方文件要求医生记录患者的吸烟情况	12	27	18	23	1.5	.225
官方文件要求医生建议吸烟者戒烟	35	6	39	2	1.2	.264
官方文件要求医生提供戒烟治疗	16	25	33	8	14.7	<.001
建立戒烟门诊	14	27	36	5	24.8	<.001
建立戒烟热线	6	35	35	6	41.0	<.001

表 12-3　在项目实施的 14 个月之中项目医院职工中吸烟流行情况的变化

	第一次调查	第二次调查	χ^2	P
	$N = 24\ 642$	$N = 24\ 087$		
总体吸烟者比例	14.8%	10.7%	189.1	<.001
男性吸烟者比例	43.1%	34%	130.3	<.001
女性吸烟者比例	1.3%	0.5%	55.1	.474

（肖　丹）

思　考　题

1. 如何针对本社区人群特点制定慢性病健康教育的方案？
2. 传染病健康教育的主要策略是什么？
3. 突发公共卫生事件健康教育的原则是什么？
4. 生命的不同时期开展心理健康教育的内容是什么？
5. 如何评价不同场所的心理健康教育与健康促进工作？
6. 世界卫生组织提出的 MPOWER 综合控烟政策包括哪些内容？
7. 个体控烟干预有哪些内容？

参考文献

1. 中国疾病预防控制中心慢性病中心.中国慢性病及其危险因素监测报告(2010).北京:军事医学科学出版社,2012:50-65.

2. WHO,Global status report on noncommunicable diseases 2010,http://www.who.int/nmh/publications/ncd_report2010/en/.

3. 中国慢性病防治工作规划(2012-2015). http://www.nhfpc.gov.cn/zhuzhan/wsbmgz/201304/b8de7b7415c a4996b3567e5a09e43300.shtml.

4. 王文娟,糖尿病迅猛增长,中国该如何应对? 中国医学前沿杂志,2014,6(3):22-26.

5. 田本淳,健康教育与健康促进实用方法,第二版,北京:北京大学医学出版社,2014.

6. 马骁.健康教育学.北京:人民卫生出版社,2013.

7. 胡俊峰,侯培森.当代健康教育与健康促进.北京:人民卫生出版社,2005.

8. 苏晓婷,姜戈.健康教育在传染病预防控制中的作用探讨.中国健康教育,2002,18(11):722-723.

9. 王陇德.现场流行病学,北京:人民卫生出版社,2004.

10. 耿文奎,葛宪民.突发事件监测预警及应急救援.北京:人民卫生出版社,2008.

11. Moye PK,Pesik N,Terndrup T,et al,et al.Bioterrorism training in U.S.emergency medicine residencies：has it changed since 9/11? Acad Emerg Med.2007,14(3):221-227.

12. Brolén P,Ortenwall P,Osterhed H,et al. KAMEDO Report 89:terrorist attack in Bali,2002. Prehosp Disaster Med. 2007,22(3):246-250.

13. Choi N. Narrative analysis on survivor's experience of Daegu subway fire disaster—the hypothetical suggestions for disaster nursing practice. Taehan Kanho Hakhoe Chi. 2005,35(2):407-418.

14. Hu YY,Adams RE,Boscarino JA,et al. Training needs of pediatricians facing the environmental health and bioterrorism consequences of September 11th. Mt Sinai J Med. 2006,73(8):1156-1164.

15. Murphy FA. Emerging zoonoses：The challenge for public health and biodefense. Prev Vet Med. 2008 Mar 29. 〔Epub ahead of print〕.

16. Perrone LA,Tumpey TM. Reconstruction of the 1918 pandemic influenza virus:how revealing the molecular secrets of the virus responsible for the worst pandemic in recorded history can guide our response to future influenza pandemics. Infect Disord Drug Targets. 2007,7(4):294-303.

17. Hoang VM,Dao LH,Wall S,et al.Cardiovascular disease mortality and its association with socioeconomic status:findings from a population-based cohort study in rural Vietnam, 1999-2003. Prev Chronic Dis. 2006,3(3):A89.

18. Rhodes KV,Kushner HM,Bisgaier J,et al. Characterizing emergency department discussions about depression. Acad Emerg Med. 2007,14(10):908-911.

19. Gibson S,Lemyre L,Clément M,et al. Terrorism threats and preparedness in Canada:the perspective of the Canadian public. Biosecur Bioterror. 2007,5(2):134-144.

20. World Health Organization. WHO framework convention on tobacco control. Geneva:World Health Organization,2003.

21. World Health Organization. WHO report on the global tobacco epidemic,2008- The MPOWER package. Geneva:World Health Organization,2008.

22. Chinese center for disease control and prevention. Global Adult Tobacco Survey：2010 China report. Beijing:China Three Gorges Publishing House,2010.

23. Chen Z,Shin YS,Beaglehole R. Tobacco control in China:small steps towards a giant leap. Lancet,2012;379:779-80.

24. 世界卫生组织烟草或健康合作中心.2007年版中国临床戒烟指南(试行本).北京:人民卫生出版

社,2007.

25. Xiao D,Chen ZM,Wang C. Effects of a short-term mass media campaign against smoking. Lancet,2013, 382:1964-1966.

26. 中华人民共和国卫生部.中国吸烟危害健康报告.北京:人民卫生出版社,2012.

27. 朱桂霞.医院控烟健康教育.中国健康教育,2008,24(11):873-874.

28. 孙玉芝,何佩穗.中国控烟健康教育现状及研究进展.公共卫生与预防医学,2008,19(5):103-105.

29. Xiao D,Wang C,Chen H,Hajek P. Making Hospitals in China Smoke-Free:A Prospective Study of Implementing the New Standard. Nicotine Tob Res,2013,15:2076-2780.

第十三章

我国健康素养促进行动与监测工作进展

培训要点：

1. 健康素养的概念。
2. 提升公众健康素养的意义。
3. 健康素养评价方法。
4. 我国提升公众健康素养的重要政策和重大举措。

健康素养是指个人获取和理解基本健康信息和服务，并运用这些信息和服务作出正确决策，以维护和促进自身健康的能力。目前，我国主要从以下三个方面来评价一个人的健康素养：①基本的健康知识和理念；②健康的生活方式与行为；③健康基本技能。

第一节　我国提升国民健康素养的实践

一、提升健康素养的意义

提升公众健康素养，可以促进人们树立科学的健康观和健康意识，提高健康知识水平、自我保健能力和健康问题的应对能力，最终目标是提升全民健康水平和生命质量。对于我国来说，提升公众健康素养有着重要的现实意义。

近年来我国慢性病呈现"井喷"态势，慢性病不仅给社会和家庭造成了沉重的经济负担，而且已经成为人均期望寿命提高和人民群众生活质量改善的一个重要制约因素，而慢性病的主要防控措施就是改变不健康的行为习惯，养成良好的生活方式，从源头上遏制慢性病的发生和发展，同时，增强患者疾病自我管理能力，减少病残和死亡，这些都依赖于个体健康素养的提高。

农村地区卫生条件较差，呼吸道传染病、消化道传染病、接触性传染病等仍然是农村地区的常见病、多发病，提高农村居民的卫生意识，养成良好的卫生习惯，就可以有效避免这些疾病的发生。

城乡居民疾病早期发现率普遍较低，是导致预后差、致死致残的主要原因，而疾病的早发现、早治疗与人民群众的健康意识、健康知识水平密切相关。提高人民群众的健康素养，树立健康风险意识，掌握疾病早期识别知识，定期体检，可有效提高疾病的早期发现率。

二、我国健康素养的研究与实践

美国是最早开展健康素养研究的国家,我国的健康素养研究也是在借鉴国外研究成果的基础上开展的。但是,我国的健康素养研究和国外健康素养研究存在着很大不同。美国对健康素养的研究是以临床视角为切入点,重点研究公众对健康相关信息的获取、理解、甄别和应用能力。我国对健康素养的研究是以公共卫生视角为切入点,强调预防,重点考察个人对健康知识、健康技能的掌握和健康行为的养成。

(一) 健康素养研究的启动与《中国公民健康素养——基本知识与技能(试行)》出台

2006 年,在科技部公益基金资助下,中国疾病预防控制中心健康教育所(现更名为中国健康教育中心)着手健康素养的研究工作。

2007 年,原卫生部妇社司召集医疗卫生系统内 100 多名专家、学者,历时 1 年多,反复研讨,提出了现阶段我国公民应具备的 66 项基本健康知识和理念、健康生活方式与行为和基本技能,作为中国公民健康素养的基本内容。

2008 年 1 月,原卫生部发布第 3 号公告《中国公民健康素养—基本知识与技能(试行)》,这是世界上第一份界定公民健康素养的政府文件。《健康 66 条》是我国公民健康素养的基本内容,提出了公民应具备的 66 条基本健康知识和健康技能,其中包括基本知识和理念 25条、健康生活方式与行为 34 条和基本技能 7 条。

在此基础上,原卫生部妇社司组织专家编写了《健康 66 条—中国公民健康素养读本》,全面阐述了《健康 66 条》的主要内容。2008 年 5 月,在北京举行了中国公民健康素养促进行动启动仪式暨《读本》首发式。8 月,原卫生部下发了《中国公民健康素养促进行动工作方案(2008-2010 年)》,为我国全面开展健康素养促进工作奠定了坚实的基础。

(二) 健康素养评价指标体系研究

2010 年,中国健康教育中心开展了健康素养评价指标体系研究。以健康素养概念内涵为理论指导,以《健康 66 条》为评价内容,构建了我国健康素养评价指标体系。

健康素养评价指标体系由三级指标构成。一级指标有 3 个,分别为基本知识和理念、健康生活方式与行为、基本技能;二级指标有 6 个,分别为基本理念、基本知识、生活方式与习惯、卫生服务利用、认知技能、操作技能;三级指标有 20 个,分别为对健康的理解、健康相关态度、生理卫生常识、传染病相关知识、慢性病相关知识、保健与康复、安全与急救、法规政策、环境与职业、营养与膳食、运动、成瘾行为、心理调节、个人卫生习惯、利用基本公共卫生服务的能力、就医行为、获取信息能力、理解沟通能力、自我保健技能、应急技能。

健康素养评价指标体系的构建,为健康素养评价提供了理论支持,是开展健康素养评价的基础性工作,是健康素养标准化试题库建设和标准化监测问卷制定的前提和保障。

(三) 健康素养标准化试题库及标准化监测问卷

自 2008 年开展了首次全国城乡居民健康素养调查之后,很多省市也相继开展了辖区内城乡居民健康素养调查。由于缺乏统一的、具有可比性的调查问卷,各地报告的健康素养水平差异很大。为了给各级健康教育专业机构提供一套统一的测量工具,中国健康教育中心于 2010～2012 年开展了健康素养标准化试题库研究。

标准化题库构建包括:《健康 66 条》的维度划分、各维度权重的确定、在维度细分的基础上开发试题、每道试题难易度与区分度的确定、题型、题量的确定。理论上,保证随机生成的每一套健康素养问卷在覆盖面、维度权重、难易度、区分度、题型、题量等方面具有很好的同质性。

健康素养标准化试题库的建设,不仅为各级健康教育专业机构开展辖区居民健康素养调查提供标准化调查问卷,还为连续开展全国健康素养监测提供了强有力的技术支持。

第二节　健康素养监测与评价

2012 年,国家启动了中央补助地方健康素养促进行动项目,标志着连续性、规范性健康素养监测工作的开始。2008 年,我国开展了第一次全国城乡居民健康素养调查。2012 年既是第二次全国城乡居民健康素养调查,也是我国城乡居民健康素养监测工作的开始。2008 年,我国城乡居民健康素养水平为 6.48%,2012 年为 8.80%,2013 年为 9.48%。

城乡居民健康素养监测问卷为标准化问卷,是在健康素养评价指标体系划分的基础上设计的,具体包括三个方面素养和六类问题素养。下面介绍 2012 年健康素养监测工作的设计。

一、监测对象

非集体居住的 15～69 岁城乡常住居民。

二、监测范围

中国 31 个省(自治区、直辖市),不包括港、澳、台地区,共计 336 个监测点(区县),其中城市监测点 148 个,农村监测点 188 个,覆盖全国 336 个县(区)1008 个乡镇(街道)。

三、监测方法

2012 年健康素养监测采用分层多阶段 PPS 抽样方法。以 31 个省(自治区、直辖市)为单位,每省(自治区、直辖市)按照城乡分层,采用与人口规模成比例的整群抽样(PPS 抽样)方法随机抽取 336 个监测县(市、区);每个监测县(市、区)采用 PPS 抽样方法随机抽取 3 个街道(乡镇);)每个样本街道(乡镇)采用 PPS 抽样方法随机抽取 2 个居委会(村);每个样本居委会(村)采用简单随机抽样方法抽取不少于 50 个家庭户;每个样本家庭户采用 KISH 表法抽取 1 名 15～69 岁常住人口作为调查对象。监测时间为 2012 年 8～12 月。

四、调查问卷

以《健康 66 条》为依据,问卷主要内容包括基本健康知识和理念、健康生活方式与行为、基本技能 3 个方面。在 2008 年基础上,增加了健康信息素养的测试。同时,开展了标准化问卷研究,明确了问卷的构成及权重,对题型、题量也做了要求。调查问卷共由 80 道题组成,题型包括判断题、单选题、多选题和阅读题。

五、问卷计分方法

判断题 15 题,正确计 1 分,错误计 0 分;单选题 40 题,正确计 1 分,错误计 0 分;多选题 18 题,选项与正确答案完全一致计 2 分,错选、漏选 0 分;情景题共 2 个大题 7 个小题,判分标准与单选题、多选题一致。调查问卷共 80 个题目,满分 100 分。

六、评价方法

健康素养监测从 3 个角度,系统、深入地分析了目前我国城乡居民健康素养水平。

1. 从总体角度,综合分析我国城乡居民健康素养水平及不同特征人群健康素养水平。

2. 以知识、行为、技能为导向,从基本知识和理念素养、健康生活方式与行为素养、基本技能素养 3 个方面分析城乡居民健康素养水平。

3. 以公共卫生问题为导向,从科学健康观素养、传染病防治素养、慢性病防治素养、安全与急救素养、基本医疗素养、健康信息素养 6 个方面分析城乡居民健康素养水平。

七、评价标准

1. 健康素养水平

健康素养水平指具备基本健康素养的人在总人群中所占的比例。

判定具备基本健康素养的标准:问卷得分达到总分 80% 及以上,即问卷得分 ≥80 分,被判定具备基本健康素养。

2. 三个方面健康素养水平

依据《中国公民健康素养——基本知识与技能(试行)》,将健康素养划分为三个方面,即基本健康知识和理念、健康生活方式与行为、基本技能。

某方面健康素养水平,指具备某方面健康素养的人在总人群中所占的比例。

判定具备某方面健康素养的标准:以考察某方面素养所有题目的分值之和为总分,实际得分达到该总分 80% 及以上者,被判定具备该方面的健康素养。

3. 六类健康问题素养水平

依据《中国公民健康素养——基本知识与技能(试行)》,结合主要公共卫生问题,将健康素养划分为六类健康问题素养,即科学健康观、传染病防治素养、慢性病防治素养、安全与急救素养、基本医疗素养和健康信息素养。

某类健康问题素养水平,指具备某类健康问题素养的人在总人群中所占的比例。

判定具备某类健康问题素养的标准:以考察某类健康问题素养所有题目的分值之和为总分,实际得分达到该总分 80% 及以上者,被判定具备该类健康问题素养。

第三节　健康素养促进行动

党的十六大报告把提高全民族健康素质、科学文化素质与思想道德素质列为全面建设小康社会的奋斗目标之一。党的十八大报告又进一步指出:"健康是促进人全面发展的必然要求。"为了提升国民的健康素养水平,国家设立了健康素养专项资金,大力推动促进提升健康素养的活动开展。

一、与健康素养促进有关的重要政策和重大举措

2008 年 1 月,原卫生部发布了《中国公民健康素养—基本知识与技能(试行)》。9 月,制定下发《中国公民健康素养促进行动工作方案(2008—2010 年)》,在全国范围内启动健康素养促进行动。

2009 年 3 月,国务院出台了《中共中央国务院关于深化医药卫生体制改革的意见》,明确

提出"加强健康促进与教育。医疗卫生机构及机关、学校、社区、企业等要大力开展健康教育,充分利用各种媒体,加强健康、医药卫生知识传播,倡导健康文明的行为方式,促进公众合理营养,提高群众的健康意识和自我保健能力。"

2009 年,国家实施了《国家基本公共卫生服务项目》,健康教育是其中一项独立的服务内容。

2011 年 3 月,我国政府颁布了《我国国民经济和社会发展十二五规划纲要》,明确指出"普及健康教育,实施国民健康行动计划"。

2012 年 3 月,国务院下发了《"十二五"期间深化医药卫生体制改革规划暨实施方案》,明确提出"加强健康促进与教育,实施国民健康行动计划,将健康教育纳入国民教育体系。主要媒体要加强健康知识宣传。倡导健康的生活方式,引导科学就医和安全合理用药。"

2012 年 7 月,国务院发布《国家基本公共服务体系十二五规划》,把 2015 年"城乡居民具备健康素养的人数达到总人数 10%"作为"十二五"时期基本医疗卫生服务国家基本标准。

2012 年 10 月,国务院出台了《卫生事业发展"十二五"规划》,明确提出"完善健康素养监测体系","广泛开展健康教育。发挥健康教育体系和健康教育基地的作用,针对重点疾病、重点人群、重点场所和重大公共卫生问题开展群众喜闻乐见的健康教育活动,继续推进全民健康素养促进行动,普及基本卫生知识,倡导健康文明生活方式。到 2015 年,城乡居民健康素养水平提高到 10%。"

2012 年中央财政启动全国健康素养促进行动项目,包括开展健康公益广告、健康巡讲、健康素养和烟草流行监测、创建无烟医疗卫生机构、食品安全健康教育、疾病预防控制健康教育 6 项工作。

2013 年 3 月,在国家新一轮"大部制"改革中,卫生部与国家人口和计划生育委员会合并,成立了国家卫生和计划生育委员会,内设宣传司健康促进处,主管全国健康教育与健康促进工作。

2014 年 4 月,国家卫生计生委制定了《全民健康素养促进行动规划(2014—2020 年)》,明确提出"到 2015 年,全国居民健康素养水平提高到 10%;到 2020 年,全国居民健康素养水平提高到 20%"。

二、国家基本公共卫生服务项目

2009 年,国家实施了《国家基本公共卫生服务项目》,健康教育既是一项独立的服务内容,又是开展其他基本公共卫生项目的重要内容和手段。

国家基本公共卫生服务项目有明确的经费保障。2009 年,基本公共卫生服务经费标准为人均 15 元,2013 年为人均 30 元,2015 年,将达到人均 40 元。按照 2010 年我国第六次全国人口普查数据 13.39 亿(不包括港澳台地区)计算,2013 年国家基本公共卫生服务项目经费超过 400 亿。

随着经费投入的增加,国家基本公共卫生服务项目的范围也在不断扩大。2009 年为 9 大类,2011 年为 10 大类,2013 年为 11 大类。

2013 年国家基本公共卫生服务项目包括:建立居民健康档案、健康教育、预防接种、儿童健康管理、孕产妇健康管理、老年人健康管理、慢性病患者健康管理(高血压、2 型糖尿病)、重性精神疾病患者管理、传染病及突发公共卫生事件报告和处理、中医药健康管理以及卫生监督协管 11 大类 43 项服务。

三、中央补助地方健康素养促进行动项目

2012 年，国家启动了"中央补助地方健康素养促进行动项目"，这是我国政府首次对健康素养促进行动的专项经费投入。2012 年财政投入费用为 2.38 亿，2013 年为 2.44 亿，2014 年为 2.59 亿。

"中央补助地方健康素养促进行动项目"旨在进一步整合资源，加强统筹协调，充分发挥健康教育专业机构的作用，确保有效落实深化"医改"健康教育和健康促进工作任务。主要内容包括：①公益广告；②健康巡讲；③健康促进县（区）建设；④12320 热线戒烟咨询服务；⑤健康促进医院建设；⑥健康素养和烟草流行监测；⑦重点疾病或领域健康教育；⑧地域性疾病健康教育。

四、全民健康素养促进行动规划（2014—2020 年）

为科学、规范、有效地开展健康促进工作，建立政府主导、部门合作、全社会参与的全民健康素养促进长效机制和工作体系，全面提高我国城乡居民健康素养水平，国家卫生计生委于 2014 年制定了《全民健康素养促进行动规划（2014—2020 年）》。主要工作内容包括：①树立科学健康观；②提高基本医疗素养；③提高慢性病防治素养；④提高传染病防治素养；⑤妇幼健康素养；⑥中医养生保健素养。主要活动包括：①开展健康素养宣传推广；②启动健康促进县（区）、健康促进场所和健康家庭建设活动；③全面推进控烟履约工作；④健全健康素养监测系统。

《规划》提出了明确的目标要求，"到 2015 年，全国居民健康素养水平提高到 10%；东、中、西部地区居民健康素养水平分别提高到 12%、10% 和 8%；全国具备科学健康观的人口比例达到 40%，居民基本医疗素养、慢性病防治素养、传染病防治素养水平分别提高到 11%、15% 和 20%；在全国建设健康促进县（区）180 个，健康促进医院、健康促进学校、健康促进机关、健康促进企业、健康社区各 400 个，健康家庭 18 000 个。到 2020 年，全国居民健康素养水平提高到 20%；东、中、西部地区居民健康素养水平分别提高到 24%、20% 和 16%；全国具备科学健康观的人口比例达到 50%，居民基本医疗素养、慢性病防治素养、传染病防治素养水平分别提高到 15%、20% 和 25%；在全国建设健康促进县（区）600 个，健康促进医院、健康促进学校、健康促进机关、健康促进企业、健康社区各 1400 个，健康家庭 60 000 个。"

五、"健康中国行"项目

2012 年，国家卫生计生委启动了"健康中国行——全民健康素养促进活动"。该活动第一周期为三年，每年选择一个严重威胁群众健康的公共卫生问题作为主题，充分利用各种资源，动员各方面力量围绕活动主题开展健康教育宣传活动，将其打造成健康促进的品牌活动，力求形成规模效应，取得良好的社会效益。

2013 年主题为"合理用药"，2014 年主题为"科学就医"，2015 年主题为"无烟生活"。

活动内容包括：①下发活动方案。根据每年活动主题，向各省、自治区、直辖市下发活动主题及工作方案，要求各级卫生计划部门统一部署相关健康教育宣传活动，全国一盘棋，齐心协力形成宣传声势，集中时间、集中力量围绕主题进行宣传教育，提高群众对健康知识和相关政策的知晓度；②开发权威健康教育核心信息及传播材料。每年针对公众存在的认识误区和问题组织专家开发与主题相关的权威健康教育核心信息及释义，制作健康宣讲标准

化课件。依据核心信息开发海报、招贴画、公益广告、问答手册等系列传播材料,供各地、各机构开展相关活动使用;③举办形式多样的宣传教育活动。国家级举办主题宣传活动启动会,组织专家宣讲团,开展巡讲活动。各地组织专家进机关、学校、企业、社区进行义务咨询,发放健康传播材料和健康工具包,组建基层健康宣讲队等活动;④利用大众媒体广泛宣传。各地召开媒体沟通会和培训会,提高媒体传播知识和宣传报道能力,并通过组织评选"健康传播使者"等活动激励媒体记者。开展专家在线访谈、手机短信干预等活动,利用传统媒体和新媒体广泛宣传健康教育核心信息,提高活动的覆盖面和影响力。

六、中国烟草控制大众传播活动

2008 年 7 月,原卫生部正式启动了"中国烟草控制大众传播活动",每年举办一届。活动由国家卫生计生委(原为卫生部)主办,中国健康教育中心承办,中国疾病预防控制中心、中国控制吸烟协会、世界卫生组织烟草或健康合作中心协办,美国无烟草青少年运动支持。

活动设立了"控烟宣传报道优秀作品征集、评选、表彰"、"媒体控烟宣传报道培训"、"省级控烟机构媒体传播能力建设"、"年度控烟十大新闻事件评选"、"社交媒体控烟传播"等活动板块,旨在动员和引导传统媒体及新媒体开展控烟宣传,推出更多、更好的控烟宣传报道作品,提高公众控烟意识,营造控烟社会氛围,引导社会舆论,推动控烟履约工作的进展。

七、健康素养评估学习网络系统

受原卫生部妇社司的委托,江苏省疾病预防控制中心健康教育所牵头开发了具有我国特色的、基于网络技术的"居民健康素养评估学习系统"。

该系统的试题库以原卫生部《健康 66 条》为知识源,参考教育部《中小学健康教育指导纲要》的知识要点,形成不同形式的健康素养测试题。测试内容包括基本健康知识和理念、健康生活方式与行为、健康基本技能,涉及科学健康观、安全与急救、基本医疗、传染病预防、慢性病预防 5 个主要领域;题型包括单选题与判断题。每道题目给出推荐使用范围,包括成人题、学生题、成人和学生通用题,提供面向居民自测的普及版与面向专业机构评估的专业版。2014 年,新开发了针对不同主题、不同人群的健康素养学习子系统,包括重大传染病健康素养学习子系统、慢性病防治健康素养学习子系统、膳食营养健康素养学习子系统和职业人群健康素养学习子系统。随着研究和实践的深入开展,将有更多的子系统上线,供大家选择学习。

"评估学习系统"凭借其互联网传播的优势,广泛传播健康素养知识与技能。网站有大量健康教育材料,包括文字类、音频类和视频类,寓教于乐,具备同时满足公众自学、健康素养测评和供专业机构开展相关调查使用等多种功能。

思 考 题

1. 什么是健康素养?
2. 为什么说提升公众健康素养对我们国家来说显得尤为重要和迫切?
3. 健康素养评价方法包括哪些方面?
4. 从健康促进角度,谈一谈"中央补助地方健康素养促进行动项目"的设计理念。

参 考 文 献

1. World Health Organization Regional Office for Europe. Health literacy–The solid facts. 2013.

2. Agency for Healthcare Research and Quality，U. S. Department of Health and Human Services. Health Literacy Interventions and Outcomes：An Updated Systematic Review. 2011.

3. U. S. Department of Health and Human Services，Office of Disease Prevention and Health Promotion. National Action Plan to Improve Health Literacy. 2010.

4. Brietta Clark. Using Law to Fight a Silent Epidemic：The Role of Healthy Literacy in Health Care Access，Quality & Cost [J]. Annals of Health Law，2011，20(2)：253-327.

5. 国家卫生和计划生育委员会宣传司，中国健康教育中心.2012 年中国居民健康素养监测报告.2013.

6. 国家卫生和计划生育委员会.全民健康素养促进行动规划(2014—2020 年).2014.

7. 中共中央国务院.中共中央国务院关于深化医药卫生体制改革的意见.2009.

8. 卫生部.中国公民健康素养—基本知识与技能(试行).2008.

（李英华）

第十四章

健康教育与健康促进项目的评价设计

培训要点:

1. 评价设计的原则。

2. 社区干预实验研究评价设计的样本量和群数计算。

3. 观察性研究评价设计的种类和原理。

评价是健康教育与健康促进项目不可分割的一部分,贯穿于项目计划和实施的各个环节。评价的目的是要确定干预项目是否真正产生了效果,是否切实影响了人们的行为转变,是否值得支持、扩大或推广。健康教育与健康促进项目或干预活动不同于临床实验,常常是社会性、群体性的,具有多元性、多层次性和健康及经济效益延迟性的特点,所以,健康教育与健康促进项目的评价也应是多层次的,既有短期效果评价,又有长期效果评价;既有制订计划前的形成评价,也有计划实施后的效果评价;既有定量的评价,也有定性的评价;既有健康结局评价,也有社会经济学评价。与其他项目评价一样,健康教育与健康促进项目的评价也需要根据项目的目标和内容进行科学的设计。

第一节　评价设计的类型和原则

一、评价研究设计的类型

评价设计主要包括实验研究设计和观察性研究设计两类。实验研究也称为控制研究,是指对研究对象实施一定的干预措施,评价其干预效应或效果。实验研究包括干预后调查、同一组人群干预前后对比、临床实验、现场实验、整群随机社区实验、类实验等。观察性研究是指不对研究对象进行人为控制或干预,在自然情况下对传播现象或过程进行观察。观察性研究又可分为:①描述性研究:包括横断面调查、生态学研究等,目的在于提出因果假设;②分析性研究包括病例对照研究、队列研究等,目的在于检验因果假设,估计各种因素对疾病和健康作用的大小,并提出可能的干预策略。

二、评价设计的原则

评价设计应遵循一定的原则,其基本原则包括:

1. 需严格遵照项目的效应模型　即在项目一开始就需要明确使用哪种效应模型

(model of effect)，包括干预活动的强度和频率有多大、谁是干预的目标人群、效应出现的快慢以及幅度如何等。效应模型也需明确效应产生的机制，即回答究竟是哪些干预措施在人们的健康效应方面发挥了作用，如，是通过个体学习、社会扩散，还是通过制度性扩散，最终产生了这些效应。

2. 使用多种评价方法　评价有多种方法，包括定性的方法、定量的方法、监测的方法、文献回顾的方法等，用不同的评价方法从不同的角度对干预活动或项目的效应进行评价，有助于获得客观、全面、真实的信息。单一的评价方法失败的风险较高，有时甚至会得出错误的结论。一般来说，以下方法能够更好地说明效果与干预之间的联系：①在项目实施的不同时间点，对项目在目标人群中产生的效应进行多次测量；②同时设立干预组和对照组；③从多种途径收集评价信息。

3. 评价设计应因地制宜　在有些情况下，评价设计允许有一定的灵活性，而不必拘泥于科学性和严密性。如果某项目能够引起足够大的效应，在确定没有其他混杂因素的情况下，干预前后对比设计也是可以接受的。如在落后地区开展免疫接种的健康教育项目，通过项目实施前后人们的免疫接种行为的变化，就能很好地证明其有效性，而不必再设立对照组。

三、评价设计的影响因素

1. 内部有效性因素　在进行评价设计时应考虑影响内部有效性（internal validity）的因素，如历史性因素（非计划性的项目外的干预因素，如在实施干预期间电视台正好同期播放相关电视节目）、成熟因素（maturation）（目标人群或社区因对项目过于熟悉而做出不符合实际情况的"正确"的回答）、重复测试因素（即同一个人或群组接受多次重复测量）、测试工具因素（如信度、效度）、统计回归因素、区别选择性因素（differential selection）、失访因素、选择成熟互动因素等。

2. 外部有效性因素　影响外部有效性的因素包括测试的反应性或互动性因素（如预实验对目标人群的影响会被误认为是干预所导致的）、选择性偏倚（包括自我选择和无应答）、多次干预因素等。

3. 其他因素　在进行评价设计时，应注意霍桑效应（Hawthorne effect）和安慰剂效应（placebo effect）的影响。霍桑效应是指人们因为知道自己是被研究或观察的对象时表现出的异乎寻常的反应，表现出比平时更积极的心理或生理效应，从而夸大干预效果。实际上，这些效应并非真正由干预措施所引起，而是因为感到自己被关注而不由自主地表现超常。安慰剂效应是指某些疾病的患者对药物治疗表现出的一种正向心理效应，在患者不知情的情况下，即使服用安慰剂，也能产生与服用药物一样的"效果"（如疼痛减轻）。在非干预人群中，安慰剂效应可能会造成有效的假象。

第二节　实验研究设计

一、干预后调查

干预后调查（after-only design）一般是指在没有进行基线调查的情况下开展的效果评估，在这种情况下，如果不能很好地设计评价方案，即使开展了事后调查，获取了有关数据，

也很难把效果归因于干预活动。所以,要回答以下问题:

1. 大多数目标人群是否报告说他们参与了干预活动? 如果干预活动原计划每周开展两次,目标人群报告的数量是否接近这个水平?

2. 目标人群的行为是否与干预活动的开展时间、频率和强度呈现高度相关性? 即在开展干预这段时间中,人们的目标行为发生了明显变化;且参与干预活动次数越多的人,行为改变的幅度越大。

3. 在控制其他影响行为改变因素的情况下,这种相关性是否有统计学意义? 如年龄、职业、婚姻状况、经济收入、文化程度等因素相同的情况下,是否仍然是参与干预活动次数越多,行为改变的幅度越大?

4. 人们的行为与干预活动的强度之间是否存在剂量效应关系? 即干预活动越多、越强,人们行为变化的幅度越大?

5. 有没有证据表明目标人群的行为改变与传播内容有关? 即目标人群认为自己的行为改变是因为受到传播内容的影响。

如果以上问题都得到了确定性的回答,就可以认为本次干预活动在改变目标人群行为方面取得了效果。但是,也存在以下情况而影响对效果的判断,应在评价时注意。

1. 在目标人群中,参与干预活动者把有关信息传递给了未参与者,从而导致即使没有参加干预活动,行为也发生了变化,从而影响对效果的判断;

2. 目标人群在受到健康教育内容影响的同时,也接触到了其他信息,如在开展干预活动时,电视中碰巧也播出了倡导该行为的公益广告,那么行为改变究竟是干预活动引起的还是公益广告引起的?

3. 目标人群中,一部分人因为受到了健康教育活动的影响而发生了行为改变,如开始每天健步走,另一部分人虽然没有受到干预活动的影响,但在前一部分人健步走行为的带动下,也开始了健步走活动。第二部分人虽然发生了行为改变,但在对他们进行调查时,会回答并不是受到干预活动的影响,而是受到他人行为的影响。

二、干预前后对比

干预前后对比(pre-post design)是指在干预活动开展前后,针对目标行为的情况分别进行调查,把干预后的行为情况与干预前比较,通过确定是否发生了具有统计学意义的变化,衡量干预活动的效果。但必须排除同一时期没有其他明显的混杂因素,否则无法把结果指标的变化归因于干预活动的开展。如,针对某社区开展步行上下班的健康倡导活动,在开展活动之前,对社区居民步行上下班情况进行了抽样调查,并把调查结果作为基线数据。在开展活动后,又对同一社区居民的步行情况进行了抽样调查(终末调查),把终末调查结果与基线调查数据相比,发现坚持步行上下班的人数出现了显著增多,但后经了解,同期省电视台正在播出一档健康科普类节目,恰好在项目实施期间,连续多次播出了"运动胜良药"的节目。这个节目在当地的收视率很高,所以,测量到的干预结果不能说明就是项目干预活动所引起的。

干预前后对比也可采用时间序列设计(time-series designs)。时间序列设计分为中断时间序列设计(interrupted time-series designs)和连续变化时间序列设计(continuously varying time series designs)。所谓中断事件序列设计是测量干预前后或不同时间点效果指标的变化情况,主要是为了评价干预因素出现或不出现的情况下,效果指标是否有变化以及变化的幅度。如,在开展了被动吸烟危害健康传播活动的城市,餐厅、车站、公共娱乐场所吸烟现象明显减少,而在没有开展活动的城市,与以前相比几乎没有什么变化。

连续变化时间序列设计主要测量干预强度不同(而不是"有"或"无")对效果指标的影响情况。如,在一个城市开展被动吸烟危害知识的健康传播活动,随着活动次数和参与人数的增多,公共场所吸烟现象逐渐减少,出现所谓传播活动强度与效果指标之间共变性(covariation)的现象。

三、临床实验

(一)临床实验的分类和特点

临床实验(clinical trial)是指把患者随机分为实验组和对照组,对实验组患者实施某种健康传播干预措施,而在对照组中只进行一般干预或不实施干预,一段时间以后,比较两组患者在病情、生理生化指标、心理情绪等方面的差异,从而评价健康教育干预措施的效果。如,选择 100 名糖尿病患者,根据随机化的原则,选出其中的 50 名作为实验组,另外 50 名作为对照组。在实验组患者中开展面对面咨询、实施行为干预处方,在对照组中只发放一般健康传播材料。一段时间后,比较两组患者在服药行为、膳食、运动和糖尿病病情的变化情况,以评价健康教育的效果。

根据对照组的选择方式不同,又可把临床实验分为随机对照实验(randomized controlled trial,RCT)、非随机同期对照实验以及交叉设计实验。随机对照实验是指按照完全随机的原则把患者分为实验组和对照组,或不同干预强度的多组,实施干预后对效应进行比较评估。非随机同期对照实验是指研究者根据研究的需要、患者病情或患者的个人特征而不是根据随机的原则进行分组。交叉设计实验是指把患者分为 A 和 B 两组,第一次实验 A 组作为干预组实施干预,B 组作为对照评价干预效应,第二次干预,B 组作为干预组,A 组作为对照组观察干预效果。

需要指出的是,临床实验要遵循随机、对照和盲法的基本原则,以减少非实验因素对研究结果的影响。同时应保证实验对象的同质性、代表性、依从性,以保证实验结果的可比性和可推广性。另外,临床实验必须严格遵守知情、同意、无害、自愿等伦理学准则,并签署《患者知情同意书》。

(二)随机对照实验

随机对照实验(RCT)是指把实验对象随机分组,对不同组实施不同的干预,以研究、比较、分析不同暴露组的效应的一种干预实验设计。临床上常被用于研究新药或新疗法与传统疗法或安慰剂相比,是否可以起到更好的治疗或预防效果,也被用于病因学中的因-果效应研究,即研究某种危险因素是否会引发某种疾病或不良结局。随机对照实验的原理同样可用于在控制环境影响因素的情况下,开展健康教育信息、方式方法、策略措施、教育内容对特定人群态度、行为意向及行为的影响方面的研究。随机对照实验的优点包括:①避免选择性偏倚:根据完全随机化的原则把干预对象分配到干预组或对照组,排除任何人为因素的影响,避免了选择性偏倚;②可比性好:干预对象按照严格的纳入和排除标准进行选择,确保了其同质性;实验条件被严格控制,排除了所有混杂因素的影响。所以,干预结果具有较好的可比性;③显著性检验合理且统计方法比较简单,可用四格表进行统计学检验和分析,结果判断较容易。RCT 也存在明显的缺点,一是研究周期较长,实验在严格控制下的理想状态下进行,外推性不佳。

为此,RCT 有两种设计形式:解释性随机对照实验(explanatory randomized controlled trials,explanatory clinical trials) 和实用性随机对照实验(pragmatic randomized controlled trials,pragmatic clinical trials)。前者主要是为了测量某种干预措施的特异性效率 (efficacy),后者是测量干预效果(effectiveness),即在常规条件或实际临床情况下,干预产生的效应。所以,解释性实验往往是在比较严格限制的理想条件下进行,采用标准治疗、简单干预、偏倚最小化的设计,强调内部的真实性,评价干预的特异性功效。实用性实验的条件控制比较宽松,受试患者的治疗除了随机分配外,其余尽力模拟临床真实情况,强调结论的外部真实性。其设计基于临床实际情况,常常是复杂干预、最大化的协同研究,比较不同组间干预的总效果。健康教育干预效果评价的设计更多倾向于后者。

临床实验强调将所有影响因素剥离,尽量减少各种偏倚(bias)和混杂因素(confounder)对结果的影响,如严格选择实验实施地点,使环境理想化;严格制订纳入和排除标准,以保证受试者的同质性,凡有合并症或任何可能影响疗效评价的健康因素的受试者均须排除;干预措施严格一致,干预期间不能混杂任何可能影响疗效的因素,有些实验,如观测代谢指标的实验,患者的生活条件也须严格控制,尽可能保持一致,干预时间严格一致;由于疾病处于变化中,多数情况下需限定治疗和结果测量时间。但需注意的是,临床实验获得的只是理想条件下干预措施在单位时间内的疗效效应量,并不一定能反映临床实践中的真实效应量。

(三)随机对照实验样本量估计

理论上,验证某一干预措施在干预组与对照组的效应之间的差异,样本量越大,实验结果越接近于真值,即结果越可靠。但由于资源的限制和伦理的原因,临床实验的对象数量不可能做到无限大,而需要确定统计学显著性检验要求的最适样本大小。

最适样本量的大小决定于三个方面:①对干预效果(有效率、好转率、治愈率、5 年生存率)的估计,预期干预效果越好,需要的样本量越小,反之需要的样本量越大;②统计学显著性水平的要求,精度(α,一般取值 0.05)和把握度的要求越高(1-β,一般取值 0.90);③患者对干预措施的依从性越高,所需样本量越少。

对于非连续变量型评价研究设计(治愈率、有效率、感染率、病死率),每组所需要的样本量计算公式为:

$$N = \frac{\left[Z_\alpha \sqrt{2\overline{P}(1-\overline{P})} + Z_\beta \sqrt{P_1(1-P_1) + P_2(1-P_2)}\right]^2}{(P_1 - P_2)^2}$$

一般用简化公式,

$$N = (U_\alpha + U_\beta)^2 2P(1-P)/(P_1 - P_2)^2 \tag{14-1}$$

P_1:对照组治愈率;P_2:实验组治愈率;P:$(P_1 + P_2)/2$;

U_α:为 α 水平相应的标准正态差,$\alpha = 0.05$ 时,$U_\alpha = 1.65$

U_β:为 1-β 水平相应的标准正态差,查表可得 $U_\beta = 1.28$

例 14-1,根据文献,一般治疗糖尿病的控制率为 40%,研究健康传播干预对控制率的影响,期望进行强化健康传播干预组的控制率达到 80%,才认为有推广应用价值,则每组最少需多少病例。

已知 $P_1 = 40\%$, $P_2 = 80\%$,如果 $U_\alpha = 1.65$,$U_\beta = 1.28$,代入公式(14-1)得

$N = 46$,即每组共需要 46 人,两组共需要 92 人。如果担心失访(中途退出)问题,可把

样本量增加 20%，即两组共需要 110 人左右。

对于连续性变量类型评价研究设计（血糖值、血脂、血压值、胆固醇等检测值），每组所需要样本量的计算公式为：

$$N = \frac{2(Z_\alpha + Z_\beta)^2 \sigma^2}{d^2}$$

其中，σ 为估计的标准差，d 为两组评价指标均值之差，也可简化为

$$N = 2\sigma^2 f(\alpha, \beta)/(\mu_1 - \mu_2)^2 \qquad (14\text{-}2)$$

σ：为估计的标准差

μ_1 为干预前某生化指标的均值；

μ_2 为期望通过干预达到的均值；

$f(\alpha, \beta)$ 为一常数，可查表获得。当 α：0.05，β：0.1 时，为 10.5。

例 14-2，根据以往资料或预实验，测得空腹血糖水平为 9.7mmol/L（标准差为 2.1），现采用强化健康传播干预措施，期望能将血糖水平降至 8.3mmol/L。把有关数值代入公式（14-2）算得每组所需样本量为 47 例。

四、现场实验

现场实验（field trial）是指在非临床环境下，把目标人群随机分配为实验组和对照组，对干预组实施健康教育或强化干预，对照组只进行一般干预，经过一段时间后，通过比较两组人群出现的行为或健康结局的差异，从而评价干预措施的效果。其研究对象的基本单位是个体，一般是高危人群，该研究一般用于评价或验证某种健康教育干预措施的效果。其与临床实验的不同在于其是在真实的现场进行的，而临床实验是在严格控制的住院环境中进行的。

如，为了在某一企业员工中验证何种健康教育措施更能促使人们进行有效的身体活动，在职工中随机选取 100 名员工，根据随机化的原则，选出 50 名员工作为实验组，另外 50 名员工作为对照组。在实验组中开展健康教育干预，经过一段时间以后，观察并比较实验组和对照组中参加身体活动的人数、数量、持续时间、强度的差异，经过统计学检验，如果实验组在接受干预后，参加身体活动的人数、频率、持续的时间和强度与对照组之间存在明显差异，且有统计学意义，就说明健康教育干预在改变企业员工身体活动行为方面产生了显著的效果。

现场实验的干预效应模型包括三种：①个体效应模型（individual effects model）；②社会扩散模型（social diffusion mode）；③制度扩散模型。个体效应模型假设接触到某信息的个体切实会受到其影响（因为也可能存在"视而不见"和"充耳不闻"的情况），这样与未接受到信息的对照个体进行比较才有意义。社会扩散模型假设暴露（健康信息或干预活动）不仅影响个体，且能够通过他们的社交网络扩散到同组中的其他人。制度扩散模型衡量一个干预项目是否成功的关键是要回答：是否通过影响大众或精英们的主张从而出台了影响行为的新政策？但因为新闻报道、社区间的交流和人员流动、国家政策改变等的影响，很难排除混杂因素。另外，一些有影响的政策的出台和实施并非社会精英推动的结果，而健康教育与健康促进项目对国家或立法机构的影响更是难以测量。

现场实验的样本量计算与临床实验相同。

例 14-3,某机构在 A 市通过开展限制食盐摄入从而降低高血压发病率的健康教育活动,当前本市高血压的年发病率为 1‰,希望通过干预,10 年后高血压的年发病率下降为 0.5‰,至少应该观察多少人?

$Z_\alpha = 1.96$;$Z_\beta = 1.28$,$P_0 = 0.005$,$P_1 = 0.01$,代入公式(14-1)得

$N = 8658$ 人,即每组需要观察 8658 人。

五、社区干预实验

(一)社区干预实验的概念

社区干预实验(community intervention trial)以社区或人群整体作为观察单位,把一部分社区作为实验组,把另外一些社区作为对照组。在实验组开展健康教育干预一段时间后,观察实验社区和对照社区人群健康相关行为的变化情况,并通过比较评价干预措施的效果。根据是否要求随机选取对照组,又分为类实验(Quasi-experimental Trial)和整群随机对照实验两种(clustered randomized trial,CRT)。

整群随机对照实验需要严格把握实验组和对照组分配的随机性,需考虑以下四个方面:①设计:包括对社区分组的随机化,确保具有人群代表性的随机抽样;②测量:确保测量工具的可靠性及过程指标的可测量性;③分析:应分析不同干预组个体水平和整体(社区)水平上的变化;④详细罗列每项干预措施的实施细节,以说明其是否具有可推广性。

临床试验和现场实验是以每个观察对象个体作为观察对象,对其实施干预,把干预效应与未接受干预的个体之间进行比较,从而评价干预效果。而公共卫生、健康传播、健康教育与健康促进项目往往以社区、学校、机关企事业单位或具有某种特征的人群为干预单位实施干预,如在西部某省的 30 个行政村实施健康促进干预;在某市的 100 所中小学校开展健康促进学校活动;在某省的 10 个县播出艾滋病防治的公益广告等。通过观察干预地区、市、单位、人群与对照地区、市、单位或人群在率、比率、均值等指标方面的差异,以评价干预措施的有效性。每个干预群体中的个体之间和各干预群体之间都有一定的相似性和关联性,其项目设计属于实验流行病学方法中的整群随机对照实验或社区干预实验,其评价设计中的样本量计算不同于独立个体的随机对照实验,既需要计算需要观察的个体数(样本量),也需要计算所需要观察的群数。

(二)非配对设计整群随机对照实验样本量和群数计算

在统计分析方法上,CRT 与 RCT 不同,因为群内个体之间的关联性(相似性)明显大于群间个体,如果仍然按照 RCT 的标准实施,将增大Ⅰ类错误(假阳性),即夸大干预措施的有效性,所以为了减少群间变异对把握度的影响,需要增大样本量;为了明确区分个体化随机对照实验与整群随机对照实验,2004 年国际上发表"扩展临床随机对照实验报告统一标准(CONSORT)",并于 2012 年再次发表声明。扩展 CONSORT 明确提出了整群随机设计的原理以及根据整群设计效应进行样本量计算问题。一般来说,整群随机对照实验样本量应在个体化随机对照实验样本量的基础上乘以设计效率。以下分别描述个体化随机对照实验样本量、设计效率和群数的计算方法。

(1)观察指标为非连续性变量的整群随机对照实验样本量计算:对于非配对设计的、观察指标为非连续性变量(如发病率、吸烟率、肥胖率)的个体化随机对照实验,每组应抽取的样本数为

$$N=(z_{\alpha/2}+z_\beta)^2[\pi_0(1-\pi_0)+\pi_1(1-\pi_1)]/(\pi_0-\pi_1)^2 \qquad (14\text{-}3)$$

其中，π_0 和 π_1 分别为干预前后观察指标百分比或率的真值。

例 14-4，在把握度 80% 的情况下，检验到 $P<0.05$ 的显著性，$z_{\alpha/1}=1.96$，$z_\beta=0.84$，假设干预前吸烟率为 $\pi_0=50\%$，干预后下降到 $\pi_1=40\%$，根据公式（14-3），干预组和对照组各需要

$$N=(1.96+0.84)^2[0.5(1-0.5)+0.4(1-0.4)]/(0.5-0.4)^2=384 \text{ 人}$$

（2）观察指标为连续性变量整群随机对照实验样本量计算：对于观察指标为连续性变量（如身高值、体重值、血压值）的个体化随机对照实验，每组应抽取的样本数为

$$N=(z_{\alpha/2}+z_\beta)^2(s_0^2+s_1^2)/(\mu_0-\mu_1)^2 \qquad (14\text{-}4)$$

其中，μ_0 和 μ_1，s_0 和 s_1 分别为干预前后观察指标的总体均值和标准差。

例 14-5，在把握度 80% 的情况下，检验到 $P<0.05$ 的显著性，$z_{\alpha/2}=1.96$，$z_\beta=0.84$，假设干预前，通过查阅文献可知干预人群的平均体重为 $\mu_0=80.0\pm5.0\text{kg}$，干预后平均体重下降为 $\mu_1=78.0\pm4.0\text{kg}$，根据公式（14-4），算得

$$N=(1.96+0.84)^2(5^2+4^2)/(80-78)^2=80 \text{ 人}$$

（3）设计效应：为了减少 I 类错误的发生，在所有群的规模（人数）相同的情况下，CRT 的样本量需要在 RCT 的基础上乘以

$$1+(m-1)\rho \qquad (14\text{-}5)$$

也称为设计效应（design effect，DE），是指在样本量相同的情况下，CRT 的估计值（variance of estimate）变异与 RCT 的变异之间的比率。其中 m 为每一个群的规模（人数），ρ 为群内相关系数，即群间变异占总变异的百分数，其中，

$$\rho=s_c^2/(s_c^2+s_m^2) \qquad (14\text{-}6)$$

其中 s_c 为群间变异的标准差，s_m 为群内变异的标准差。可通过查阅文献、预调查或经验估计获得。

例 14-6，为了研究某种健康教育干预措施对血压的影响，假定根据公式（14-4）计算出的每个（组）群规模一致为 $m=50$ 人，群内变异的标准差为 $s_m^2=(10.0\text{mmHg})^2=100$，群间变异的标准差为 $s_c^2=(2.0\text{mmHg})^2=4$，则 $\rho=0.0385$，代入公式（14-5），DE $=2.88$。

而在群规模不同的情况下，则有设计效应

$$DE=1+[(cv^2+1)\overline{m}-1]\rho \qquad (14\text{-}7)$$

其中 cv 为群间人数变异的标准差 ss_c 与群平均规模 $\overline{m}$ 的比率。可见，群间变异越大，设计效应越大，所需要的样本量也就越大。

例 14-7，为了研究某健康教育干预措施对过咸膳食习惯流行率影响的研究，假设群规模不一致，干预组 10 个群的平均人数为 $50.0\pm3.0(\overline{m}\pm ss_c)$，通过查阅文献人群总体过咸膳食习惯流行率为 $70\%\pm12\%(s_m)$，根据其他研究推测群间标准差为 $2\%(s_c)$。首先算得 $cv=ss_c/\overline{m}=3.0/50=0.06$，然后，根据公式（14-6）算得 $\rho=0.027$，根据公式（14-7）算得 DE $=1+[(0.06^2+1)50-1]0.027=2.33$。

（4）整群随机对照实验设计的群数计算

1）观察指标为非连续性变量的整群随机对照实验每组应设立的群数计算

每组应设群数 c 决定于干预前后希望目标变量的变化差值、样本量和 k 值。

$$c = 1 + (z_{\alpha/2} + z_\beta)^2 \left[\frac{\pi_0(1-\pi_0)}{n} + \frac{\pi_1(1-\pi_1)}{n} + k^2(\pi_0^2 + \pi_1^2) \right] / (\pi_0 - \pi_1)^2 \qquad (14\text{-}8)$$

其中，π_0 和 π_1 分别为干预前后目标变量的百分数或率值，

$$k = \hat{\sigma}_c / \pi_0 \qquad (14\text{-}9)$$

$\hat{\sigma}_c$ 为百分比的群间变异，

$$\hat{\sigma}_c = \sqrt{s_0^2 - \pi_0(1-\pi_0) Av\left(\frac{1}{n_i}\right)} \qquad (14\text{-}10)$$

其中 n_i 为第 i 个群的样本数，$Av\left(\frac{1}{n_i}\right)$ 为平均每个群样本数的倒数，π 为总体百分比或率值。

仍以例 14-4 为例，已经算出干预组和对照组各需要 384 人的样本量，究竟需要多少群才能整群随机设计所要求达到的把握度和显著性？根据公式（14-8），首先计算出 $\hat{\sigma}_c$，根据文献或经验，假设 $\pi_0 = 50\%$ 的标准差为 10%，每个群的人数平均为 $n_i = 50$，$\hat{\sigma}_c = 0.071$，代入公式（14-7）得 k=0.142，代入公式（14-6），得 c=8.5，即约需设立 9 个干预组，9 个对照组。

2）观察指标为连续性变量的整群随机对照实验群数计算：每组应设立的群数与干预前后目标变量均值的总体标准差、干预前后的均值变化差值和 k 值有关。

$$c = 1 + (z_{\alpha/2} + z_\beta)^2 \left[(s_0^2 + s_1^2)/n + k^2(\mu_0^2 + \mu_1^2) \right] / (\mu_0 - \mu_1)^2 \qquad (14\text{-}11)$$

其中，

$$k = \sigma_c / \overline{\mu_0} \qquad (14\text{-}12)$$

$$\hat{\sigma}_c = \sqrt{s_0^2 - \hat{\sigma}^2 Av\left(\frac{2}{n_1}\right)} \qquad (14\text{-}13)$$

其中，$\hat{\sigma}$ 为均值的群内标准差，$\hat{\sigma}_c$ 为均值的群间标准差。

例 14-8，在某省，以行政村为单位开展以增加村民每天锻炼时间为干预目标的健康促进干预，假设平均每个村的干预人群为 100 人（$\overline{n_i}$），通过查阅文献，干预前，当地村民平均每天参加体育锻炼（20±3）分钟，行政村村民锻炼时间均值的标准差为 1.5 分钟，如果希望干预后，干预村的平均每天锻炼时间提高到（30±4）分钟，需要选取多少个行政村作为干预村？假定把握度 80% 的情况下，检验到 $P < 0.05$ 的显著性，$z_{\alpha/2} = 1.96$，$z_\beta = 0.84$。

根据公式（14-13），$\hat{\sigma}_c = \sqrt{3^2 - 1.5^2/100} = 2.996$，则根据公式（14-12），算得 k = 2.996/20 = 0.148，带入公式（14-11），算得

$$c = 1 + (1.96 + 0.84)^2 \left[(3^2 + 4^2)/100 + 0.148^2(20^2 + 30^2) \right] / (20 - 30)^2 = 3.25,$$

即干预组和对照组约各需选取约 4 个行政村。

六、类实验

一般来说，在实际健康传播评价研究设计中，很难进行研究对象的随机化分组，特别是

当前在传播媒体、传播渠道日益多样化、便捷化的情况下,很难进行随机对照实验。也就是说,在对实验组进行健康传播干预的同时,很难保证对照组处于空白状态,即不接受任何相关的健康信息。不设对照组或设立对照组但不进行随机化分组的实验研究也称为类实验(Quasi-experimental trial)。类实验研究只进行健康传播干预前后有关指标变化情况的比较,或与同期全人群总体水平比较。健康传播项目的评价,往往采用类实验研究的方法进行。

第三节　观察性研究设计

观察性研究(observational study)设计包括队列研究、横断面调查、病例对照研究和Meta分析等。

一、队列研究设计

1. 定义与概念　队列研究(true and constructed cohort studies)是指对目标人群按是否接受过健康教育干预或接受干预的不同水平进行分组,在一定时期内,对其进行定期随访,追踪观察不同组人群的行为改变情况、发病或死亡情况以及健康状况,通过比较各组之间的差异,从而评价干预效果。如,为了预防高血压在某地区开展了为期一个月的限盐健康传播活动,活动前对该地区的居民进行调查,了解他们过咸饮食行为习惯情况,开展活动后,根据是否接受或参与健康教育活动,把他们分为参与组与非参与组,3年后对两组居民进行再次调查,了解他们过咸饮食行为的变化情况。

队列研究可分为前瞻性队列研究、回顾性队列研究和双向性队列研究三种。前瞻性队列研究是指开始观察时,行为和健康状况尚未发生改变,需要经过一段时期后,才能看到这些结局的出现。前瞻性干预研究一般要求观察时间比较长,数年或数十年,且需要密切的跟踪观察、调查、记录等,耗费的人力物力较大,评价成本比较高。

回顾性队列研究是指开始观察时,行为或健康状况结局已经出现,回溯出现这种变化(结局)的原因,如目标人群当前的健康状况是否由3年前的干预活动所引起。

2. 队列研究的意义　在开展健康教育干预后,仅凭简单横断面调查分析建立的因果推断,会受到其他未测量变量以及反向因果关联的影响。队列研究设计可解决这个问题。如,为了观察一个控烟干预活动的效果,学者选取两个定群样本。第一轮调查测量目标人群对控烟信息的暴露情况、吸烟行为和其他有可能与吸烟关联的背景特征。4年后对同一人群进行第二轮调查。研究发现,对于12～岁和13～岁在第一轮调查中报告具有控烟信息高暴露者,4年后发展成为正式吸烟者的可能性比那些报告低暴露者少一半。因为测量暴露在先,且在第一轮测量时也同时测量了研究人群的背景特征和吸烟情况,可排除反向因果关联的可能。这个设计显示,对控烟电视广告的不同暴露程度的亚组在第二轮调查时的吸烟行为存在差异。因为控制了有关非测量因素的影响,通过暴露预测吸烟行为的关联比单纯进行的干预后调查发现的关联更真实。这些非测量因素可能包括抽样、成熟(maturation)或历史因素(history)。

队列研究设计在以下情况下更具说服力:

(1)在基线时在控制其他混杂因素的情况下确保各亚组的效果行为相同,从而排除非测量因素的影响。

（2）定群设计重在测量个体暴露而不是社会交往因素对结果行为的影响,如果高暴露者对低暴露者产生了显著影响,本设计就会低估本设计就会低估暴露因素的效果。

（3）应注意暴露与行为测量之间的时间间隔的长短,太短会测量不到行为变化,太长又可能导致效果消失。

3. 评价对象的选择　评价对象可以是一个地区的全部人口或其抽样样本,也可以选择发病率较高或特殊暴露的人群,或者选择容易随访的人群。为便于随访,要求队列人群相对稳定(失访过多将影响观察);医疗卫生等记录较完整,容易查询,行为资料便于获取;其他干扰或混杂因素少;发病或行为流行率较高。

4. 分组

（1）设立内对照:如可选择研究人群中未接受干预的人群作为对照组;也可以选择干预强度较低的人群作为对照组;

（2）外对照:如可选择同期非干预人群（平行对照）或非干预覆盖地区的人群作为对照组;

（3）多重对照:在选择一个暴露组的同时,可以选择两个对照组,即一个平行对照与一个内对照或者与全人群的情况做比较。

二、横断面调查

通常在动态人群中作随机抽样确定对象后,检查或询问他们的疾病与健康状态、目前及以往研究因素的水平和其他有关信息。横断面调查（cross-sectional survey）常采用随机抽样的方法确定调查对象。横断面调查常用问卷法进行现场调查。

横断面调查样本量计算参见本书第八章有关内容。

三、病例对照研究

病例对照研究是指比较一组对象与一组或多组非干预对象目前或以往研究因素水平,并据此做出因果假设的研究方法。病例对照研究中常用配对的方法,用以提高统计效能,并使对照的选择较为方便,选择对象的成本较低。病例对照研究中有关研究因素的资料是疾病或健康结局发生以后收集的,病例与对照有时来自不同人群,因而难以确保研究对象中病例与对照的其他危险因素和其他可能使结果歪曲的因素具有可比性。此外,它的资料都是回忆或从记录中收集的,可能存在回忆偏倚。

四、巢式病例对照研究

在队列研究的基础上进行的病例对照研究称为巢式病例对照研究（nested case-control study）。在研究开始时,规定一个备选人群或队列,不考虑研究因素的情况。通过一定时期的随访,找出了所有的新病例或具有某种健康结局特征的个体。比较新病例与同以人群的非病例以往及目前研究因素的水平。非病例组从人群中随机抽取或按新病例情况配对。与病例对照研究相比较,巢式病例对照研究的主要优点在于病例对照均从已明确的备选人群中产生,因而可减少选择偏倚出现的机会。

五、Meta 分析

Meta 分析是指全面收集所有与某健康问题相关的研究并逐个进行严格评价和分析,用定量合成的方法对资料进行统计学处理,从而得出综合结论的整个过程。狭义上的 Meta 分析指的是一种单纯的定量合成的统计学方法。Meta 分析对同一健康议题的多项研究结果的一致性进行评价,也对同一课题的多项研究结果作系统性评价和总结,并据此提出新的研究议题,为进一步研究指明方向。Meta 分析基于现有的研究结果,得出综合判断,在方法学上还可对正在进行的课题的研究设计的科学性、合理性和适宜性进行评价。Meta 分析可发现某些单个研究未阐明的问题,对小样本的临床实验研究,meta 分析可以计算效能和效应值估计的精确度。设计合理,严密的 meta 分析文章能对证据进行更客观的评价,增加统计功效,解决各研究结果的不一致性问题,对效应指标进行更准确、客观的评估,并能解释不同研究结果之间的异质性。meta 分析是循证医学重要方法。

Meta 分析的主要步骤包括:①明确提出需要解决的问题;②制定文献检索策略和路径,尽可能全面收集所有有关该问题的随机对照实验研究结果;③确定纳入和排除标准,对收集到的文献进行筛检,剔除不符合要求的文献;④提取研究课题的结果数据、图表等;⑤对各课题的研究质量进行评估和特征描述;⑥统计学处理,包括异质性检验(应用 Q 检验进行方差齐性检验),通过加权合并,计算效应尺度及 95% 的置信区间推断统计合并效应量,绘制森林图,敏感性分析,通过 Egger's 法("失安全数")的计算以及"倒漏斗图"了解潜在的发表偏倚等;⑦结果解释、作出结论及评价;⑧维护和更新资料。

六、其他评价设计

1. 理论验证(theory testing)　运用成熟的健康教育或行为科学理论。

2. 剂量-效应分析(dose-effect analysis)　理论上,干预频率和强度越大,行为转变的幅度越大。所以,可以根据干预强度和频率进行分组,研究不同干预强度和频率对目标人群的影响,从而评价干预活动的效果。

3. 倾向分析(propensity analysis)　是一个新引入的概念。一般来说,健康传播、健康教育与健康促进活动都要求覆盖尽可能多的人群,不可能设立严格的对照组,以评价传播活动的效果。倾向分析是按照社会描述性特征和对媒体的可及性,从统计上人为设计一个"对照组",然后评价者就某一特定行为为每一个组确定一个水平。两组相减得到归因于传播的行为净改变的差值,通过检视差值,回答"如果没有开展传播活动会怎么样"的问题,从而评价效果。

思　考　题

1. 评价设计的类型和原则有哪些?
2. 个体化随机对照实验与整群随机对照实验的区别有哪些?
3. 设计效率是什么意思?如何计算?
4. 观察性研究评价设计方法有哪些?队列研究与病例对照研究的区别是什么?

参 考 文 献

1. Kline KN. A decade of research on health content in the media: The focus on health challenges and socio-cultural context and attendant informational and ideolog-ical problems. Journal of Health Communication, 11. 2006.

2. McComas KA.Defining moments in risk communication research:1996-2005.Journal of Health Communication,11.2006.

3. Fayers PM,Jordhoy MS,Kaasa S.Cluster-randomized trials.Palliative Medicine 2002,16:69-70.

4. Hayes RJ,Bennett S（1999）Simple sample size calculation for cluster-randomized trials.Int J Epidemiol 28:319-326.

5. Campbell MK, Piaggio G, Elbourne DR, Altman DG; CONSORT Group. Consort 2010 statement: extension to cluster randomised trials. BMJ. 2012 Sep 4;345:e5661. doi:10. 1136/bmj. e5661.

6. Donner A, Klar N. Design and Analysis of Cluster Randomized Trials in Health Research. London: Arnold,2000.

7. Kerry SM, Bland JM. The intracluster correlation coefficient in cluster randomisation. BMJ 1998; 316:1455.

8. Suggs LS. A 10-year retrospective of research innew technologies for health communication. Journal of Health Communication,11. 2006.

9. Eysenbach G,Powell J,Englesakis M,Rizo C,Stern A. Health related virtual communities and electronic support groups:Systematic review of the effects of online peer to peer interactions. British Medical Journal,328(7449). 2004.

10. Simpson T,Kivlahan D,Bush H,McFall M. Telephone self-monitoring among alcohol use disorder patients in early recovery:A randomized study of feasibility and measurement reactivity. Drug and Alcohol Dependence,79(2). 2005.

11. Boruch, R. F. （1997）. *Randomized experiments for planning and evaluation: A practical guide*. Thousand Oaks,CA:Sage.

12. Community Intervention Trial for Smoking Cessation (COMMIT) (1995). I. Cohort resultsfrom a four year intervention. *American Journal of Public Health*,85,183-192.

13. Cook TD, Campbell DT （1979）. *Quasi-experimentation: Design and analysis issues for field settings*. Boston:Houghton Mifflin.

14. Cronbach L,Ambron S,Dornbusch S,Hess R,Hornik R,Phillips D et al （1980）. *Toward reform of program evaluation*. San Francisco:Jossey-Bass.

15. Flay BR,Cook TD （1989）. Three models of summative evaluation of prevention campaigns with a mass media component. In R. Rice & C. Atkin (Eds.),*Public communication campaigns* (2nd ed. ,pp. 175-196). Newbury Park,CA:Sage.

16. McDivitt JA,Zimicki S,Hornik R,Abulaban A （1993）. The impact of the Health com mass media campaign on timely initiation of breastfeeding in Jordan. *Studies in Family Planning*,24(5),295-309.

17. Rosenbaum PR(1995). *Observational studies*. New York:Springer-Verlag.

18. Yoder PS,Hornik R,Chirwa B(1996). Evaluating the program effects of a radio drama about AIDS in Zambia. *Studies in Family Planning*,27(4),188-203.

19. 王丹,牟振云,翟俊霞,等.Stata 软件在 Meta 分析中异质性检验的应用:中华流行病学杂志,2008: 726-729.

（田向阳）

第十五章

国内外健康教育与健康促进进展

培训要点:

1. 国际健康教育与健康促进的起源、发展及理论的最新进展。
2. 国内健康教育与健康促进的发展。

健康教育是解决健康问题的重要手段和策略之一,自古受到人们的重视。近一个世纪以来,健康教育与健康促进得到了长足的发展,其重要作用在世界范围内得到广泛认可,其理论体系逐步丰满,世界各国开展了大量的应用和实践,取得重要进展。

第一节　国际健康教育与健康促进进展

一、国际健康教育的起源与发展

国际早期的健康教育实践可以追溯到20世纪20年代的前苏联、英国和德国等,他们在学校和社区实施健康教育,在学校开设卫生课程,在社区提供健康指导,但这些早期的健康教育实践活动并没有真正意义上的健康教育理论作为依据。19世纪,欧洲实施以人群为中心(而不是以个体为中心)的公共卫生模式,催生了1923年Winslow对公共卫生的定义。Winslow在公共卫生的定义中指出:"教育是现代公共卫生行动的核心(keynote)"。随后,欧洲和北美的政治家也都认识到,预防传染病,保护大众健康,需要以立法和政策的方式施加舆论影响和采取政治行动,健康教育与预防性服务随即成为20世纪中叶公共卫生行动的主要工具。

20世纪初期至20世纪中叶,细胞学、诊断学创立,抗生素问世,胰岛素成功提取,使传染病、寄生虫病和躯体性损伤等以生物学和生理学病因导致的健康问题的发生和流行得到了极大的控制,人们的平均寿命被大大延长,医学科学对人类健康作出了前所未有的巨大贡献,在以美国为代表的西方发达国家,医务界普遍认为,以生物医学技术为代表的医学技术的进步,会使民众在健康方面受益。随后,各项先进的检查诊断和临床治疗技术被广泛开发和大规模应用,如CT、核磁技术、心脏导管、介入以及肿瘤治疗和其他多个方面的治疗技术等。但这些技术的应用,同时也耗费了极大的资源,造成了医疗费用的急剧增长。到20世纪70年代,美国的研究表明,20世纪50年代后尽管临床诊断和治疗技术有了很大发展,但死亡率的下降却非常缓慢,因为美国人民的死因已经由传染病和营养不良转变为冠心病、肿瘤、意外伤害等与生活方式密切相关的健康问题。1963 年,英国皇家医学院(the Royal College of Physicians)和美国外科总会(the Surgeon General)关于人类行为与慢性病死亡率的报告引起了世人的注意。这份报告指出,吸烟、缺乏体力活动、心理紧张压力和高脂膳食是慢性病的重要危险因素,在预防和控制慢性病方面,以生物医学技术为代表的临床医学作用有限,而健康教育是劝服人们合理利用医疗资源,改变不良生活方式等慢性病危险因素既经济又有效的措施。至此,健康教育的重要性被重新认识。

随后开展的一系列研究也表明,健康教育能够有效帮助美国人民改变不健康的生活方式。通过开展全民健康教育,1980 年与 1963 年相比,美国居民食用动物脂肪减少 38%,植物油和鱼类消费增加,被认为与此后出现的冠心病、脑血管病死亡率下降有密切关系。此外,芬兰北卡地区始于 20 世纪 70 年代初、历时 15 年的健康教育干预,改变了居民不利于健康的行为和生活方式,使该地区吸烟率、人群血清胆固醇水平和男性缺血性心脏病死亡率下降。实践表明,通过传播健康知识和技能,指导人们采纳健康行为与生活方式,提供以健康为导向的综合健康保健服务,对于预防疾病,控制医疗费用的快速上涨有重要作用。

在开展健康教育实践的同时,健康教育理论也逐步形成。美国健康教育专家劳伦斯·格林(Lawrence W. Green)于 20 世纪 70 年代提出的"PRECEDE 模式"是当时的一个代表。该模式从结果入手,运用演绎的方法进行推理,逐步追溯到健康问题的起因。该模式的另一特点是将影响健康相关行为的因素进行多重分析,从而确定健康教育干预的重点。

1974 年美国国会通过《美国健康教育规划和资源发展法案》,确定健康教育为国家优先项目。1978 年在前苏联阿拉木图召开的国际初级卫生保健大会,将健康教育作为初级卫生保健的重要内容写入《阿拉木图宣言》,进一步推动了健康教育在发展中国家的实施与实践。

健康教育理论强调知识、理念、态度、能力等个体因素在健康行为生活方式中的作用。20 世纪 80 年代至今的健康教育实践中,一些国家的学者认识到,人们对健康行为的采纳不仅需要个人具备健康意识、健康知识和行为技能,也需要环境和政策的支持,推动了健康促进这一概念和理论的产生,格林博士也将其 PRECEDE 模式发展为 PRECEDE-PROCEED 模式;另外也有一些国家的学者,则仍然使用健康教育一词,但已经将干预的方法扩展到支持性政策的改变和环境改善,而不是仅仅局限于"教育"策略的使用。

二、国际健康促进基本理论

1974 年,加拿大卫生部部长 Mark Lalonde 发表了第一份健康促进文献—Lalonde 报告(Lalonde Report: A New Perspective on the Health of Canadians.),指出国家政策和支持性环境的改善在保护和促进人们的健康方面具有重要影响,病强调了政府在改善人民健康方面所应负的责任。在此报告的基础上,加拿大卫生部于 1978 年成立"健康促进指导中心",在全国的健康促进工作中发挥规划、规范、督导的作用。第二年,即 1979 年,美国外科总会(the Surgeon General)发表"健康促进和疾病预防:健康的人民"(Report on Health Promotion and Disease Prevention: Healthy People),为 1990 年出台"健康的人民 2010"战略规划奠定了基础。

1986 年在加拿大渥太华召开的第一届世界健康促进大会发布的《渥太华宪章》,奠定了现代健康促进的理论基础。WHO认为:"健康促进(health promotion)是促进人们维护和提高他们自身健康的能力的过程,是协调人类与他们环境之间的战略,规定个人与社会对健康各自所负的责任"。这一健康促进概念,强调健康是个人与社会发展的资源而非目标,要通过政府倡导政策开发、社区民众能力建设和社会相关部门的广泛协调这三大策略来加以推动,使健康资源得以充分的协调,并发挥其在推动个人和社会发展方面的作用。《渥太华宣言》同时还明确了健康促进的五个主要工作领域。

有国际专家认为,健康促进是指一切能促使行为和生活条件向有益于健康改变的教育与环境支持的综合体,其中教育指健康教育,环境包括社会的、政治的、经济的和自然的环境,而支持即指政策、立法、财政、组织、社会开发等各个系统。由此可见,健康促进是集教育、环境支持、法律制度保障为一体的综合干预,它不仅包括一些旨在直接增强个体和群体知识技能的健康教育活动,也包括那些直接改变社会、经济和环境条件的活动。从狭义的角度讲,健康促进强调了在改变个人和群体行为过程中环境、政策支持的重要意义;从广义角度讲,环境、政策等对健康的贡献不仅表现为促进健康行为和生活方式的形成,还会表现在环境条件改善本身对健康的贡献,以及政治承诺和促进健康的政策对健康的直接影响。

我国也有学者提出,健康促进是指运用行政和组织手段,广泛动员和协调社会各相关部门、社区、家庭和个人,使其履行各自对健康的责任,共同维护和促进健康的社会行动和社会战略。在解决公共卫生问题时经常需要采用这一策略,采取社会行动。在我国的健康促进发展中,20世纪50年代初期开展的爱国卫生运动就是世界上最早出现的健康促进雏形。当前,我国对健康促进与教育工作界定及其意义的表述如下:健康促进与教育通过改善影响健康的社会、经济和环境状况,改变公众的观念和生活方式,使人们更好地维护和促进健康,是实现"不得病、少得病、晚得病"的核心策略,对实施健康中国战略,维护人民群众健康,推动经济社会可持续发展具有重大意义。

三、健康促进理论进展

1986年第一届全球健康促进大会提出了健康促进的五大行动领域,包括制订健康的公共政策、创造健康支持性环境、强化社区行动、发展个人技能、调整卫生服务方向。伴随历届全球健康促进大会,健康促进的理论框架不断发展完善,工作重点相继经历了疾病管理、危险因素预防、面向人类发展等转变,行动策略从最初的利用健康教育改变个体,逐渐发展到利用综合性政府政策应对健康问题及其社会决定因素。

1988年在澳大利亚阿德莱德召开的第二届国际健康促进大会和1991年在瑞典松滋瓦尔召开的第三届国际健康促进大会,主题分别为"制定促进健康的公共政策"和"健康的支持性环境",两次大会发表的《阿德莱德宣言》和《松滋瓦尔宣言》分别强调了"健康的公共政策"、"支持性环境"在提高民众健康能力和促使民众作出健康的选择中的作用。WHO指出,"健康的公共政策"和"支持性环境建设"的内涵已经超越了卫生保健领域,健康促进需要整合社会与经济发展,重新构建和改革健康与社会系统,建立广泛的合作伙伴关系。

2005年在泰国曼谷召开的第六届世界健康促进大会,正值WHO提出"健康社会决定因素"理论之际。该理论认为,健康不仅受到生物、环境、卫生服务及行为生活方式等因素的直接影响,也会受到教育、社会阶层、生活与工作条件等深层次社会因素的影响。自《渥太华宪章》发布以来，国家间和国家内部健康不公平加剧，城市化进程加速，信息与沟通技术快速发展，人们越来越意识到社会决定因素对健康的影响，这为全球健康促进的发展带来了重要的机遇。

2013年在芬兰赫尔辛基召开的第八届全球健康促进大会，在总结历届健康促进大会提出的健康促进策略和实践的基础上，明确提出"将健康融入所有政策"（Health in All Policy，HiAP）。HiAP的前提是：良好的健康能够提高生命质量，增强学习能力，加强家庭和社区联系，改善劳动生产力。然而，许多健康问题和健康不公平存在着超出卫生部门和卫生政策以外的社会和经济根源，所有部门制订的政策都会对人群健康及健康公平产生深刻影响，"将健康融入所有政策"是改善社会决定因素，提高健康水平和实现健康公平的重要策略。

自1986年以来，历届全球健康促进大会不断强调政策开发、社会发展、支持性环境和健康决定因素，为个人、组织、社区、社会、产业和政府各个层面推动健康事业发展和健康促进行动发挥了聚焦和愿景导向的作用。历届全球大会不断丰富了健康促进的策略、方法和技术，这些不断产生和发展的手段在应对健康和社会问题中发挥了重要作用，如健康教育、应对健康社会决定因素、将健康融入所有政策、跨部门行动、伙伴关系、健康城市、社会动员、社区动员、健康素养促进、健康促进能力建设等。

HiAP是公共政策制定部门的一项策略，它通过系统地考虑决策给健康带来的后果、寻求协作及避免健康损害，达到改善人群健康及健康公平的目的。各级决策者需要把公共政策对卫生系统、健康决定因素、健康状况以及完满状态和可持续发展的影响纳入议事日程。近年来的实践证明，政府可以通过部门间、部门内部的协调合作，实现健康、社会、环境与经济协调发展的目标。

四、国际健康促进实践

国际健康促进实践与健康促进理论进展密不可分，可以大体分为三个阶段或者三个类型：针对具体的疾病与健康危险因素开展的健康促进实践、以场所为基础的健康促进与健康城市实践，以及基于HiAP的健康促进实践。

1. 针对具体的疾病与健康危险因素开展的健康促进实践　20世纪70年代开始的健康促进实践大多出现在经济较为发达的国家，这些国家针对本国国民的主要疾病和主要健康危险因素，重点对影响这些健康问题的行为和生活方式开展健康促进干预，目的是控制疾病患病率，提高生活质量。针对具体的疾病与健康危险因素开展的健康促进实践开始最早并持续至今，这类健康促进实践的优势是针对重点健康问题进行干预，但不足之处是针对不同健康问题制定具体的、针对性策略时，可能存在政策、环境、健康教育活动等方面的交叉重复。如，针对高血压、糖尿病和恶性肿瘤防治的健康促进，都会制定控烟的措施，而不必针对高血压制定一个控烟措施，再对糖尿病制定一项新的控烟措施。

2. 以场所为基础的健康促进与健康城市实践　进入20世纪90年代中期，WHO西太区率先提出以场所为基础的健康促进（setting based health promotion），并在世界范围内广泛推广，包括学校健康促进、工作场所健康促进、社区健康促进、医疗卫生机构健康促进和市场健康促进等，其核心思想是针对特定场所人群的健康问题，通过制定政策、提供环境支持和健康教育，帮助人们建立有益于健康的行为与生活方式，减少健康危险因素，预防疾病，增进健康,提高人们学习、生产、生活的质量。继场所健康促进实践之后,也开展了健康促进学校、健康促进工作场所、健康促进医院、健康岛屿、健康村等的试点,并由此发展到健康城市建设。

3. 基于 HiAP 的健康促进实践　　实际上,2013 年第八届全球健康促进大会提出的 HiAP 理念,是《渥太华宪章》中提出的"制订健康的公共政策"的延续和发展。芬兰、澳大利亚等国家是推行 HiAP 策略的先驱。近年来,在世界卫生组织的大力倡导下,HiAP 已得到广泛应用,在全球各大洲均取得巨大成功,其中欧洲、北美和澳大利亚等地应用最多。从国际上来看,HiAP 的实践大体上可以分为两类:全政府模式和针对具体问题的模式(简称问题模式)。

全政府模式的主要特征为,将健康作为政府执政施政的主要目标之一,要求政府及所有部门的各项政策都要考虑对人群健康的影响。例如,一些国家在国家议会成立了健康委员会,审议各项政策对健康的影响,将健康作为立法和预算控制的重要内容。全政府模式需要建立覆盖各个部门的审议、监督机制,同时也需要有足够的技术资源来实现。

问题模式的主要特征为,针对需优先解决的健康问题,设置阶段性目标,政府动员各部门资源,开展联合行动,实现最终健康目标。在问题模式下,政府通常需要建立一个较为长期的领导协调机制,职责相对固定,但其工作任务可以随着人群健康问题的变化情况进行相应调整。以下是几个问题模式的例子:

芬兰:以应对脑血管疾病高发为切入点,建立全面实施 HiAP 的长效机制。针对高脂、高盐饮食、吸烟、缺乏锻炼等危险因素,农业、食品加工、商业、体育等相关部门出台一系列政策措施。经过 30 年努力,芬兰人群心脑血管疾病发病率下降了 80%。

瑞典:交通部牵头开展"零伤亡行动"。颁布《道路交通安全法》,加强交通、司法、环保、卫生、教育等部门协作,联合私营部门和民间团体力量。2010 年道路交通死亡人数从 1990 年的 9.1 例/10 万人口下降至 2.8 例/10 万人口。

《烟草控制框架公约》:烟草控制是在全球范围实施 HiAP 的重要成功案例。目前全球签约国有 179 个,各个签约国的卫生、金融、贸易和海关等部门通过合作,制定了针对烟草产品包装、销售、广告和税收等管理标准,应对烟草流行的全球化。

根据本国民众主要健康问题,制定长远规划,指导全国健康教育与健康促进行动,并对实施情况进行监测和评价,突显以证据为基础,注重实效的特点。如,美国的"健康的国民 1990、2000、2010、2020",日本的"健康日本 21"等。

除了将健康融入所有政策,健康促进与健康教育自身的政策开发也是加强健康政策的重要内容。加强健康教育与健康促进相关立法,在法律框架下进行健康教育与健康促进规划、行动,乃至筹资。如,美国在上世纪 70 年代就出台了《国家健康教育规划和资源法案》以及《健康资讯和健康促进法案》;日本在 2002 年出台了《健康促进法》;泰国、菲律宾等国家通过立法,明确烟草、酒类税收用于健康促进等。

第二节　国内健康教育与健康促进进展

我国自 20 世纪 50 年代起,特别是 20 世纪 80 年代中期至今,开展了一系列健康教育与健康促进实践,形成了具有鲜明特色的中国健康教育体系,也取得了一系列实践经验。

一、体系建设

我国自建国初期就建立了以卫生行政部门和事业单位为核心的健康教育工作体系,在改革开放后,特别是随着医疗卫生体制改革的深入开展,该体系得到不断完善和加强。当前,我国健康促进与教育体系由两部分组成,一个是行政管理系统,一个是专业队伍系统。目前我国专业队伍系统是以健康教育专业机构为龙头,以基层卫生计生机构、医院、专业公共卫生机构为基础,学校、机关、社区、企事业单位健康教育职能部门为延伸的系统。在机构建设方面,20世纪50年代,原卫生部开始设立卫生宣传处,随后北京、天津等部分省市成立卫生宣教所(馆)。1977年,国务院批准原卫生部成立卫生宣传办公室,负责全国卫生宣传工作的协调管理和桂湖督导。1984年,中国健康教育协会的前身,中国卫生宣传教育协会成立。1985年,中国健康教育杂志创刊,开始刊登全国卫生宣传和健康教育专业人员的论文和工作经验,后成为全国健康教育领域的学术交流平台。为了加强健康教育领域的科学研究,为我国健康教育的发展提供科学依据和技术支撑,并为强化对全国健康教育工作的业务技术指导,1986年,卫生部专门成立了中国健康教育研究所。

根据中国健康教育中心对2013年全国健康教育机构上报统计数据的分析,我国所有省份都设有专门的健康教育机构,94.22%地市级和81.38%区县级设有专门的机构。2010年发布的《全国健康教育专业机构工作规范》中明确了健康教育专业机构的职能,对健康教育工作起到了重要的导向和规范作用。

2009年开始实施的公共卫生服务均等化项目,明确规定社区卫生服务机构承担健康教育职能,直接向大众提供健康教育服务。此外,大多数医院、企事业单位、学校还明确了健康教育负责人(联络员)。近年来,民众对健康教育需求不断增加,信息传播媒体高度发展,越来越多的企业(包括各类健康咨询和管理公司)以及社会力量也开始涉足健康教育和健康促进领域,成为健康教育体系的重要组成部分。

二、政策与筹资

21世纪的第一个十年,我国先后发布了《全国健康教育与健康促进工作规划纲要(2005—2010年)》、《全国亿万农民健康促进行动规划(2006—2010年)》、《中国公民健康素养促进行动工作方案(2008—2010年)》,《全民健康生活方式行动总体方案(2007—2015年)》;教育部也于2008年发布了《中小学健康教育指导纲要》。上述政策文件的共同特点是:①主要由健康教育机构和疾控机构执行;②对开展活动提出了指导性要求;③没有关于经费、人员的保障措施的明确要求;④缺乏有效的考核评估机制。

2009年3月《中共中央国务院关于深化医药卫生体制改革的意见》提出要"完善医药卫生四大体系,建立覆盖城乡居民的基本医疗卫生制度",明确指出健康教育体系是公共卫生体系的重要组成部分。2009年7月,原卫生部、财政部、原人口计生委联合印发了《关于促进基本公共卫生服务逐步均等化的意见》(卫妇社发〔2009〕70号),确定现阶段国家基本公共卫生服务项目的主要内容,明确社区卫生服务机构是提供健康教育服务的主体,由中央财政和地方财政按比例承担基本公共卫生服务经费。

为了界定和规范我国健康教育专业机构的工作内容和工作目标,2010年原卫生部制定并发布了《全国健康教育专业机构工作规范》,并于2011年下发《全国健康教育专业机构绩效考核办法（试行）》。另外，原卫生部于 2012 年启动中央补助地方健康素养促进行动项目，整合了原烟草控制项目和疾病预防控制重大专项中的健康教育经费，成为目前健康教育专业机构开展工作的最重要支持性资源。2014 年，国家卫生计生委发布了《全民健康素养促进行动规划 2014—2020》，已成为下一阶段我国健康教育工作的指导性文件。

当前，涉及到健康教育与健康促进的法律法规主要有《中华人民共和国执业医师法》、《中华人民共和国传染病防治法》、《中华人民共和国母婴保健法》、《中华人民共和国食品安全法》、《中华人民共和国职业病防治法》、《学校卫生工作条例》等。

三、健康教育与健康促进实践

我国的健康教育与健康促进实践，根据活动的发起和主导单位及经费来源情况可分为四种类型：

1. 政府财政预算经费支持的健康教育与健康促进工作和项目　如健康素养促进行动、基层与社区的健康教育服务、全民健康生活方式行动、流动人口健康教育项目等。

2. 国际组织支持开展的健康教育与健康促进项目或子项目　如《生命知识》妇幼保健健康教育项目、全国亿万农民健康促进行动、健康促进学校项目、世行贷款多个卫生项目中的健康教育子项目、艾滋病防治项目健康教育子项目、结核病及耐多药结核病防治项目健康教育与健康促进子项目、控烟项目等。

3. 多部门合作的健康教育与健康促进项目　如糖尿病健康教育项目、艾滋病健康教育项目、健康促进医院项目、健康城市创建、慢性病防治中的健康教育与健康促进项目等。

4. 配合各个卫生日开展的临时性健康教育与健康促进活动　如世界卫生日、艾滋病日、结核病日、爱眼日、爱牙日等。这部分活动已经成为各地健康教育机构和疾病控制机构固定的宣传活动内容。

国家卫生计生委主导在全国范围内开展的"全民健康素养促进行动"旨在建立卫生部门牵头、多部门合作、全社会参与的工作网络，并围绕《健康 66 条》开展健康教育活动，提高全民健康素养。重点是在大众媒体刊播公益广告、组织各层面的健康巡讲、开展健康素养和烟草流行情况监测、创建无烟医疗卫生机构，并开展食品安全健康教育、疾病预防控制健康教育等项工作。《全民健康素养促进行动规划（2014—2020 年）》将启动健康促进县（区）、健康促进场所和健康家庭建设活动，推进控烟履约工作以及健全健康素养监测系统，提高居民基本医疗素养、慢性病防治素养、传染病防治素养、妇幼健康素养和中医养生保健素养等活动。

第三节　国家基本公共卫生服务中的健康教育

一、国家基本公共卫生服务

2009 年 7 月，原卫生部、财政部、原人口计生委联合印发了《关于促进基本公共卫生服务逐步均等化的意见》（卫妇社发〔2009〕70 号），确定现阶段国家基本公共卫生服务项目，明确基本公共卫生服务项目主要通过城市社区卫生服务中心（站）、乡镇卫生院、村卫生室等城乡基层医疗卫生机构免费为全体居民提供,其他基层医疗卫生机构也可提供。2009 年,人均基本公共卫生服务经费标准不低于 15 元,2011 年不低于 20 元。

2009 年 10 月颁布的《国家基本公共卫生服务规范(2009 年版)》,将建立居民健康档案、健康教育、0～36 个月健康管理、孕产妇健康管理、老年人健康管理、预防接种,传染病报告和处理、高血压患者健康管理、2 型糖尿病患者健康管理和重症精神病患者健康管理列为基本公共卫生服务内容。2011 年 5 月,原卫生部印发《国家基本公共卫生服务规范(2011 年版)》的通知,将国家人均基本公共卫生服务经费标准由每年 15 元提高至 25 元,并对国家基本公共卫生服务项目内容进行了修订;2013 年和 2014 年分别将人均基本公共卫生服务经费标准提高至 30 元和 35 元,增加的经费主要用于做实、做细、做深现有基本公共卫生服务,其中包括"提高村卫生室和社区卫生服务站开展健康教育服务补助水平"。

二、国家基本公共卫生服务健康教育项目

《国家基本公共卫生服务规范(2011 年版)》的健康教育服务规范就服务对象、服务内容、服务流程、服务要求以及考核指标进行了明确说明,成为指导基层卫生服务机构的工作指南。

1. 服务对象与任务　《国家基本公共卫生服务规范(2011 年版)》的健康教育服务规范明确指出,健康教育的服务对象为辖区内居民,主要任务是宣传普及《中国公民健康素养——基本知识与技能(试行)》,配合有关部门开展公民健康素养促进行动。在这个过程中,要注重对青少年、妇女、老年人、残疾人、0～6 岁儿童家长、农民工等重点人群进行健康教育,并关注当前人民群众面临的主要健康问题和行为生活方式问题,开展合理膳食、适量运动、心理平衡、限盐、控烟、限酒、控制药物依赖等健康生活方式和可干预危险因素的健康教育;开展高血压、糖尿病、冠心病、乳腺癌和宫颈癌、结核病、肝炎、艾滋病、流感、手足口病和狂犬病、布病等重点疾病防治的健康教育;开展食品安全、职业卫生、放射卫生、环境卫生、饮水卫生、计划生育、学校卫生等公共卫生问题的健康教育;开展应对突发公共卫生事件应急处置、防灾减灾、家庭急救等健康教育;宣传普及医疗卫生法律法规及相关政策。

2. 主要健康教育形式　《国家基本公共卫生服务规范(2011 年版)》要求,各基层卫生服务机构要发放印刷资料、播放音像资料、设置健康教育宣传栏、开展公众健康咨询活动、举办健康知识讲座,开展个体化健康教育等,向辖区内居民提供健康知识和行为指导,开展健康教育活动,提高居民健康素养水平。

3. 健康教育服务要求　《国家基本公共卫生服务规范(2011 年版)》明确要求乡镇卫生院和社区卫生服务中心应配备专(兼)职人员开展健康教育工作,每年接受健康教育专业知识和技能培训不少于 8 学时。树立全员提供健康教育服务的观念,将健康教育与日常提供的医疗卫生服务相结合;各基层卫生服务机构具备开展健康教育的场地、设施、设备,并保证设施设备完好,正常使用。健康教育专业机构要为基层卫生服务机构提供技术指导,并进行考核评估。

4. 国家基本公共卫生服务中其他项目中的健康教育　《国家基本公共卫生服务规范(2011 年版)》除明确设立健康教育服务项目外,在其他服务项目中,尤其是针对重点人群以及重点疾病的健康管理服务也都提及需要开展相应的健康教育工作。

思　考　题

1. 第一届国际健康促进大会在健康教育与健康促进的发展历程中具有怎样的意义？
2. 国际健康促进实践大致上可分为几种类型？主要特点是什么？
3. 我国 2008 年以来,曾实施过哪些全国性健康教育与健康促进项目？

参 考 文 献

略

（常　春　卢　永）

后 记

　　健康教育与健康促进是医学社会化的重要手段,是把医学科学转化为广大人民群众的自我保健能力和行为实践的过程,是实现医学终极价值的必由之路,有机融合在公共卫生、预防保健、疾病治疗和康复的各个环节。进入 21 世纪以来,健康教育与健康促进在国际上得到了空前的重视,世界各国纷纷把健康教育与健康促进作为国家战略,甚至上升到国家安全的高度。美国医学会的报告指出:"无论未来国民健康水平如何得到促进,都不可能来自生物医学技术的突破,而几乎全部得益于人们在具有了健康的态度、信念和知识后,所主动进行的自身行为的改善。"

　　学习、掌握和运用健康教育与健康促进理论、技术和方法,不断提高自身能力,适应新时期、新情况和新要求,科学、规范、持续开展健康教育与健康促进工作,是健康教育与健康促进专业人员的第一要务,也是所有医疗卫生人员高效开展各项工作的前提和基本要求。编写本教材的目的就是为了给各级健康教育与健康促进人员和广大的医疗卫生工作者提供一本集理论性、科学性和实用性为一体的指导培训教材和学习参考。

　　健康教育与健康促进在国际上是一门不断发展的专业学科,其理论体系不断创新,策略方法不断改进,工作实践方兴未艾。本教材也会在将来的应用中不断进行补充、更新和修订,以便更好地服务于全国同行的实际需要。

　　本教材在成书过程中,得到北京大学、复旦大学和河北大学等高校专家的悉心指导和帮助,也得到了中国疾病预防控制中心、上海、江苏、浙江、云南等省市健康教育所以及人民卫生出版社的大力支持,在此一并表示衷心的感谢。

编 者

2016 年 1 月 15 日